中原历代中医药名家文库

主编 许敬生

中医名家珍稀典籍校注丛书

太平圣惠方校注

2

〔宋〕王怀隐 等编
田文敬 孙现鹏 任孝德
牛国顺 陈 瑜 校注

河南科学技术出版社
·郑州·

图书在版编目(CIP)数据

《太平圣惠方》校注. 2 / (宋) 王怀隐等编; 田文敬等校注. —郑州: 河南科学技术出版社, 2015.10
ISBN 978-7-5349-7686-5

Ⅰ. ①太… Ⅱ. ①王… ②田… Ⅲ. ①食物疗法-验方 ②《太平圣惠方》-注释 Ⅳ. ①R247.1

中国版本图书馆CIP数据核字(2015)第062793号

出版发行: 河南科学技术出版社
地址: 郑州市经五路66号　邮编: 450002
电话: (0371) 65788613　65788629
网址: www.hnstp.cn
策划编辑: 李喜婷　马艳茹
责任编辑: 邓　为　高　杨　赵振华
责任校对: 柯　姣
封面设计: 张　伟
版式设计: 若　溪
责任印制: 朱　飞
印　　刷: 河南省瑞光印务股份有限公司
经　　销: 全国新华书店
幅面尺寸: 185 mm×260 mm　印张: 20.25　字数: 300千字
版　　次: 2015年10月第1版　2015年10月第1次印刷
定　　价: 138.00元

本书主编　田文敬　孙现鹏
副 主 编　任孝德　牛国顺　陈　瑜

目　录

◎ 卷第十二

卷第十一

治阳毒伤寒诸方

夫伤寒一二日，或服汤药吐下之后，身重头痛，腰背烦闷，面赤斑斑如锦纹，狂言而走，或见鬼神，其脉浮大而数，咽喉痛，下脓血，此名阳毒。五日可疗，七日不可疗也。

治伤寒一日，便成阳毒，或服药发汗吐下之后，毒气不解，身重背强烦闷，狂言，或走或见鬼神，面赤斑斑状如锦纹，咽喉痛及下脓血，宜服升麻散方。

川升麻（一两） 当归（半两，锉，微炒） 黄芩（三分） 犀角屑（半两） 射干（一两） 黄连（三分，去须） 地骨皮（三分） 甘草（半两，炙微赤，锉）

右件药，捣筛为散。每服四钱，以水一中盏，煎至六分，去滓，不计时候温服。

治阳毒伤寒，身体疼痛，头面如火，胸心烦热而渴，小便赤黄，不得睡卧，宜服麦门冬散方。

麦门冬（一两，去心，焙） 子芩（三分） 葛根（一两，锉） 川升麻（半两） 柴胡（一两，去苗） 玄参（三分） 犀角屑（半两） 赤芍药（一两） 甘草（三分，炙微赤，锉） 知母（一两） 马牙消（一两）

右件药，捣粗罗为散。每服四钱，以水一中盏，煎至六分，去滓，不计时候温服。

治阳毒伤寒，狂言乱走，面赤斑斑，咽喉干痛，心胸烦满，四肢拘急，小便

赤黄，宜服犀角散方。

犀角屑（半两） 射干（三分） 柴胡（一两，去苗） 川大黄（三分，锉碎，微炒） 川升麻（一两） 川芒硝（一两） 麦门冬（一两，去心，焙） 甘草（半两，炙微赤，锉） 黄芩（三分）

右件药，捣粗罗为散。每服四钱，以水一中盏，入淡竹叶三七片、小麦五十粒，煎至六分，去滓，不计时候温服。

治阳毒伤寒，壮热头痛，肢体烦重，口干心躁，宜服石膏散方。

石膏（一两） 知母 柴胡（去苗） 麻黄（去根节） 甘草（炙微赤，锉） 黄芩 赤芍药 防风（去芦头） 赤茯苓 川升麻 甘菊花（以上各半两）

右件药，捣筛为散。每服四钱，以水一中盏，入生姜半分、葱白七寸、豆豉一百粒，煎至六分，去滓，不计时候温服。

治阳毒伤寒未解，热结在内，恍惚如狂者，宜服大黄散方。

川大黄（一两半，锉碎，微炒） 桂心（三分） 甘草（一两，炙微赤，锉） 川芒硝（二两） 木通（一两，锉） 大腹皮（一两，锉） 桃仁（二十一枚，汤浸去皮尖双仁，麸炒微黄）

右件药，捣粗罗为散。每服四钱，以水一中盏，煎至六分，去滓，不计时候温服，以通利为度。

治阳毒伤寒，头昏身重，咽喉唇干，腮赤，狂言欲走，心胸胀满，呕逆不下饮食，面色斑斑如锦纹，宜服地骨皮散方。

柴胡（一两，去苗） 地骨皮 木香 麻黄（去根节） 甘草（炙微赤，锉） 川升麻 栝楼根 人参（去芦头） 赤茯苓 木通（锉，以上各半两）

右件药，捣粗罗为散。每服四钱，以水一中盏，煎至六分，去滓，不计时候温服。

治阳毒伤寒壮热，百节疼痛，宜服柴胡散方。

柴胡（一两半 去苗） 川升麻（二两） 黄芩（二两） 赤芍药（一两） 大青（一两） 石膏（二两） 知母（一两） 甘草（半两，炙微赤，锉） 栀子仁（一两） 杏仁（二两，汤浸去皮尖双仁，麸炒微黄）

右件药，捣粗罗为散。每服四钱，以水一中盏，入生姜半分、豉一百粒，煎至六分，去滓，不计时候温服。

治阳毒伤寒，项背汗出，急强恶风者，宜服桂枝麻黄散方。

桂枝　麻黄（去根节）　甘草（炙微赤，锉）　赤芍药　葛根（锉）　杏仁（汤浸去皮尖双仁，麸炒微黄，以上各一两）

右件药，捣筛为散。每服四钱，以水一中盏，入生姜半分，煎至六分，去滓，不计时候热服。衣覆取汗，如人行十里未有汗，再服。良久，以葱豉粥投之。

治阳毒伤寒，服桂枝汤大汗出后，大渴烦躁不解，脉洪大者，白虎汤主之。

知母（一两）　石膏（二两，捣碎）　甘草（一两，炙微赤，锉）　粳米（一合）

右件药，细锉，以水二大盏，煮米熟为度，去滓，不计时候，分温三服。

治阳毒伤寒，四肢壮热，心膈烦躁，呕吐不止，宜服此方。

柴胡（去苗）　黄芩　人参（去芦头）　甘草（炙微赤，锉）　麦门冬（去心焙，各一两）　半夏（半两，汤洗七遍，去滑）

右件药，捣粗罗为散。每服四钱，水一中盏，入竹叶二七片、生姜半分，煎至六分，去滓，不计时候温服。

治阳毒伤寒，五六日以上，但胸中烦热干呕，宜服栝楼散方。

栝楼　柴胡（去苗）　知母　黄芩　甘草（炙微赤，锉，各一两半）　芦根（二两，锉）

右件药，捣筛为散。每服四钱，以水一中盏，入生姜半分，煎至六分，去滓，不计时候温服。

治阳毒伤寒，脉洪大，心中悸状，宜服甘草散方。

甘草（炙微赤，锉）　桂心　茯神　人参（去芦头）　阿胶（捣碎，炒令黄燥）　麦门冬（去心，以上各一两）　生干地黄（二两）　麻黄（二两，去根节）

右件药，捣筛为散。每服四钱，以水一中盏，入生姜半分，煎至六分，去滓，不计时候温服。

治阳毒伤寒，气盛，昏昏如醉，热躁烦渴，口苦舌干，宜服黄芩散方。

黄芩（一两）　川升麻（一两）　赤芍药（半两）　麦门冬（半两，去心）　石膏（二两）　柴胡（一两，去苗）　甘草（半两，炙微赤，

锉）

右件药，捣筛为散。每服四钱，以水一中盏，煎至六分，去滓，不计时候温服。

治阳毒伤寒，心躁烦闷，恍惚如狂，结热不散，宜服牛黄圆方。

牛黄（半两，细研） 龙脑（一分，细研） 天竺黄（半两，细研） 犀角屑 羚羊角屑 朱砂（细研，水飞过） 黄芩 川升麻 （以上各一两） 甘草（一分，炙微赤，锉） 防风（半两，去芦头） 麝香（一钱，细研） 真珠（半两，细研）

右件药，捣罗为末，入前研了药，更研令匀，以炼蜜和捣三二百杵，圆如梧桐子大。每服，不计时候，以温水嚼下十五圆。

治阳毒伤寒，烦热，大便不通方。

川大黄（一两，锉碎，微炒） 川芒硝（半两）

右件药捣筛，以水一大盏，煎至七分，去滓，不计时候，分温二服。如人行五七里，再服，当利下恶物。

治阳毒伤寒，毒气在脏，狂言妄语，欲走起者，宜服此方。

龙胆（一两，去芦头） 铁粉（二两）

右件药，捣细罗为散。每服，不计时候，以磨刀水调下一钱。

治阴毒伤寒诸方

夫伤寒初得一二日，或服药后至六七日，身重背强，腹中疞痛[①]，咽喉不利，毒气攻心，心下胀满，短气不得息，呕逆，唇青面黑，四肢厥冷，其脉沉细，身如被打，此名阴毒。五日可疗，七日不可疗也。

治阴毒伤寒，唇青面黑，身重背强，四肢逆冷，宜服附子散方。

附子（三分，炮裂，去皮脐） 桂心（半两） 当归（半两，锉，微炒） 半夏（一分，汤浸七遍去滑） 干姜（一分，炮裂，锉） 白术（半两） 天南星（一分，炮裂） 木香（一分）

右件药，捣筛为散。每服三钱，以水一中盏，入生姜半分，煎至六分，去滓，不计时候热服。衣覆取汗，如人行十里未有汗，再服。

治阴毒伤寒，四肢厥冷，脉候沉细，心腹胀满，腹中疞痛，咽喉不利，遍身疼痛，宜服乌头散方。

川乌头（一两，炮裂，去皮脐） 白术（三分） 赤芍药（三分） 麻黄（去根节） 桂心 枳壳（麸炒微黄，去瓤） 当归（锉，微炒） 川椒（去目及闭口者，微炒去汗） 干姜（炮裂，锉，以上各半两）

右件药，捣粗罗为散。每服五钱，以水一大盏，入生姜半分，煎至五分，去滓，不计时候热服。衣覆取汗，如人行十里未有汗，再服。

治阴毒伤寒，二三日不得汗，烦躁，宜服麻黄散方。

麻黄（一两，去根节） 防风（一两，去芦头） 干姜（半两，炮裂，锉） 桂心（半两） 川乌头（半两，炮裂，去皮脐）

右件药，捣细罗为散。每服，不计时候，以热酒调下二钱。衣覆取汗，如人行十里未有汗，再服。

治阴毒伤寒，回阳散方。

川乌头（半两，炮裂，去皮脐） 益智子（半两） 青橘皮（半两，汤浸去白瓤，焙） 桂心（半两） 麻黄（一两，去根节） 干姜（半两，炮裂，锉）

右件药，捣筛为散。每服三钱，以水一中盏，入生姜半分，煎至六分，去滓，不计时候稍热服。衣覆取汗，如人行十里未有汗，再服。

治阴毒伤寒，四肢逆冷，身体疼痛，或时心头结硬，宜服此方。

附子（炮裂，去皮脐） 白术 甘草（炙微赤，锉） 麻黄（去根节，以上各一两） 桂心（半两） 木香（三分）

右件药，捣筛为散。每服四钱，以水一中盏，入生姜半分，煎至六分，去滓，不计时候稍热服。衣覆取汗，如人行十里未有汗，即再服。

治阴毒伤寒，心胸满闷，喘促，四肢厥逆，宜服白术散方。

白术（一两） 前胡（一两，去芦头） 桂心（三分） 甘草（半两，炙微赤，锉） 附子（一两，炮裂，去皮脐） 五味子（半两） 干姜（半两，炮裂细碎） 诃黎勒皮（一两） 厚朴（一两，去粗皮，涂生姜汁，炙令香熟）

右件药，捣粗罗为散。每服四钱，以水一中盏，煎至六分，去滓，不计时候稍热服。如人行十里[2]再服。

治阴毒伤寒，身重背强，腹中疞痛，咽喉不利，毒气攻心下坚强，短气呕逆，唇青面黑，四肢厥冷，其脉沉细，宜服天雄散方。

天雄（一两，炮裂，去皮脐）　麻黄（半两，去根节）　当归（半两，锉，微炒）　白术（半两）　半夏（半两，汤洗七遍，去滑）　肉桂（一两，去粗皮）　川椒（一分，去目及闭口者，微炒去汗）　干姜（三分，炮裂，锉）　厚朴（一两，去粗皮，涂生姜汁，炙令香熟）　陈橘皮（三分，汤浸去白瓤，焙）

右件药，捣粗罗为散。每服五钱，以水一大盏，入生姜半分、枣三枚，煎至五分，去滓，不计时候稍热服。如人行十里未汗，再服。

治阴毒伤寒，回阳吴茱萸散方。

吴茱萸（一两，汤浸七遍，焙干微炒）　厚朴（二两，去粗皮，涂生姜汁，炙令香熟）　半夏（三分，汤洗七遍，去滑）　麻黄（一两，去根节）　肉桂（一两，去皴皮）　干姜（三分，炮裂，锉）　白术（半两）　附子（三分，炮裂，去皮脐）　细辛（半两）　天南星（半两，炮裂）　木香（半两）

右件药，捣筛为散。每服五钱，以水一中盏，入生姜半分，煎至五分，去滓，不计时候热服。衣覆取汗，如人行十里未汗，即再服之。

治阴毒伤寒，面青，张口出气，心下硬，身不热，只额上有汗，烦渴不止，舌黑多睡，四肢俱冷，正阳散方。

附子（一两，炮裂，去皮脐）　皂荚（一梃，去皮，涂酥炙令黄色，去子）　干姜（一分，炮裂，锉）　甘草（一分，炙微赤，锉）　麝香（一钱，细研入）

右件药，捣细罗为散。每服二钱，以水一中盏，煎至五分，不计时候，和滓热服之。

治阴毒伤寒，项背强，心神烦，宜服此方。

麻黄（去根节）　附子（炮裂，去皮脐）　泽泻　半夏（汤洗七遍，去滑）　肉桂（去皴皮）　甘草（炙微赤，锉）　天南星（炮裂）　干蝎（微炒）　干姜（炮裂，锉，以上各半两）

右件药，捣细罗为散。每服二钱，以水一中盏，入生姜半分、枣三枚，煎至六分，去姜枣，不计时候，和滓热服。

治阴毒伤寒，四肢厥逆，头痛心躁，胸中结实，两胁妨闷，宜服前胡散方。

前胡（三分，去芦头）　桔梗（三分，去芦头）　槟榔（半两）　桂心（半两）　诃黎勒皮（一两）　木香（半两）　当归（半两，锉，微炒）　青橘皮（半两，汤浸去白瓤，焙）　厚朴（一两，去粗皮，涂生姜汁，炙令香熟）

右件药，捣筛为散。每服四钱，以水一中盏，入生姜半分，煎至六分，去滓，不计时候稍热频服。

治阴毒伤寒，脉候沉细，四肢逆冷，烦躁头痛，四逆汤方。

干姜（炮裂，锉）　附子（炮裂，去皮脐）　桂心　甘草（炙微赤，锉）　白术　当归（锉，微炒，以上各半两）

右件药，捣粗罗为散。每服三钱，以水一中盏，煎至六分，去滓，不计时候，稍热频服之。

治阴毒伤寒，心闷烦躁，四肢逆冷，宜服此方。

川乌头（炮裂，去皮脐）　桔梗（去芦头）　附子（炮裂，去皮脐）　白术　细辛　（以上各一两）　干姜（半两，炮裂，锉）

右件药，捣细罗为散。如患一日、两日者，温酒调下一钱，如是三四日至五日者，用药末二钱，以水一中盏，煎至六分，不计时候，稍热和滓频服。

治阴毒伤寒，四肢厥逆，胸膈不利，宜服此方。

附子（二两，炮裂，去皮脐）　干姜（炮裂，锉）　肉桂（去皴皮）　人参（去芦头）　赤茯苓　白术　木香　五味子　厚朴（去粗皮，涂生姜汁，炙令香熟，以上各一两）　诃黎勒皮（一两半）　甘草（半两，炙微赤，锉）

右件药，捣筛为散。每服四钱，以水一中盏，入生姜半分、葱白一茎，煎至六分，去滓，不计时候，稍热频服。

治伤寒服冷药过度，心腹胀满，四肢逆冷，昏沉不识人，变为阴毒，宜服肉桂散方。

肉桂（三分，去皴皮）　赤芍药（一两）　陈橘皮（一两，汤浸去白瓤，焙）　附子（一两，炮裂，去皮脐）　前胡（二两，去芦头）　当归（一两，锉，微炒）　吴茱萸（半两，汤浸七遍，焙干微炒）　白术（三

分） 木香（一两，去芦头） 厚朴（三分，去粗皮，涂生姜汁，炙令香熟） 高良姜（三分，锉） 人参（一两，去芦头）

右件药，捣粗罗为散。每服四钱，以水一中盏，入枣三枚，煎至六分，去滓，不计时候，稍热频服。

治阴毒伤寒，手足逆冷，心下烦满，宜服人参散方。

人参（去芦头） 木香 附子（炮裂，去皮脐） 桂心 干姜（炮裂，锉） 当归（锉，微炒） 吴茱萸（汤浸七遍，焙干微炒） 槟榔（以上各一两）

右件药，捣粗罗为散。每服四钱，以水一中盏，入枣三枚，煎至六分，去滓，不计时候，稍热频服。

治阴毒伤寒，头痛，四肢不和，心腹气闷，宜服此方。

附子（炮裂，去皮脐） 干姜（炮裂，锉） 陈橘皮（汤浸去白瓤，焙） 桂心 槟榔 （以上各一两） 甘草（半两，炙微赤，锉）

右件药，捣筛为散。每服四钱，以水一中盏，入枣三枚，煎至六分，去滓，不计时候，稍热频服。

治阴毒伤寒，项直脚冷，百节疼痛，桂心散方。

桂心（二两） 麻黄（二两，去根节） 附子（二两，炮裂，去皮脐） 甘草（半两，炙微赤，锉） 赤芍药（半两） 干姜（半两，炮裂） 枳壳（半两，麸炒微黄，去瓤） 柴胡（一两，去苗） 杏仁（半两，汤浸去皮尖双仁，麸炒微黄）

右件药，捣粗罗为散。每服四钱，以水一中盏，入生姜半分，煎至六分，去滓，不计时候，稍热频服，汗出为度。

治阴毒伤寒，心神烦躁，头痛，四肢冷，宜服返阴丹方。

硫黄 太阴玄精 硝石 附子（炮裂，去皮脐） 干姜（炮裂，锉） 桂心 （以上各半两）

右件药，取前三味同研，于瓷瓶子内，慢火熔成汁，后放冷，重研令细，后三味捣罗为末，与前药同研令均，用软饭和圆如梧桐子大。每服，不计时候，煎艾汤下五圆，频服，汗出为度。

治阴毒伤寒，面青，手足逆冷，心腹气胀，脉候沉细，宜服回阳丹方。

硫黄（半两，细研入） 木香（半两） 荜澄茄（半两） 附子（半

两，炮裂，去皮脐）　干姜（一分，炮裂，锉）　桂心（半两）　干蝎（半两）　吴茱萸（半两，汤浸七遍，焙干微炒）

右件药，捣罗为末，酒煮面糊和圆，如梧桐子大。每服，不计时候，以生姜汤下三十圆，频服，三服后，以热酒一盏投之，以衣盖取汗。

治阴毒伤寒，四肢逆冷，心下痛硬，气欲绝者，宜服反阴正阳茯香圆方。

茯香子（微炒）　附子（炮裂，去皮脐）　南星（炮裂）　硫黄（细研）　丁香　木香　吴茱萸（汤浸七遍，焙干微炒）　预知子　桂心（以上各一两）

右件药，捣罗为末，入研了药令匀，以醋煮面糊和圆，如弹子大。每服，一圆研碎，以炒生姜热酒调下，良久，煎葱白艾汤投之，不计时候频服。

治阴毒伤寒，来苏丹方。

硫黄　硝石　太阴玄精　（以上各一两）

右件药，都细研，于瓷瓶中盛，以瓦子盖瓶口，用黄泥固济，阴干，以炭火半斤，养令火尽，即出之，更研如粉，用汤浸蒸饼和圆，如梧桐子大。每服，不计时候，热酒下三圆至五圆，衣盖取汗。

治阴毒伤寒，发汗黑圣散方。

川乌头（三两，每个劈作四片）　吴茱萸（六两，汤浸七遍，焙干）

右先掘地作一坑子，筑令净洁，以大火烧赤，净扫去灰，后下茱萸，次下乌头，安在上面，用好醋一大碗，旋旋浇入坑子内，以尽为度，后以瓦盆盖之，待冷取出，捣细罗为散。每服，以生姜热酒调下一钱，汗出立差。

治阴毒伤寒，头痛心躁，手足厥冷，宜服此方。

附子（一两，炭火内烧令黑色，勿令金③过，取生④用盆子盖之，候冷细锉）

右件药，用水磨沉香一分，煮稀粥饮，不计时候调下一钱。衣覆取汗，如人行十里，未有汗，再服。

治阴毒伤寒，四肢逆冷，宜熨之方。

吴茱萸（一升）

右以酒拌，令匀湿，以熟绢袋二枚盛，蒸令极热，取熨脚心，候气通畅匀暖，即停熨。

治伤寒头痛诸方

夫伤寒头痛者，是外中风邪，上注脑中，三阳之脉，受于风塞[⑤]，伏留不去，则流传于心肺，故使上焦壅滞，心烦鼻寒[⑥]，壮热头痛也。

治伤寒头痛壮热，宜服石膏散方。

石膏（半两） 麻黄（三分，去根节） 桂心（半两） 细辛（半两） 白术（半两） 赤芍药（三分） 桔梗（半两，去芦头） 干姜（半两） 甘草（一两，炙微赤，锉） 附子（三分，炮裂，去皮脐） 薄荷（半两）

右件药，捣粗罗为散。每服四钱，以水一中盏，入生姜半分、葱白七寸、豉五十粒，煎至六分，去滓，不计时候，稍热频服。

治伤寒头痛，心神烦热，四肢不利，宜服黄芩散方。

黄芩（半两） 麻黄（一两，去根节） 赤芍药（三分） 石膏（二两） 甘草（半两，炙） 桂心（三分） 细辛（三分） 前胡（一两，去芦头）

右件药，捣筛为散。每服三钱，以水一中盏，煎至六分，去滓，不计时候稍热服。

治伤寒壅热，头痛不可忍，宜服此方。

石膏（二两） 滑石（一两） 黄芩（三分） 柴胡（三分，去苗） 赤芍药（三分） 前胡（三分，去芦头） 犀角屑（三分） 甘草（三分，炙微赤，锉） 杏仁（三分，汤浸去皮尖双仁，麸炒微黄）

右件药，捣筛为散。每服五钱，以水一大盏，入淡竹叶三七片，煎至五分，去滓，不计时候稍热服。

治伤寒壮热头痛，烦躁无汗，宜服厚朴散方。

厚朴（一两，去粗皮，涂生姜汁，炙令香熟） 吴茱萸（半两，汤浸七遍，焙干微炒） 甘草（一两，炙微赤，锉） 附子（一两，炮裂，去皮脐）　陈橘皮（一两，汤浸去白瓤，焙）　麻黄（一两，去根节）　干姜（半两，炮裂，锉）　川大黄（一两，锉碎，微炒）　前胡（半两，去芦头）

右件药，捣罗为细散。每服三钱，以水一中盏，入生姜半分，煎至六分，去生姜，不计时候，和滓稍热服，以衣覆取汗，未汗再服。

治伤寒头痛，心膈痰壅，宜服旋覆花散方。

旋覆花（一两）　甘草（半两，炙微赤，锉）　甘菊花（一两）　芎䓖（一两）　皂荚树白皮（三两半，酥炙赤色）

右件药，捣细罗为散。每服二钱，以水一中盏，入荆芥七穗，煎至六分，不计时候，和滓热服。

治伤寒痰壅，头痛心烦，四肢拘急，不得睡卧，宜服甘菊花散方。

甘菊花（半两）　旋覆花（半两）　防风（一两，去芦头）　芎䓖（一两）　蔓荆子（半两）　细辛（半两）　酸枣仁（一两）　葳蕤（一两）　枳壳（半两，麸炒微黄，去瓤）　甘草（半两，炙微赤，锉）

右件药，捣粗罗为散。每服三钱，以水一中盏，入生姜半分，煎至五分，去滓，不计时候温服。

治伤寒汗后，头痛不解，宜服此方。

石膏（一两）　太阴玄精（一两）　麻黄（一⑦两，去根节）　甘草（半两，炙微赤，锉）

右件药，捣粗罗为散。每服三钱，以水一中盏，入竹叶二七片，煎至六分，去滓，不计时候温服。

治伤寒头痛不止，通顶吹鼻散方。

藜芦（一分，去芦头）　瓜蒂（三分）　马牙消（三分）　龙脑（半钱，研）　麝香（半钱，研）

右件药，捣细罗为散，研入龙脑、麝香令匀，用少许吹入鼻中，得嚏即差。

治伤寒头痛至甚不解方。

藜芦（一分）　栝楼皮（一分）

右件药，捣细罗为散，吹少许入鼻中，滴少黄水即差。

治伤寒食毒诸方

夫伤寒食毒者，由其人脾胃气虚，宿食不化，因外伤风冷，四肢不利，身体虽不大热，心胸恒多壅闷，吐逆上气，心腹胀满，小便赤色，下利频，并诊其脉紧数，三部俱有此候，乃为证也。

治食毒伤寒，初得病，身体不大热，心闷，吐逆上气，小便赤色，下利不止，水谷不化，宜服人参散方。

人参（一两，去芦头） 赤茯苓（三分） 高良姜（半两，锉） 草豆蔻（半两，去皮） 附子（半两，炮裂，去皮脐） 陈橘皮（半两，汤浸去白瓤，焙） 细辛（一分） 甘草（一分，炙微赤，锉） 子芩（三分） 诃梨勒皮（半两） 厚朴（半两，去粗皮，涂生姜汁，炙令香熟）

右件药，捣细罗为散。每服二钱，以水一中盏，入生姜半分，煎至五分，去生姜，不计时候和滓稍热服。

治食毒伤寒，头痛，身不大热，心间驻闷，大便下利，宜服此方。

干姜（半两，炮裂，锉） 附子（三分，炮裂，去皮脐） 甘草（半两，炙微赤，锉） 陈橘皮（半两，汤浸去白瓤，焙） 诃黎勒皮（一两） 厚朴（三分，去粗皮，涂生姜汁，炙令香熟）

右件药，捣细罗为散。每服二钱，以水一中盏，煎至五分，不计时候，和滓温服。

治食毒伤寒，心腹胀满，时复呕吐，憎寒，不下饮食，大小便秘涩，宜服大腹皮散方。

大腹皮（一两，锉） 川大黄（一两，锉碎，微炒） 木香（半两） 桂心（半两） 白术（三分） 川芒硝（一两） 厚朴（三分，去粗皮，涂生姜汁，炙令香熟）

右件药，捣筛为散。每服四钱，以水一中盏，入生姜半分，煎至六分，去滓，不计时候温服。

治伤寒食毒，腹胀气短，壅闷，不下食，四肢少力，宜服桂心散方。

桂心 当归（锉，微炒） 大腹皮（锉） 诃黎勒（煨，用皮） 川

大黄（锉碎，微炒）　木香　（以上各一两）　枳壳（三分，麸炒微黄，去瓤）　甘草（三分，炙微赤，锉）

右件药，捣筛为散。每服二钱，水一中盏，煎至六分，去滓，不计时候温服。

治伤寒食毒，脾胃虚之[8]，四肢少力，不思饮食，心腹气胀，或时下利，向晚憎寒，宜服木香散方。

木香（半两）　草豆蔻（半两，去皮）　桂心（半两）　陈橘皮（半两，汤浸去白瓤，焙）　神曲（一分，微炒黄色）　白术（半两）　荜茇（半两）　人参（三分，去芦头）　甘草（半两，炙微赤，锉）　柴胡（半两，去苗）　桃仁（三分，汤浸去皮尖双仁，麸炒微黄）　厚朴（三分，去粗皮，涂生姜汁，炙令香熟）

右件药，捣筛为散。每服三钱，以水一中盏，入生姜半分，煎至六分，去滓，不计时候稍热服。

治伤寒食毒，腹胀喘急，宜服槟榔散方。

槟榔（一两）　白术（一两）　木香（三分）　人参（一两，去芦头）　诃黎勒皮（三分）　陈橘皮（一两，汤浸去白瓤，焙）

右件药，捣细罗为散。每服二钱，以水一中盏，入生姜半分、枣三枚，煎至五分，去姜枣，不计时候和滓温服。

治伤寒食毒，壮热头疼，腹胀憎寒，四肢酸痛，口苦，白术散方。

白术（三分）　附子（三分，炮裂，去皮脐）　干姜（半两，炮裂，锉）　桂心（三分）　甘草（半两，炙微赤，锉）　川大黄（三分，锉碎，微炒）　木香（半两）　枳壳（半两，麸炒微黄，去瓤）

右件药，捣细罗为散。每服二钱，以水一中盏，入生姜半分、枣二枚，煎至五分，去姜枣，不计时候温服。

治伤寒食毒，腹胀虚鸣，不能食，宜服赤茯苓散方。

赤茯苓　陈橘皮（汤浸去白瓤，焙）　人参（去芦头）　白术　五味子　木香　桔梗（去芦头）　厚朴（去粗皮，涂生姜汁，炙令香熟，各一两）

右件药，捣细罗筛为散。每服二钱，以水一中盏，入生姜半分，煎至五分，去生姜，不计时候和滓温服。

治伤寒食毒，心腹胀，气急闷，大小便不通，宜服此方。

川大黄（一两，锉，微炒）　赤芍药（一两）　当归（半两，去心，焙）　木香（半两）　川朴硝（一两）　枳壳（半两，麸炒微黄，去瓤）

右件药，捣筛为散。每服五钱，以水一中盏，入生姜半分，煎至五分，去滓，不计时候温服，以利为度。

治食毒伤寒，心腹胀满，头面遍身俱黄，或时憎寒壮热，吐逆，不下饮食，大便秘涩，小便如血，宜服木香圆方。

木香（一两）　桂心（一两）　川升麻（一两）　白术（半两）　川大黄（一两，锉碎，微炒）　知母（半两）　厚朴（一两，去粗皮，涂生姜汁，炙令香熟）　槟榔（一两）　川朴硝（一两）

右件药，捣罗为末，炼蜜和捣三二百杵，圆如梧桐子大。每服，不计时候，以生姜汤下三十圆。

治伤寒心狂热诸方

夫伤寒心狂热者，缓[9]心属火也，心主于血，阳气盛[10]则血并于阳，热邪攻于心络，则心神烦乱乱，或咏、或歌、或言、或笑，猖狂不已，言语失常，惊悸不安，弃衣而走，此皆热毒也，气壅滞心胸，致令发狂也。

治伤寒脉浮，医以火劫，汗出太过，必亡阳，心生狂热，起卧不安，宜服龙骨救逆汤方。

龙骨（二两）　桂心（一两）　甘草（一两，炙微赤，锉）　茯神（一两）　人参（一两，去芦头）　麦门冬（二两，去心，焙）　牡蛎（二两，烧为粉）　蜀漆（一两）

右件药，捣粗罗为散。每服四钱，以水一中盏，入生姜半分、枣三枚，煎至六分，去滓，不计时候温服。

治伤寒有狂热在心，恍惚或多惊，不得睡卧，宜服犀角散方。

犀角屑（三分）　茵陈（三分）　茯神（三[11]两）　人参（一两，去芦头）　栀子仁（半两）　赤芍药（半两）　麦门冬（一两，去心，焙）

龙齿（三分）　川升麻（半两）　子芩（三分）　甘草（三分，炙微赤，锉）

右件药，捣筛为散。每服四钱，用水一中盏，入生姜半分，煎至六分，去滓，不计时候温服。

治伤寒病不解，热结在膀胱者，其人必如狂，血自下者愈，外未解，犹不可下，先解其外，解已，但小腹结者，可下之，宜服桃仁承气汤方。

桃仁（一两，汤浸去皮尖双仁，麸炒微黄）　川大黄（二两，锉碎，微炒）　桂心（一两）　甘草（半两，炙微赤，锉）　川芒硝（二两）

右件药，捣粗罗为散。每服四钱，以水一中盏，入生姜半分，煎至六分，去滓，不计时候温服，当有微利便愈。

治伤寒心热发狂，宜服羚羊角散方。

羚羊角屑（半两）　黄芩（半两）　赤芍药（半两）　茯神（半两）　葛根（半两，锉）　鼠尾草（半两）　栀子仁（半两）　川大黄（半两，锉碎，微炒）　麦门冬（一两，去心，焙）

右件药，捣粗罗为散。每服四钱，以水一中盏，入豉一百粒，煎至六分，去滓，不计时候温服。

治伤寒邪热伤心，恍惚狂言，时有痰逆，不欲饮食，宜服人参散方。

人参（三分，去芦头）　桔梗（半两，去芦头）　龙骨（三分）　茯神（三分）　半夏（半两，汤洗七遍，去滑）　远志（一分，去心）　枳实（一分，麸炒微黄）　麦门冬（三分，去心）　沙参（半两，去芦头）　黄芪（半两，锉）　甘草（一分，炙微赤，锉）

右件药，捣筛为散。每服五钱，以水一大盏，入生姜半分、枣三枚、粳米五十粒，煎至五分，去滓，不计时候温服。

治伤寒，心神烦热，狂语不定，宜服地骨皮散方。

地骨皮　葳蕤　人参（去芦头）　黄芪（锉）　麦门冬（去心）　子芩　（以上各一两）　茯神（三分）　甘草（半两，炙微赤，锉）

右件药，捣筛为散。每服四钱，以水一中盏，煎至五分，去滓，入生地黄汁一合、生姜汁一茶匙、蜜半合，更煎一两沸，不计时候温服。

治伤寒心热，狂言恍惚，卧不安席，宜服龙齿散方。

龙齿（二两）　犀角屑（一两）　川升麻（一两）　茯神（一两半）

麦门冬（二两，去心，焙） 玄参（一两） 甜竹根（三分，锉） 赤芍药（一两半） 生干地黄（二两） 马牙消（一两半）

右件药，捣粗罗为散。每服四钱，以水一中盏，入生姜半分，煎至六分，去滓，不计时候温服。

又方。

马牙消（一两） 铅霜（一分） 龙脑（一分） 朱砂（半两） 铁粉（一两）

右件药，都研令细，不计时候，煎竹叶汤放温，调下一钱。

又方。

龙齿（半两） 牛黄（一分，细研） 马牙消（一两，细研） 朱砂（半两，细研） 地龙（一两，微炒） 麝香（一钱，细研）

右件药，捣研合匀，不计时候，以生姜蜜水调下一钱。

治伤寒，热毒在内，心烦发狂，宜服黄芩散方。

黄芩（一两） 甘草（半两，炙微赤，锉） 白薇（一两） 栀子仁（一两） 大青（一两） 知母（一两） 栝楼（一两） 川硝石（一两） 白鲜皮（一两）

右件药，捣细罗为散。每服，不计时候，以新汲水调下二钱。

治伤寒，邪热在心，狂言妄语，精神错乱，志意不定，宜服龙齿圆方。

龙齿（一两） 人参（一两，去芦头） 茯神（三分） 远志（半两，去心） 黄芩（三分） 麦门冬（一两，去心，焙） 黄连（三分，去须） 甘草（半两，炙微赤，锉）

右件药，捣罗为末，炼蜜和捣一二百杵，圆如梧桐子大。每服，不计时候，以冷米泔下三十圆。

治伤寒潮热不退诸方

夫伤寒热毒不退，伏留于脏腑而不能散，即攻于表，随其王衰而作发歇，遍身壮热，或进或退，故谓之潮热也。诊其脉各随其五脏六腑洪数者是也。

治伤寒发歇潮热，头痛烦渴，四肢无力，胸膈痰滞，不思饮食，宜服鳖甲散方。

鳖甲（一两半，去裙襕，生用） 恒山（三分，锉） 甘草（半两，炙微赤，锉） 川大黄（半两，锉碎，微炒） 地骨皮（一两） 石膏（二两半） 麦门冬（一两，去心） 知母（半两）

右件药，捣筛为散。每服三钱，以水一中盏，入小麦五十粒，煎至六分，去滓，不计时候温服。

治伤寒潮热不退，每发，口干渴逆，饮食全少，四肢无力，宜服人参散方。

人参（一两，去芦头） 半夏（半两，汤洗七遍，去滑） 芦根（一两，锉） 麦门冬（半两，去心） 枳实（半两，麸炒微黄） 黄芪[12] 赤芍药（半两） 白术（半两） 赤茯苓（半两） 甘草（半两，炙微赤，锉）

右件药，捣筛为散。每服五钱，以水一大盏，入生姜半分、枣三枚、粳米五十粒，煎至五分，去滓，不计时候温服。

治伤寒潮热往来，口干烦躁，头目疼痛，宜服麦门冬散方。

麦门冬（二两，去心，焙） 葛根（一两，锉） 麻黄（三分，去根节） 黄芩（三分） 川大黄（三分，锉碎，微炒） 川朴硝（三分）

右件药，捣细罗为散。不计时候，用新汲水调下一钱。

治伤寒潮热，口干头痛，四肢烦疼，宜服葛根散方。

葛根（一两，锉） 黄芩（一两） 甘草（半两，炙微赤，锉） 石膏（一两） 柴胡（一两，去苗） 知母（一两）

右件药，捣筛为散。每服五钱，以水一中盏，煎至五分，去滓，不计时候温服。

治伤寒经十日以上，潮热不解，日晡即发，壮热如火，胸满呕逆，宜服柴胡散方。

柴胡（一两，去苗） 桂心（半两） 黄芩（三分） 栝楼根（半两） 牡蛎（一分） 甘草（一分，炙微赤，锉）

右件药，捣筛为散。每服五钱，以水一大盏，入生姜半分，煎至五分，去滓，不计时候温服。

治伤寒，潮热烦闷，体痛呕逆，宜服黄芩散方。

黄芩（三分） 柴胡（三分，去苗） 人参（三分，去芦头） 半夏

（三分，汤洗七遍，去滑） 甘草（半两，炙微赤，锉） 麦门冬（一两，去心）

右件药，捣筛为散。每服五钱，以水一大盏，入生姜半分、枣三枚，煎至五分，去滓，不计时候温服。

治伤寒，潮热不退，发歇无时，宜服秦艽散方。

秦艽（一两，去苗） 鳖甲（一两，去裙襕，涂酥炙令黄） 甘草（半两，炙微赤，锉）

右件药，捣筛为散。每服五钱，以水一大盏，入生姜半分、豉半合、葱白二茎，煎至五分，去滓，不计时候温服。

治伤寒数日，潮热不退，口干烦躁，或多痰逆，宜服知母散方。

知母 人参（去芦头） 柴胡（去苗） 石膏 葛根（锉） 赤茯苓（以上各一两） 甘草（半两，炙微赤，锉）

右件药，捣筛为散。每服五钱，以水一大盏，入生姜半分，煎至五分，去滓，不计时候温服。

治伤寒已经二七日外，潮热不退，四肢无力，昏沉如醉，恐变成百合痛[13]，宜服百合散方。

百合（一两） 葛根（一两） 麻黄（半两，去根节） 麦门冬（半两，去心） 黄芩（半两） 前胡（三分，去芦头） 石膏（一两） 甘草（半两，炙微赤，锉）

右件药，捣筛为散。每服五钱，以水一大盏，入生姜半分，煎至六分，去滓，不计时候温服。

治伤寒，心胸壅闷，潮热头痛，肢节拘急，宜服石膏散方。

石膏（一两） 前胡（三分，去芦头） 柴胡（三分，去苗） 甘菊花（三分） 赤茯苓（三分） 赤芍药（三分，锉） 防风（三分，去芦头） 蔓荆子（三分） 黄芩（一分） 甘草（三分，炙微赤，锉） 枳壳（三分，麸炒微黄，去瓤）

右件药，捣筛为散。每服五钱，以水一大盏，入生姜半分，煎至五分，去滓，不计时候温服。

治伤寒数日，头痛，潮热不退，或发憎寒，宜服葳蕤散方。

葳蕤（一两） 柴胡（一两，去苗） 羚羊角屑（三分） 石膏（二

两）　桑根白皮（一两，锉）　川朴硝（一两）

右件药，捣筛为散。每服五钱，以水一大盏，煎至五分，去滓，不计时候温服。

治伤寒，潮热头痛，四肢拘急烦疼，宜服羚羊角散方。

羚羊角屑　赤茯苓　麦门冬（去心）　葳蕤　柴胡（去苗）　栀子仁（以上各一两）　桑根白皮（三分，锉）　石膏（二两）　甘草（半两，炙微赤，锉）

右件药，捣筛为散。每服五钱，以水一大盏，煎至五分，去滓，不计时候温服。

治伤寒，潮热不退，四肢沉重，不欲饮食，胸中滋塞，小便赤涩，宜服龙胆圆方。

龙胆（一两，去芦头）　前胡（三分，去芦头）　白鲜皮（一两）　黄连（三分，去须）　子芩（半两）　栀子仁（三分）　川大黄（一两半，微炒）　川升麻（三分）　大麻仁（一两半，别碎如膏）　鳖甲（一两，去裙襕，涂醋炙令微黄）　川芒硝（一两）

右件药，捣罗为末，入麻仁同研令匀，炼蜜和捣三二百杵，圆如梧桐子大。每服，不计时候，以温浆水下三十圆。

治伤寒心悸诸方

夫伤寒悸者，谓心下悸动也。此由伤寒病，发汗以后，因又下之，内有虚热则渴，渴则饮水，水气乘心，必寒振而心下悸也。太阳病，小便不利者，为多饮水，心下必悸。小便小者，必苦里急，夫脉洪数，法当汗出而愈，而下之则身体重，心必悸也。不可发其汗，当自汗出而解，所以然者，尺中微，里虚表实，津液自和，当自汗出愈也。

治伤寒二三日，心中悸，呕吐不止，心急郁郁微烦者，尚未解，可与大柴胡汤方。

柴胡（二两，去苗）　黄芩（一两）　赤芍药　半夏（汤洗七遍，去滑）　赤茯苓　枳实（麸炒令黄）　槟榔　白术　（以上各一两）

右件药，捣粗罗为散。每服四钱，以水一中盏，入生姜半分、枣三枚，煎至六分，去滓，不计时候温服。

治伤寒里虚，心下悸，腹中气不和，宜服白茯苓散方。

槟榔（一两） 青橘皮（半两，汤浸去白瓤，焙） 厚朴（一两，去粗皮，涂生姜汁，炙令香熟） 白茯苓（半两） 桂心（一两） 甘草（半两，炙微赤，锉） 附子（一两，炮裂，去皮脐）

右件药，捣筛为散。每服四钱，以水一中盏，入生姜半分，煎至六分，去滓，不计时候温服。

治伤寒，发汗热不解，心下悸，头眩身瞤振，宜服人参散方。

人参（去芦头） 赤芍药 附子（炮裂，去皮脐） 白术 （以上各一两） 甘草（半两，炙微赤，锉） 赤茯苓（一两）

右件药，捣筛为散。每服四钱，以水一中盏，入生姜半分，煎至六分，去滓，不计时候温服。

治伤寒发汗过多，其人以手扪心，心下悸，欲得按者，宜服桂心散方。

桂心 甘草[14] 人参（去芦头） 白术 赤茯苓 （以上各一两） 枳实（半两，麸炒令微黄）

右件药，捣粗罗为散。每服四钱，以水一中盏，煎至六分，去滓，不计时候温服。

治伤寒已得汗，其人仍发热，心下悸，头痛目眩，心神烦喘，宜服芎䓖散方。

芎䓖 桔梗（去芦头） 前胡（去芦头） 石膏 人参（去芦头） 白茯苓 麦门冬（去心，以上各一两） 旋覆花（半两） 枳壳（半两，麸炒微黄，去瓤）

右件药，捣筛为散。每服四钱，以水一中盏，入生姜半分、枣三枚，煎至六分，去滓，不计时候温服。

治伤寒脉结代者，心下悸也，宜服甘草散方。

甘草（炙微赤，锉） 茯神 远志（去心） 苍术 （以上各一两） 枳实（半两，麸炒微黄）

右件药，捣粗罗为散。每服三钱，以水一中盏，入生姜半分，煎至五分，去滓，不计时候温服。

治伤寒未得汗，心悸而烦，头目不利，宜服此方。

桂心（一两，锉）　甘草（半两，炙微赤，锉）　生姜（一分，切）　大枣（五枚，去核）　饴糖（一两）

右件药，以水一大盏半，煎至一盏，次入饴糖，更煎三五沸，去滓，不计时候，分为二服。

治伤寒烦喘诸方

夫伤寒太阳病下之后，喘者，外未解故也。夫发汗后饮水者必喘，以水停心下，肾气乘心故喘也，或饮水过多，入肾亦喘也。

治伤寒烦热喘促，宜服麻黄散方。

麻黄（去根节）　木通（锉）　紫苏茎叶　赤茯苓　生干地黄　枳实（麸炒微黄）　天门冬（去心焙，以上各半两）　甘草（一分，炙微赤，锉）

右件药，捣粗罗为散。每服四钱，以水一中盏，入生姜半分，煎至六分，去滓，不计时候温服。

治伤寒烦喘，胸膈满闷，不思饮食，宜服紫苏散方。

紫苏茎叶　赤茯苓　桔梗（去芦头）　枳壳（麸炒微黄，去瓤）　川大黄（锉碎，微炒）　陈橘皮（汤浸去白瓤，焙）　柴胡（去苗）　前胡（去芦头）　大腹皮（锉）　麦门冬（去心）　郁李仁（汤浸去皮尖，微炒）　诃黎勒皮　（以上各半两）　甘草（一分，炙微赤，锉）

右件药，捣筛为散。每服四钱，以水一中盏，入生姜半分，煎至六分，去滓，不计时候温服。

治伤寒，心烦喘急，咳逆，多涎唾有血者，宜服生干地黄散方。

生干地黄（一两）　赤茯苓（一两）　紫苏子（微炒）　桔梗（去芦头）　杏仁（汤浸，去皮尖双仁，麸炒微黄）　陈橘皮（汤浸去白瓤，焙）　人参（去芦头，以上各半两）　甘草（一分，炙微赤，锉）

右件药，捣筛为散。每服四钱，以水一中盏，入生姜半分，煎至六分，去滓，不计时候温服。

治伤寒头痛壮热，涕唾稠粘，鼻塞气喘，心烦，宜服此方。

麻黄（一两半，去根节） 前胡（一两半，去芦头） 白前（一两半） 桑根白皮（一两半，锉） 石膏（二两） 甘草（一两，炙微赤，锉） 陈橘皮（一两，汤浸去白瓤，焙） 杏仁（一两半，汤浸去皮尖双仁，麸炒微黄）

右件药，捣粗罗为散。每服四钱，以水一中盏，入生姜半分、葱白二茎，煎至六分，去滓，不计时候温服。

治伤寒汗出而喘促，烦热头痛者，宜服贝母散方。

贝母（三分，煨令微黄） 百合（三分） 杏仁（一两，汤浸去皮尖双仁，麸炒微黄） 赤茯苓（三分） 麻黄（一两，去根节） 石膏（二两） 甘草（一两，炙微赤，锉） 人参（一两，去芦头） 柴胡（一两，去苗）

右件药，捣粗罗为散。每服四钱，以水一中盏，入生姜半分，煎至六分，去滓，不计时候温服。

治伤寒，汗出不解，曾经吐下后，心胸痞满，烦喘不除，宜服此方。

桑根白皮（二两，锉） 旋覆花（半两） 甘草（半两，炙微赤，锉） 人参（一两，去芦头） 枳壳（一两，麸炒微黄，去瓤） 半夏（半两，汤浸七遍去滑） 木香（半两） 槟榔（一两）

右件药，捣筛为散。每服四钱，以水一中盏，入生姜半分，煎至六分，去滓，不计时候温服。

治伤寒七八日，肺脏壅热，大肠不通，小便黄赤，心神烦喘，宜服此方。

紫苏茎叶 木通 桑根白皮（锉） 紫菀（洗去苗土） 黄芩 （以上各一两） 川大黄（一两半，锉碎，微炒） 赤茯苓（一两） 甘草（半两，炙微赤，锉）

右件药，捣筛为散。每服五钱，以水一大盏，煎至五分，去滓，不计时候温服。

治伤寒，气壅烦喘，腹胁妨闷，不欲饮食，宜服槟榔散方。

槟榔（半两） 诃黎勒（一两，用皮） 桑根白皮（半两，锉） 木香（一分） 桂心（一分） 甘草（一分，炙微赤，锉） 川大黄（三分，锉碎，微炒） 人参（半两，去芦头） 赤茯苓（三分） 枳壳（三

分，麸炒微黄，去瓤）

右件药，捣细罗为散。每服二钱，以水一中盏，入生姜半分、枣二枚，煎至五分，即去姜枣，不计时候，和滓温服。

治伤寒头痛，百节酸疼，气壅烦喘，宜服此方。

麻黄（一两，去根节） 甘草（三分，炙微赤，锉） 赤芍药（三分） 桂心（半两） 杏仁（半两，汤浸去皮尖双仁，麸炒微黄） 石膏（一两半，杵碎）

右件药，捣细锉，拌令匀，分为三服。每服，以水一大盏半，煎至一盏，去滓，不计时候，分温二服。如人行五七里再服，以汗出为度。

治伤寒上气诸方

夫伤寒毒气不退，上焦烦热，则伤于肺。肺主于气，邪热壅滞，则肺叶虚胀，卫气不行，故令上气也。

治伤寒，心肺气壅，涕唾稠粘，胸胁胀满，上气喘促，宜服麦门冬散方。

麦门冬（一两，去心） 甘草（半两，炙微赤，锉） 半夏（三分，汤洗七遍，去滑） 紫菀（三分，洗去苗土） 桑根白皮（一两，锉） 木通（半两，锉） 五味子（半两） 桔梗（三分，去芦头） 陈橘皮（半两，汤浸去白瓤，焙）

右件药，捣筛为散。每服五钱，用水一大盏，入生姜半分、淡竹茹一分，煎至五分，去滓，不计时候温服。

治伤寒，上气喘促，眠卧不得，宜服此方。

麻黄（二两，去根节） 甘草（半两，炙微赤，锉） 紫菀（一两，洗去苗土） 贝母（一两半，煨令微黄） 杏仁（一两，汤浸去皮尖双仁，麸炒微黄） 紫苏子（一两，微炒）

右件药，捣筛为散。每服五钱，用水一大盏，入生姜半分，煎至五分，去滓，不计时候温服。

治伤寒，腹胁虚胀，上气咽燥，脉浮者，心下有水气，宜服赤茯苓散方。

赤茯苓（一两） 麻黄（一两半，去根节） 赤芍药（一两） 半夏

（一两，汤洗七遍，去滑）　细辛（三分）　桂心（三分）　五味子（一两）　诃黎勒子（一两）　桑根白皮（一两半，锉）

右件药，捣筛为散。每服五钱，用水一大盏，入生姜半分，煎至五分，去滓，不计时候温服。

治伤寒，痰唾无恒，上气喘急，胸中满闷，坐卧不安，面目微肿，宜服桑白皮散方。

桑根白皮（一两，锉）　赤茯苓（三分）　半夏（三分，汤洗七遍，去滑）　旋覆花（一两）　陈橘皮（三分，汤浸去白瓤，焙）　大腹皮（一两，锉）　前胡（一两，去芦头）　麻黄（一两，去根节）　紫菀（三分，洗去苗土）　杏仁（一两，汤浸去皮尖双仁，麸炒微黄）　枳壳（一两，麸炒微黄，去瓤）

右件药，捣筛为散。每服五钱，用水一大盏，入生姜半分、枣三枚，煎至五分，去滓，不计时候温服。

治伤寒，上气喘急，心胸满闲[15]，宜服此方。

紫苏子（一合，微炒）　麻黄（一两，去根节）　槟榔（一两）　陈橘皮（一两，汤浸去白瓤，焙）　杏仁（一两，汤浸去皮尖双仁，麸炒微黄）　甘草（半两，炙微赤，锉）

右件药，捣筛为散。每服五钱，用水一大盏，入生姜半分，煎至五分，去滓，不计时候温服。

治伤寒，气壅，心胸不利，上气咳嗽，腹胁妨闷，宜服诃黎勒圆方。

诃黎勒皮（一两）　大腹皮（一两，锉）　半夏（一两，汤洗七遍，去滑）　桑根白皮（一两，锉）　前胡（一两，去芦头）　枳实（半两，麸炒令微黄）　汉防己（半两）　紫菀（三分，洗去苗土）　杏仁（一两半，汤浸去皮尖双仁，麸炒微黄，别研如膏）　甜葶苈（一两，隔纸炒令紫色，别研如膏）

右件药，捣罗为末，入杏仁、葶苈，更研令匀，炼蜜和捣三二百杵，圆如梧桐子大。每服，不计时候，以生姜汤下二十圆。

治伤寒，心胸不利，上气喘促，腹胁妨闷，宜服槟榔圆方。

槟榔（一两）　木香（半两）　诃黎勒皮（一两）　枳壳（半两，麸炒微黄，去瓤）　人参（半两，去芦头）　赤芍药（三分）　桂心（三

分） 木通（半两，锉） 半夏（半两，汤洗七遍，去滑）

右件药，捣罗为末，炼蜜和捣三二百杵，圆如梧桐子大。每服，不计时候，以生姜汤下二十圆。

治伤寒干呕诸方

夫伤寒干呕者，此为热气在脾胃也。或发汗解后，胃中不和，尚有蓄热，热气上熏，则心下痞结，故干呕也。

治伤寒，干呕烦热，不纳饮食，宜服葛根散方。

葛根（一两，锉） 甘草（三分，炙微赤，锉） 半夏（三分，汤洗七遍，去滑） 白术（一两） 黄芪（三分，锉） 人参（一两半，去芦头） 赤茯苓（二分） 麦门冬（一两） 陈橘皮（半两，汤浸去白瓤，焙）

右件药，捣筛为散。每服四钱，以水一中盏，入生姜半分，煎至六分，去滓，不计时候，稍热频服。

治伤寒，干呕烦闷，小便不利，宜服木通散方。

木通（半两，锉） 芦根（一两，锉） 陈橘皮（一分，汤浸去白瓤，焙） 人参（半两，去芦头） 葛根（半两，锉） 麦门冬（半两，去心）

右件药，捣筛为散。以水三大盏，煎至二盏，去滓，不计时候，分温五服。

治伤寒干呕，不纳饮食，心神虚烦，宜服半夏散方。

半夏（半两，汤洗七遍，去滑） 陈橘皮（一两，汤浸去白瓤，焙） 甘草（半两，炙微赤，锉） 人参（半两，去芦头） 葛根（半两，锉） 麦门冬（三分，去心） 枇杷叶（半两，拭去毛，炙微黄）

右件药，捣筛为散。每服三钱，以水一中盏，入生姜半分，煎至五分，去滓，不计时候温服。

治伤寒，往来寒热，胸胁气满，干呕，宜服枇杷叶散方。

枇杷叶（三分，拭去毛，炙微黄） 前胡（二两半，去芦头） 赤茯

苓（二两）　桂心（三分）　犀角屑（一两）　槟榔（一两）　桑根白皮（三分，锉）　赤芍药（一两半）　芦根（三分，锉）

右件药，捣筛为散。每服四钱，以水一中盏，入生姜半分，煎至六分，去滓，不计时候温服。

治伤寒，干呕烦乱，不下饮食，宜服藿香散方。

藿香（一分）　麦门冬（一两，去心，焙）　桑木耳（一分）　葛根（半两，锉）　枇杷叶（半两，拭去毛，炙微黄）　人参（半两，去芦头）

右件药，捣粗罗为散。每服三钱，以水一中盏，入生姜半分，煎至六分，去滓，不计时候温服。

治伤寒，干呕不止，心胸烦躁，四肢热，宜服柴胡散方。

柴胡（一两半，去苗）　黄芩（三分）　麦门冬（一两，去心，焙）　半夏（半两，汤洗七遍，去滑）　枳壳（一两，麸炒微黄，去瓤）　枇杷叶（三分，拭去毛，炙微黄）　甘草（半两，炙微赤，锉）　人参（半两，去芦头）

右件药，捣粗罗为散。每服四钱，以水一中盏，入生姜半分、枣三枚，煎至六分，去滓，不计时候温服。

治伤寒，干呕不止，宜服竹茹饮子方。

竹茹（半两）　半夏（一分，汤洗七遍，去滑）　甘草（一分，炙微赤，锉）　陈橘皮（一分，汤浸去白瓤，焙）　紫苏茎叶（一分）

右件药，细锉，都以水二大盏，入生姜半分，煎至一盏，去滓，不计时候，分温三服。

治伤寒，干呕，烦渴不止，宜服枇杷叶散方。

枇杷叶（三分，拭去毛，炙微黄）　麦门冬（三分，去心）　葛根（三分，锉）　人参（三分，去芦头）　赤茯苓（半两）　甘草（一分，炙微赤，锉）

右件药，捣筛为散。每服三钱，以水一中盏，入生姜半分，煎至五分，去滓，不计时候温服。

治伤寒后，烦热干呕，宜服竹茹散方。

竹茹（半两）　陈橘皮（半两，汤浸去白瓤，焙）　人参（半两，去

芦头）　麦门冬（半两，去心）　甘草（半两，炙微赤，锉）　芦根（半两，锉）

右件药，捣筛为散。每服四钱，以水一中盏，入生姜半分，煎至六分，去滓，不计时候温服。

治伤寒，干呕不止方。

茅根（三两，锉）　陈橘皮（二两，汤浸去白瓤，焙）　桂心（一两）

右件药，捣筛为散。每服四钱，以水一中盏，煎至六分，去滓，不计时候温服。

治伤寒干呕，不下食，宜服芦根饮子方。

芦根（三两）　竹茹（三两）　陈橘皮（三两，汤浸去白瓤，焙）

右件药，细锉，拌令匀。每服半两，以水一大盏，入粳米五十粒、生姜半分，煎至五分，去滓温服。

治伤寒干呕，心膈烦满方。

木通（二两）　芦根（二两）　陈橘皮（二两，汤浸去白瓤，焙）

右件药，细锉，拌令匀。每服半两，以水一大盏，入粳米五十粒、生姜半分，煎至五分，去滓，不计时候温服。

治伤寒后呕哕诸方

夫伤寒热毒气盛，多服凉药，及饮冷水，病折以后，热势既退，胃气乃虚，故使胸满气逆，心腹坚痞，必呕哕也。

治伤寒后，胃虚逆呕哕，不纳饮食，宜服白术散方。

白术（三分）　诃黎勒（一两，用皮）　高良姜（半两，锉）　丁香（半两）　肉桂（半两，去皴皮）　甘草（一分，炙微赤，锉）　桔梗（半两，去芦头）　人参（半两，去芦头）　陈橘皮（半两，汤浸去白瓤，焙）　厚朴（一两，去粗皮，涂生姜汁，炙令香熟）

右件药，捣筛为散。每服三钱，以水一中盏，入生姜半分，煎至五分，去滓，不计时候温服。

治伤寒后呕哕，心下痞满，胸膈间宿有停水，头眩心悸，宜服茯苓散方。

赤茯苓（一两）　半夏（半两，汤洗七遍，去滑）　陈橘皮（一两，汤浸去白瓤，焙）　芎䓖（半两）　白术（半两）　人参（一两，去芦头）

右件药，捣粗罗为散。每服三钱，以水一中盏，入生姜半分，煎至六分，去滓，不计时候温服。

治伤寒后呕哕，心胸不利，头目昏重，不下饮食，宜服半夏散方。

半夏（一两，汤洗七遍，去滑）　甘草（半两，炙微赤，锉）　人参（三分，去芦头）　枳实（半两，麸炒令黄）　前胡（半两，去芦头）　诃黎勒（一两，用皮）

右件药，捣粗罗为散。每服三钱，以水一中盏，入生姜半分，煎至六分，去滓，不计时候，稍热频服。

治伤寒，服冷药过多，寒气伤胃，呕哕不止，宜服白豆蔻散方。

白豆蔻（一两，去皮）　白术（一两）　陈橘皮（三分，汤浸去白瓤，焙）　高良姜（半两，锉）　厚朴（一两，去粗皮，涂生姜汁，炙令香熟）　甘草（一分，炙微赤，锉）

右件药，捣粗罗为散。每服四钱，以水一中盏，入生姜半分，煎至六分，去滓，不计时候温服。

治伤寒后，胃虚气逆，呕哕不止，宜服陈橘皮散方。

陈橘皮（一两，汤浸去白瓤，焙）　草豆蔻（半两，去皮）　甘草（一两，炙微赤，锉）　干姜（半两，炮裂）　厚朴（一两，去粗皮，涂生姜汁，炙令香熟）

右件药，捣筛为散。每服三钱，以水一中盏，入生姜半分，煎至五分，去滓，不计时候，稍热频服。

治伤寒后，胃虚，呕哕不止方。

陈橘皮（半两，汤浸去白瓤，焙）　人参（半两，去芦头）　生姜（一分）

右件药，细锉，用水一大盏，煎至五分，去滓，不计时候，稍热服之。

治伤寒后，胃虚，呕哕不下食，宜服丁香散方。

丁香（三分）　人参（三分，去芦头）　陈橘皮（三分，汤浸去白

瓤，焙）　白术（三分）　诃黎勒（三分，用皮）　藿香（半两）

右件药，捣细罗为散。每服二钱，以水一中盏，煎至六分，和滓，不计时候，稍热服之。

治伤寒后，呕哕不止，心腹痞满，不下饮食，宜服此方。

陈橘皮（二两，汤浸去白瓤，焙）　诃黎勒（一两，用皮）　白术（三分）

右件药，捣筛为散。每服四钱，以水一中盏，入生姜半分，煎至六分，去滓，不计时候，稍热频服。

治伤寒后，呕哕不下食方。

半夏（一两，汤洗七遍，去滑）　草豆蔻（一两，去皮）　丁香（半两）

右件药，捣细罗为散。每服，不计时候，以浓生姜汤调下一钱。

治伤寒后，呕哕，胸满不下食方。

人参（二两，去芦头）　陈橘皮（一两，汤浸去白瓤，焙）　甘草（半两，炙微赤，锉）

右件药，捣粗罗为散。每服四钱，以水一中盏，煎至六分，去滓，不计时候温服。

治伤寒口疮诸方

夫伤寒热毒在脏，心脾烦壅，表里热不解，毒气熏于上焦，故令口舌干燥生疮也。

治伤寒，心肺壅热，口内生疮，烦躁不得眠卧，宜服犀角散方。

犀角屑（三分）　川升麻（半两）　麦门冬（三分，去心）　黄柏（半两，锉）　黄连（半两，去须）　玄参（三分）　甘草（半两，生，锉）　杏仁（三分，汤浸去皮尖双仁，麸炒微黄）

右件药，捣筛为散。每服四钱，以水一中盏，煎至五分，去滓，不计时候温服。

治伤寒，上焦壅热，口舌生疮，宜服黄连散方。

黄连（三分，去须）　黄柏（半两，锉）　甘草（半两，生，锉）

蔷薇根（三分）　栀子仁（半两）

右件药，捣筛为散。每服四钱，以水一中盏，入淡竹叶二十片，煎至五分，去滓，不计时候温服。

治伤寒，口疮烂赤，宜服升麻散方。

川升麻（二两）　甘草（一两，生，锉）　黄芩（一两）　麦门冬（三分，去心）　大青（一两）　犀角屑（三分）

右件药，捣筛为散。每服四钱，以水一中盏，入淡竹叶二七片，煎至六分，去滓，不计时候温服。

治伤寒，咽喉内痛，满口生疮，吃食不得，宜服玄参煎方。

玄参（一两）　川升麻（半两）　苦参（半两，锉）　人参（三分，去芦头）　秦艽（一两，去苗）　马牙消（半两）

右件药，捣筛为散。每服五钱，用水一大盏，煎至五分，去滓，入炼了蜜一合，相和令匀，不计时候，徐徐含咽服之。

治伤寒肺心热，口内生疮，咽喉肿塞，宜服升麻煎方。

川升麻（一两）　大青（一两）　射干（一两）　栀子仁（一两）　黄柏（半两）　玄参（三分）　蔷薇根（二两）　苦竹叶（一两）　生地黄汁（半升）　蜜（半升）

右件药，细锉，都用水三大盏，煎至一大盏，去滓，下蜜地黄汁搅和，煎如稀饧，入净器中盛。不计时候，含一茶匙咽津。

治伤寒，心肺热，口内生疮，宜含黄柏散方。

黄柏（三分）　黄连（三分，去须）　白矾（半两，烧令汁尽）　川朴硝（三分）　龙脑（一钱，细研）

右件药，捣细罗为散。每服半钱，用新绵薄裹，食后含之，良久口内有涎唾，即吐之。

治伤寒，口疮，众医不差者，宜用此方。

密陀僧（半两）　黄柏（一两半，涂蜜，微炙，锉）　甘草（一两，涂蜜炙微赤，锉）　蒲黄（一两）　黄药（一两）

右件药，捣细罗为散，时时敷于疮上，有涎即吐之。

治伤寒，心肺烦热，口疮烂痛，黄芩饮子方。

黄芩（一两）　赤芍药（二两）　羚羊角屑（二两）　黄柏（二两）

大青（二两）　苦竹叶（二两）

右件药，细锉和匀。每服一两，以水一大盏，煎至六分，去滓，温含冷吐，每日三度用之。

治伤寒，上焦烦热，口内生疮不止，龙胆煎方。

龙胆（一两，去芦头）　黄连（一两，去须）　川升麻（一两）　槐白皮（一两）　大青（一两）　苦竹叶（五十片）　白蜜（一十盏）

右件药，细锉，都以水三大盏，煎去滓取汁一盏，入蜜更煎五七沸，放冷，涂于疮上。日三四度，有涎即吐之。

治伤寒热毒壅滞，口内生疮方。

龙胆（一两，去芦头）　黄柏（一两，锉）　黄连（二两，去须）

右件药，捣粗罗为末。每服一两，以水一大盏，煎至六分，去滓，放冷暖得所，含之良久，旋旋吐却。

治伤寒，口舌生疮方。

浮萍草（一分）　黄丹（一分）　黄柏（一分，锉）

右件药，捣细罗为末，以生蜜旋和，圆如弹子大。绵裹一圆含咽津。

治伤寒，热毒口疮方。

黄柏（三两，削去粗皮，细锉）

右件药，以蜜半斤浸一宿，入铫子内，煎十余沸，滤去滓，候温，少少含其蜜，良久旋吐却，更含之。

治伤寒吐血诸方

夫伤寒，诸阳受邪，热初在表，应发汗而汗不发，致使热毒入深，结于五脏，内有瘀积故吐血也。

治伤寒吐血，心烦不食，宜服伏龙肝散方。

伏龙肝（三两）　生干地黄（一两）　柏叶（一两）　茜根（一两）　阿胶（一两，捣碎炒令黄燥）　黄芩（一两）　黄连（一两，去须）　甘草（一两半，炙微赤，锉）

右件药，捣粗罗为散。每服四钱，以水一中盏，煎至六分，去滓，不计时候温服。

治伤寒温病,时气疫毒及饮酒伤中,吐血不止,面黄干呕,心烦,止血蒲黄散方。

蒲黄（二两） 栝楼（二两） 犀角屑（二两） 甘草（二两，炙微赤，锉） 桑寄生（二两） 葛根（三两，锉）

右件药，捣粗罗为散。每服五钱，以水一大盏，煎至五分，去滓，不计时候温服。

治伤寒吐血不止,宜服此方。

伏龙肝 甘草（炙微赤，锉） 茜根 生干地黄 阿胶（捣碎，炒令黄色） 黄芩 （以上各一两）

右件药，捣筛为散。每服四钱，以水一大盏，入竹茹一分，煎至六分，去滓，不计时候温服。

治伤寒吐血,心神烦闷,宜服子芩散方。

子芩（三分） 栀子仁（半两） 远志（一分，去心） 桂心（半两） 黄连（三分，去须）

右件药，捣筛为散。每服四钱，以水一中盏，煎至六分，去滓，不计时候温服。

又方。

黄连（一两，去须） 荷叶（一两） 艾叶（三分，微炒） 柏叶（三分）

右件药，捣筛为散。每服四钱，以水一中盏，煎至六分，去滓，入地黄汁半合，更煎一两沸，不计时候温服。

治伤寒吐血,目眩烦闷,宜服当归散方。

当归 赤芍药 黄芩 伏龙肝 阿胶（捣碎，炒令黄燥，以上各一两） 干姜（半两）

右件药，捣筛为散。每服四钱，以水一中盏，煎至六分，去滓，不计时候温服。

治伤寒心热,及余毒不退,吐血一二升不止,宜服生干地黄散方。

生干地黄（一两） 黄柏（三分，锉） 黄芩（一两） 吴蓝（一两） 黄连（三分，去须） 伏龙肝（一两） 麦门冬（一两，去心）

右件药，捣筛为散。每服四钱，以水一中盏，入竹茹一分，煎至六分。去滓，不计时候温服。

治伤寒心热，吐血不止方。

伏龙肝（一分） 红蓝花（一合） 乱发灰（半两）

右件药，捣筛为散。每服五钱，以水一大盏，入竹茹一分，煎至五分，去滓，不计时候温服。

治伤寒，心肺热，因嗽吐血或唾血，宜服茅根饮子方。

茅根（三两） 犀角屑（一两） 黄芩（一两） 桑根白皮（二两） 竹茹（一两） 刺蓟（一两半） 紫菀（二两，洗去苗土）

右件药，细锉和匀。每服半两，以水一大盏，煎至六分，去滓，入生地黄汁一合，更煎一两沸，不计时候，分温二服。

治伤寒烦热，吐血不止，心胸痛，宜服刺蓟散方。

刺蓟（一两） 赤芍药（一两半） 茅根（二两） 麦门冬（三两，去心，焙） 犀角屑（一两半） 甘草（半两，生用）

右件药，捣粗罗为散。每服半两，以水一大盏，煎至六分，去滓，入藕汁、生地黄汁各半合，更煎一两沸，不计时候，分为二服。

治伤寒吐血不止，柏叶散方。

青柏叶（一两） 生干地黄（一两） 阿胶（一分，捣碎炒令黄）

右件药，捣筛为末，以水一大盏半，煎至一盏，去滓，别搅马通汁一合相和，更煎一两沸，不计时候，分温三服。

治伤寒，瘥极吐血，百治不差方。

生地黄汁（一中盏） 川大黄（一分，锉，微炒杵末）

右件药，先煎地黄汁三两沸，内大黄末调令匀，不计时候温服。

治伤寒舌肿诸方

夫伤寒舌肿者，是热毒伤于心脾也，心候于舌，主于血，血虚为热所乘，又脾之大络出于舌下，若心脾有热，则令舌肿也。

治伤寒心脾热，舌肿，宜服大黄散方。

川大黄（一两，锉碎，微炒）　黄连（一两，去须）　黄芩（三分）　川升麻（三分）　黄药（三分）　甘草（半两，生，锉）

右件药，捣筛为末。每服四钱，以水一中盏，入黑豆三十粒，煎至五分，去滓，不计时候温服。

治伤寒，上焦虚，毒气热壅塞，咽喉连舌肿痛，宜服玄参散方。

玄参（一两）　射干（一两）　黄药（一两）

右件药，捣筛为末。每服五钱，以水一大盏，煎至五分，去滓，不计时候温服。

治伤寒，咽喉闭塞，舌根肿痛方。

苍耳根（一两半，锉）　甘草（三分，生，锉）

右件药，捣筛为散。每服五钱，以水一大盏，煎至五分，去滓，不计时候温服。

治伤寒，心脾虚热舌肿方。

黄药（一两）　甘草（三分，生，锉）

右件药，捣细罗为散。每服二钱，以水一中盏，煎至五分，去滓，不计时候温服。

治伤寒，心脾热，口疮舌肿，咽喉疼痛，宜服此方。

羚羊角屑（半两）　玄参（三分）　黄柏（半两，涂蜜微炙，锉）　甘草（半两，生，锉）　川大黄（半两，锉碎，微炒）

右件药，捣细罗为散。每服，不计时候，煎竹叶熟水[16]调下二钱。

治伤寒，心脾壅热，舌肿，多吐痰涎，宜服铅霜散方。

铅霜（一分，细研）　牛黄（一分，细研）　麦门冬（一两，去心，焙）　白菊花（半两）　黄连（三分，去须）　甘草（半两，炙微赤，锉）

右件药，捣细罗为散，入牛黄、铅霜同研令匀，不计时候，以淡竹沥二合，调下二钱。如无竹沥，磨犀角，温水调下亦得。

治伤寒心脾热，唇干舌肿，口内生疮，宜服龙胆散方。

龙胆（半两，去芦头）　麦门冬（半两，去心，焙）　知母（半两）　人参（半两，去芦头）　甘草（一分，生，锉）　柴胡（半两，去苗）

右件药，捣细罗为散，不计时候，磨犀角温水调下二钱。

治伤寒喉中痛，舌根肿满，不能转动，此为心脾热毒，宜先用针，当舌中针入五分，出血即消，后服升麻散方。

川升麻（半两） 车前子（半两） 川大黄（半两，锉碎，微炒） 甘草（半两，生用） 生干地黄（三两） 川朴硝（三分）

右件药，捣筛为散。每服五钱，以水一大盏，煎至五分，去滓，不计时候温服。

【校注】

① 疞（jiǎo 佼）痛：腹中急痛。

② 里：据本节阴毒服药方法，"里"下应有"未汗"二字，疑脱。

③ 金：永正抄本作"全"，人卫本作"药"。

④ 生：永正抄本作"出"，义胜。

⑤ 塞：永正抄本作"寒"，义长可从。

⑥ 寒：永正抄本作"塞"，义长可从。

⑦ 一：永正抄本作"二"。

⑧ 之：永正抄本作"乏"，义长可从。

⑨ 缓：永正抄本作"缘"，义胜。

⑩ 咸：永正抄本作"盛"，义长可从。

⑪ 三：永正抄本作"二"。

⑫ 芪：其下永正抄本有"三分"二字，此处脱文。

⑬ 痛：永正抄本作"病"，义长可从。

⑭ 草：其下永正抄本有"炙微赤锉"四字，此处脱文。

⑮ 闲：永正抄本作"闷"，义长可从。

⑯ 熟水：即开水。

卷第十二

治伤寒咳嗽诸方

夫伤寒咳嗽者，由邪热客于肺也。上焦有热，其人必饮水，水停心下，其肺则浮，肺主于嗽，水气乘之，故多咳嗽也。

治伤寒咳嗽，气促喉鸣，干嗽无唾，喉中如哽者，宜服射干散方。

射干（一两） 杏仁（三分，汤浸去皮尖双仁，麸炒微黄） 麻黄（一两，去根节） 麦门冬（一两，去心） 贝母（三分，煨令微黄） 百合（三分） 赤茯苓（一两） 甘草（半两，炙微赤，锉） 枳壳（一两，麸炒微黄，去瓤）

右件药，捣筛为散。每服四钱，以水一中盏，入生姜半分，煎至六分，去滓，不计时候温服。

治伤寒，咳嗽烦热，四肢骨节头目疼痛，宜服柴胡散方。

柴胡（一两半，去苗） 贝母（一两，煨微黄） 葛根（一两，锉） 赤芍药（一两） 石膏（二两） 黄芩（一两） 杏仁（三分，汤浸去皮尖双仁，麸炒微黄） 栀子仁（一两） 知母（三分）

右件药，捣筛为散。每服四钱，以水一中盏，入生姜半分，煎至六分，去滓，不计时候温服。

治伤寒咳嗽，喉中鸣，上气喘促，宜服陈橘皮散方。

陈橘皮（汤浸去白瓤，焙） 紫菀（去苗土） 麻黄（去根节） 杏仁（汤浸去皮尖双仁，麸炒微黄） 当归 桂心 甘草（炙微赤，锉） 黄芩 （以上各半两）

右件药，捣筛为散。每服四钱，以水一中盏，入生姜半分，煎至六分，去滓，不计时候温服。

治伤寒咳嗽，心膈壅闷，肩背烦疼，四肢少力，宜服赤茯苓散方。

赤茯苓（三分） 紫苏茎叶（三分） 桔梗（三分，去芦头） 半夏（半两，汤洗七遍，去滑） 槟榔（三分） 麦门冬（三分，去心） 前胡（三分，去芦头） 陈橘皮（半两，汤浸去白瓤，焙） 甘草（半两，炙微赤，锉） 桑根白皮（半两，锉）

右件药，捣筛为散。每服四钱，以水一中盏，入生姜半分，煎至六分，去滓，不计时候温服。

治伤寒咳嗽，喘息不得，宜服款冬花散方。

款冬花 杏仁（汤浸去皮尖双仁，麸炒微黄） 紫菀（去苗土） 生干地黄 百部 赤茯苓 甘草（炙微赤，锉，以上各三分）

右件药，捣筛为散。每服四钱，以水一中盏，入生姜半分，煎至六分，去滓，不计时候温服。

治伤寒咳嗽，涕唾腥气，心胸壅闷，宜服旋覆花散方。

旋覆花（三分） 桑根白皮（锉） 紫菀（去苗土） 赤茯苓 生干地黄 （以上各一两） 百部 甘草（炙微赤，锉，以上各半两）

右件药，捣筛为散。每服四钱，以水一中盏，入生姜半分，煎至六分，去滓，不计时候温服。

治伤寒，咳嗽引心腹痛，宜服赤芍药散方。

赤芍药 桔梗（去芦头） 陈橘皮（汤浸去白瓤，焙） 桑根白皮（锉） 赤茯苓 （以上各三分） 肉桂（半两，去皴皮） 桃仁（三分，汤浸去皮尖双仁，麸炒微黄） 细辛（半两）

右件药，捣筛为散。每服四钱，以水一中盏，入生姜半分，煎至六分，去滓，不计时候温服。

治伤寒咳嗽，头目痛，痰滞，胸膈不利，宜服前胡散方。

前胡（去芦头） 麻黄（去根节） 桂心 甘草（炙微赤，锉） 葛根（锉） 百部 贝母（煨令微黄，以上各三分） 柴胡（一两，去苗） 石膏（二两）

右件药，捣筛为散。每服四钱，以水一中盏，煎至六分，去滓，不计时候温服。

治伤寒咳嗽呕逆，不纳饮食，宜服人参散方。

人参（去芦头） 赤茯苓 陈橘皮（汤浸去白瓤，焙） 紫苏茎叶 前胡（去芦头） 白术 紫菀（去苗土，以上各半两） 半夏（三分，汤洗七遍，去滑） 甘草（一分，炙微赤，锉）

右件药，捣筛为散。每服四钱，以水一中盏，入生姜半分，煎至六分，去滓，不计时候温服。

治伤寒咳嗽唾血，宜服生干地黄散方。

生干地黄 车前子（半两） 桑根白皮（锉） 紫菀（去苗土） 鹿角胶（半两，捣碎，炒令黄燥，以上各半两） 赤茯苓（三分） 甘草（一分，炙微赤，锉）

右件药，捣筛为散。每服四钱，以水一中盏，入生姜半分，煎至六分，去滓，不计时候温服。

治伤寒咳嗽，头目连背膊浮肿，喘促，大小便不利，百合散方。

百合（三分） 甜葶苈（半两，隔纸炒令紫色） 桑根白皮（半两，锉） 郁李仁（三分，汤浸去皮尖，微炒） 大腹皮（三分，锉） 汉防己（半两） 赤茯苓（三分） 紫苏茎叶（三分） 陈橘皮（三分，汤浸去白瓤，焙）

右件药，捣筛为散。每服四钱，以水一中盏，入生姜半分，煎至六分，去滓，不计时候温服。

治伤寒，咳嗽，连胸背痛，宜服天门冬散方。

天门冬（去心） 赤茯苓（半两） 生干地黄（半两） 枳壳（麸炒微黄，去瓤） 细辛（半两） 贝母（煨令黄） 前胡（去芦头，以上各半两） 甘草（一分，炙微赤，锉）

右件药，捣筛为散。每服四钱，以水一中盏，入生姜半分，煎至六分，去滓，不计时候温服。

治伤寒咳嗽，胸膈壅闷，心神烦躁，宜服麻黄散方。

麻黄（三分，去根节） 川升麻（一分） 葛根（一分，锉） 前胡（半两，去芦头） 猪苓（半两，去黑皮） 知母（一分） 枳壳（半两，麸炒微黄，去瓤） 甘草（一分，炙微赤，锉） 贝母（三分，煨令微黄）

右件药，捣筛为散。每服四钱，以水一中盏，入生姜半分，煎至六分，去滓，不计时候温服。

治伤寒咳嗽，鼻塞壅闷，大肠气滞，宜服此方。

细辛（三分） 百合（一两） 前胡（半两，去芦头） 生干地黄（半两） 甘草（半两，炙微赤，锉） 陈橘皮（半两，汤浸去白瓤，焙） 川大黄（一两，锉碎，微炒） 杏仁（半两，汤浸去皮尖双仁，麸炒微黄） 枳壳（一两，麸炒微黄，去瓤）

右件药，捣粗罗为散。每服四钱，以水一中盏，入生姜半分，煎至六分，去滓，不计时候温服。

治伤寒，肺热咳嗽，涕唾稠黏，背膊拘急，口干头痛，大小便秘涩，宜服桑白皮散方。

桑根白皮（一两半，锉） 白前（一两半） 木通（一两，锉） 旋覆花（半两） 甘草（半两，炙微赤，锉） 川朴硝（三分） 麦门冬（一两半，去心） 川大黄（一两，锉碎，微炒）

右件药，捣筛为散。每服四钱，以水一中盏，煎至六分，去滓，不计时候温服。

治伤寒咳嗽，鼻有清涕，吃食减少，宜服此方。

细辛（半两） 五味子（半两） 人参（半两，去芦头） 肉桂（半两，去皴皮） 陈橘皮（半两，汤浸去白瓤，焙） 白术（半两） 甘草（一分，炙微赤，锉）

右件药，捣筛为散。每服四钱，以水一中盏，入生姜半分、枣三枚，煎至六分，去滓，不计时候温服。

治伤寒，头痛咳嗽，壮热，四肢酸痛，宜服石膏散方。

石膏（一两） 子芩（三分） 前胡（一两，去芦头） 葛根（一两，锉） 桑根白皮（三分，锉） 川升麻（半两） 荆芥（三分） 赤芍药（一两） 柴胡（一两，去苗）

右件药，捣筛为散。每服四钱，以水一中盏，入生姜半分、豉五十粒，煎至六分，去滓，不计时候温服。

治伤寒，咳嗽喘促鼻塞，宜服细辛散方。

细辛（三分） 肉桂（半两，去芦头） 人参（三分，去芦头） 麻黄（三分，去根节） 附子（三分，炮裂，去皮脐） 紫菀（半两，洗去苗土） 赤茯苓（三分） 杏仁（三分，汤浸去皮尖双仁，麸炒微黄）

白术（半两） 干姜（半两，炮裂，锉） 桔梗（半两，去芦头） 前胡（三分，去芦头） 百合（三分） 厚朴（一两，去粗皮，涂生姜汁，炙令香熟） 赤芍药（半两） 甘草（半两，炙微赤，锉）

右件药，捣筛为散。每服四钱，以水一中盏，入生姜半分、枣三枚，煎至六分，去滓，不计时候温服。

治伤寒风冷入肺，咳嗽不止，宜服麻黄散方。

麻黄（一两，去根节） 桔梗（半两，去芦头） 五味子（半两） 桂心（一分） 甘草（一分，炙微赤，锉） 紫苏子（半两，微炒） 知母（半两）

右件药，捣细罗为散。每服一钱，如茶煎五七沸，不计时候稍热服。

治伤寒，心肺壅热，咳嗽口苦气促，宜服天门冬圆方。

天门冬（一两，去心，焙） 汉防己 甜葶苈（隔纸炒令紫色） 桑根白皮（锉） 杏仁（汤浸去皮尖双仁，麸炒微黄） 枳壳（麸炒微黄，去瓤） 甘草（炙微赤，锉，以上各三分）

右件药，捣罗为末，炼蜜和捣一二百杵，圆如梧桐子大。每服，不计时候，以生姜汤下二十圆，日三四服。

治伤寒，气壅咳嗽，咽喉胸膈不利，喘息急，宜服皂荚圆方。

皂荚（半斤，不蚛者以童子小便三升浸三日，挼[①]汁去滓，于银器中熬如膏） 百合（一两） 皂荚（五梃，去黑皮，涂酥炙令黄焦，去子） 贝母（一两，煨令微黄） 杏仁（一两，汤浸去皮尖双仁，麸炒微黄） 甘草（一两，炙微赤，锉）

右件药，捣罗为末，用皂荚膏和捣一二百杵，圆如梧桐子大。每服，不计时候，以清粥饮下二十圆。

治伤寒余热不退诸方

夫伤寒病，其人已经发汗吐下，或服药以后，而脉洪大实数，腹内胀满，小便赤黄，大便难，或烦或渴，面色变赤，此为脏腑结热故也。

治伤寒余热不退，心神烦躁，宜服犀角散方。

犀角屑（三分）　黄芩（一两）　木通（三分，锉）　川朴硝（半两）　土瓜根（一两）　龙胆（一两，去芦头）

右件药，捣筛为散。每服四钱，以水一中盏，煎至六分，去滓，不计时候温服。

治伤寒余热不退，发渴烦躁，胸膈气滞，不思饮食，柴胡散方。

柴胡（去苗）　川大黄（锉碎，微炒）　枳壳（麸炒微黄，去瓤）　鳖甲（去裙襕，涂酥炙令黄）　槟榔　人参（去芦头）　木香　子芩　赤芍药　赤茯苓　紫菀（去苗土，以上各三分）　犀角屑（半两）　桑根白皮（一两，锉）　甘草（半两，炙微赤，锉）

右件药，捣筛为散。每服四钱，以水一中盏，入生姜半分，煎至六分，去滓，不计时候温服。

治伤寒十日以上，余热不解，时发憎寒，宜服葳蕤散方。

葳蕤（一两）　柴胡（一两，去苗）　羚羊角屑（三分）　石膏（二两）　桑根白皮（一两，锉）　川朴硝（三分）　甘草（半两，炙微赤，锉）　厚朴（三分，去粗皮，涂生姜汁，炙令香熟）

右件药，捣筛为散。每服四钱，以水一中盏，入生姜半分，煎至六分，去滓，不计时候温服。

治伤寒已汗下后，余热未退，头痛口干烦躁，宜服知母散方。

知母（一两）　甘草（半两，炙微赤，锉）　石膏（二两）　栝楼根（一两）　麦门冬（一两，去心）

右件药，捣筛为散。每服四钱，以水一中盏，入生姜半分、粳米五十粒、竹叶二七片，煎至六分，去滓，不计时候温服。

治伤寒五六日，大下之后，余热不去，心中结痛，此为欲解，宜服栀子汤方。

栀子仁（十四枚）　豉（一合）

上二味相和，分为二服。每服，以水一中盏，入生姜半分，煎至六分，去滓，不计时候温服。

治伤寒，发汗大下之后，余热不去，心中多烦，宜服人参散方。

人参（一两，去芦头）　陈橘皮（半两，汤浸去白瓤，焙）　麦门冬

（半两，去心）　栀子仁（半两）　茯神（半两）

右件药，捣筛为散。每服四钱，以水一中盏，煎至六分，去滓，不计时候温服。

治伤寒后，余热在心，恍惚多惊，不得眠睡，宜服茵陈散方。

茵陈（三分）　犀角屑（半两）　麦门冬（一两，去心）　栀子仁（三分）　赤芍药（三分）　生干地黄（三分）　茯神（一两）　甘草（一分，炙微赤，锉）

右件药，捣筛为散。每服四钱，以水一中盏，入生姜半分、青竹叶二七片，煎至六分，去滓，不计时候温服。

治伤寒后，余热不退，口干烦躁，宜服黄芩圆方。

黄芩　栀子仁　川大黄（锉碎，微炒）　铁粉　（以上各一两）　甘草（半两，炙微赤，锉）

右件药，捣罗为末，炼蜜和圆，如梧桐子大。不计时候，以温水下二十圆。

治伤寒后，余热在于胸中，烦渴闷乱，宜服龙胆圆方。

龙胆（一两，去芦头）　青葙子（一两）　黄芩（半两）　栀子仁（半两）　苦参（半两，锉）　黄柏（三分，锉）　栝楼根（半两）　川升麻（三分）

右件药，捣罗为末，炼蜜和捣三二百杵，圆如梧桐子大，不计时候，以温水下三十圆。

治伤寒胸膈痰滞诸方

夫伤寒心胸壅滞，痰饮留澼，不能消散，故令心腹痞满，少思饮食，风热相搏，目眩头痛，上焦不利，见食即呕，此由胃虚不能宣行水谷，津液闭塞不通，水饮停于心胸而成痰结也。

治伤寒，利胸膈痰滞，除头目疼闷，宜服前胡散方。

前胡（一两，去芦头）　人参（一两，去芦头）　赤茯苓（一两）　枳壳（一两，麸炒微黄，去瓤）　独活（一两）　旋覆花（半两）　甘草

（半两，炙微赤，锉） 半夏（半两，汤洗七遍，去滑） 桔梗（一两，去芦头）

右件药，捣筛为散。每服四钱，以水一中盏，入生姜半分，煎至六分，去滓，不计时候温服。

治伤寒头痛，壮热痰壅，心膈不利，食久不消，宜服半夏散方。

半夏（一两，汤洗七遍，去滑） 人参（一两，去芦头） 赤茯苓（一两） 泽泻（一两） 附子（半两，炮裂，去皮脐） 干姜（半两，炮裂，锉） 甘草（半两，炙微赤，锉） 陈橘皮（三分，汤浸去白瓤，焙）

右件药，捣粗罗为散。每服三钱，以水一中盏，入生姜半分，煎至六分，去滓，不计时候温服。

治伤寒头痛，痰毒壮热，心膈滞闷，宜服人参散方。

人参（一两，去芦头） 赤茯苓（一两） 旋覆花（一两） 细辛（一两） 白芷（一两） 干姜（半两，炮裂，锉） 赤芍药（一两） 半夏（半两，汤洗七遍，去滑） 前胡（一两，去芦头）

右件药，捣筛为散。每服三钱，以水一中盏，入生姜半分，煎至六分，去滓，不计时候温服。

治伤寒已解，犹有风冷，痰滞胸膈，噎塞食饮，妨闷，宜服枇杷叶散方。

枇杷叶（半两，拭去毛，炙微黄） 白术（一两） 陈橘皮（一两，汤浸去白瓤，焙） 木香（半两） 半夏（一两，汤洗七遍，去滑） 人参（一两，去芦头） 大腹皮（一两，锉） 厚朴（一两，去粗皮，涂生姜汁，炙令香熟） 甘草（半两，炙微赤，锉） 赤茯苓（一两） 附子（半两，炮裂，去皮脐） 枳壳（三分，麸炒微黄，去瓤）

右件药，捣罗为散。每服三钱，以水一中盏，入生姜半分、枣三枚，煎至六分，去滓，不计时候温服。

治伤寒，痰滞呕逆，肢体疼痛，心胸不利，宜服前胡散方。

前胡（一两，去芦头） 人参（一两，去芦头） 泽泻（一两） 半夏（半两，汤洗七遍，去滑） 赤茯苓（一两） 甘草（半两，炙微赤，锉）

右件药，捣筛为散。每服三钱，以水一中盏，入生姜半分，煎至六分，去滓，不计时候温服。

治伤寒，痰滞在胸膈间不散，身体壮热，头目昏沉，胃气不和，少思饮食，宜服白术散方。

白术　甘菊花　赤茯苓　人参（去芦头）　前胡（去芦头）　半夏（汤洗七遍，去滑）　旋覆花　（以上各三分）　石膏（一两）　附子（半两，炮裂，去皮脐）　大腹皮（半两，锉）　甘草（半两，炙微赤，锉）

右件药，捣筛为散。每服三钱，以水一中盏，入生姜半分、枣三枚，煎至六分，去滓，不计时候温服。

治伤寒头痛，心膈痰滞，壅闷不欲饮食，宜服旋覆花散方。

旋覆花　前胡（去芦头）　白蒺藜（微炒，去刺）　柴胡（去苗）　枳壳（麸炒微黄，去瓤）　桑根白皮（锉）　赤茯苓　（以上各半两）　甘草（一分，炙微赤，锉）

右件药，捣筛为散。每服四钱，以水一中盏，入生姜半分，煎至六分，去滓，不计时候温服。

治伤寒，痰滞胸膈，烦热头疼，不思饮食，宜服枳实散方。

枳实（麸炒微黄）　柴胡（去苗）　赤茯苓　泽泻　前胡（去芦头）　半夏（汤洗七遍，去滑，以上各三分）　甘草（半两，炙微赤，锉）　桑根白皮（半两，锉）　犀角屑（半两）

右件药，捣筛为散。每服三钱，以水一中盏，入生姜半分，煎至六分，去滓，不计时候温服。

治伤寒霍乱诸方

夫阴阳不顺，清浊二气相干，脏腑不调，真邪交错，肠胃变乱，故令吐泻也。若伤寒，脾气既虚，心膈烦热，腹胀头痛，身体恶寒，宿食不消，中焦壅滞，荣卫气逆，冷热相攻，四肢厥冷，或吐或利，故名霍乱也。

治伤寒，霍乱吐利，心烦腹痛，宜服人参散方。

人参（去芦头）　枳实（麸炒令黄色）　附子（炮裂，去皮脐）　桂

心　甘草（炙微赤，锉）　干姜（炮裂，锉）　黄连（去须）　赤石脂　当归（锉，微炒）　半夏（汤洗七遍，去滑）　白茯苓　（以上各半两）

右件药，捣筛为散，每服四钱，以水一中盏，入生姜半分，煎至六分，去滓，不计时候稍热服。

治伤寒霍乱，胃气不和，心烦吐利，不下饮食，宜服白术散方。

白术（一两）　厚朴（一两，去粗皮，涂生姜汁，炙令香熟）　人参（一两，去芦头）　陈橘皮（三分，汤浸去白瓤，焙）　甘草（半两，炙微赤，锉）

右件药，捣筛为散。每服四钱，以水一中盏，入生姜半分、枣三枚，煎至六分，去滓，不计时候温服。

治伤寒，霍乱发热，身体疼痛，多欲饮水，宜服此方。

猪苓（三分，去黑皮）　白术（三分）　赤茯苓（三分）　桂心（半两）　甘草（半两，炙微赤，锉）

右件药，捣粗罗为散。每服四钱，以水一中盏，煎至六分，去滓，不计时候温服。

治伤寒，霍乱吐利，发热恶寒，四肢拘急，手足厥冷，宜服四逆汤方。

甘草（炙微赤，锉）　附子（炮裂，去皮脐）　桂心　（以上各一两）　干姜（半两，炮裂，锉）

右件药，捣粗罗为散，每服四钱，以水一中盏，入枣三枚，煎至六分，去滓，不计时候，稍热频服。

治伤寒，霍乱吐泻，四肢逆冷，宜服此方。

厚朴（一两，去粗皮，涂生姜汁，炙令香熟）　桂心（一两）　高良姜（一两，锉）

右件药，捣粗罗为散。每服三钱，以水一中盏，煎至五分，去滓，不计时候温服。

治伤寒，霍乱吐泻，腹痛，手足逆冷，宜服此方。

附子（一两，炮裂，去皮脐）　甘草（半两，炙微赤，锉）　人参（一两，去芦头）　干姜（一两，炮裂，锉）　白术（三分）　厚朴（一两，去粗皮，涂生姜汁，炙令香熟）

右件药，捣筛为散。每服三钱，以水一中盏，煎至六分，去滓，不计时候温服。

治伤寒，冷热气相乘，霍乱吐利，转筋不止，宜服白术散方。

白术　人参（去芦头）　白茯苓　干木瓜　陈橘皮（汤浸，去白瓤，焙，以上各一两）　甘草（一分，炙微赤，锉）

右件药，捣筛为散，每服四钱，以水一中盏，入生姜半分，煎至六分，去滓，不计时候，稍热频服。

治伤寒，霍乱吐泻不定，兼脾胃冷气攻心腹，胀满不下饮食，宜服人参散方。

人参（一两，去芦头）　陈橘皮（一两，汤浸去白瓤，焙）　白术（一两）　厚朴（一两半，去粗皮，涂生姜汁，炙令香熟）　枳壳（一两，麸炒微黄，去瓤）　桂心（一两）　甘草（半两，炙微赤，锉）　肉豆蔻（半两，去瓤）

右件药，捣粗罗为散，每服三钱，以水一中盏，入生姜半分，煎至六分，去滓，不计时候，稍热频服。

治伤寒霍乱，心腹疞痛，四肢不和，宜服诃黎勒圆方。

诃黎勒（一两，煨用皮）　桂心（一两）　青橘皮（半两，汤浸去白瓤，焙）　高良姜（一两，锉）　人参（一两，去芦头）　白术（一两）　木香（半两）　厚朴（一两，去粗皮，涂生姜汁，炙令香熟）　甘草（半两，炙微赤，锉）

右件药，捣罗为末，炼蜜和捣三二百杵，圆如梧桐子大。每服，不计时候，以生姜汤下二十圆。

治伤寒心腹痞满诸方

夫伤寒，太阳少阴并病，脉浮紧，而下之反入里，则作痞，痞者心下满也。病发于阴者，则不可下，下之则心腹痞满，若按之自软，但[②]气痞满，不可复下也。若热毒气乘心，则心下痞满，面赤目黄，狂言恍惚者，此为内实，宜吐下之也。

治伤寒，心腹痞满，头痛，四肢烦疼，宜服前胡散方。

前胡（一两，去芦头） 赤茯苓（三分） 柴胡（一两，去苗） 赤芍药（三分） 枳壳（一两，麸炒微黄，去瓤） 诃黎勒（一两，煨用皮） 桂心（三分） 白术（三分） 甘草（半两，炙微赤，锉）

右件药，捣筛为散。每服四钱，以水一中盏，入生姜半分、枣三枚，煎至六分，去滓，不计时候温服。

治伤寒头痛，心腹痞满，痰壅，不下饮食，宜服旋覆花散方。

旋覆花（半两） 半夏（三分，汤洗七遍，去滑） 前胡（一两，去芦头） 桂心（三分） 赤茯苓（一两） 陈橘皮（一两，汤浸去白瓤，焙） 石膏（一两） 甘草（一分，炙微赤，锉）

右件药，捣筛为散。每服三钱，以水一中盏，入生姜半分，煎至六分，去滓，不计时候温服。

治伤寒，心腹痞满，咽喉噎塞，四肢不和，背膊壅闷，不欲饮食，宜服诃黎勒散方。

诃黎勒（一两，煨用皮） 大腹皮（一两，锉） 半夏（三分，汤洗七遍，去滑） 枳实（三分，麸炒微黄） 前胡（一两，去芦头） 陈橘皮（一两，汤浸去白瓤，焙） 桂心（三分） 川大黄（一两，锉碎，微炒） 木香（半两）

右件药，捣筛为散。每服三钱，以水一中盏，入生姜半分，煎至六分，去滓，不计时候稍热服。

治伤寒，心腹痞满，恶寒汗出者，宜服附子泻心汤方。

附子（一两，炮裂，去皮脐） 黄连（一两，去须） 黄芩（一两） 川大黄（一两，锉碎，微炒）

右件药，捣筛为散。每服三钱，以水一中盏，煎至六分，去滓，不计时候温服。

治伤寒，心腹痞满，下之后，心腹转胀，宜服陈橘皮散方。

陈橘皮（一两，汤浸去白瓤，焙） 诃黎勒皮（一两） 赤茯苓（一两） 厚朴（三分，去粗皮，涂生姜汁，炙令香熟） 人参（一两，去芦头） 木香（半两） 高良姜（半两） 桂心（三分） 白术（一两）

右件药，捣筛为散。每服四钱，以水一中盏，入枣三枚，煎至六分，去滓，不计时候温服。

治伤寒，冷气结在心腹，痞满妨闷，宜服白术散方。

白术（三分） 桂心（三分） 赤芍药（三分） 当归（三分，锉，微炒） 半夏（三分，汤洗七遍，去滑） 陈橘皮（一两，汤浸去白瓤，焙） 干姜（三分，炮裂，锉） 厚朴（二[3]，去粗皮，涂生姜汁，炙令香熟） 木香（三分）

右件药，捣筛为散。每服四钱，以水一中盏，入生姜半分、枣三枚，煎至六分，去滓，稍热，不计时候服。

治伤寒，头痛急闷，心腹痞满，气逆，不思饮食，宜服此方。

附子（一两，炮裂，去皮脐） 人参（一两，去芦头） 陈橘皮（一两，汤浸去白瓤，焙） 桂心（半两） 紫苏茎叶（一两） 木香（半两） 大腹皮（半两，锉） 杏仁（半两，汤浸去皮尖双仁，麸炒微黄）

右件药，捣筛为散。每服四钱，以水一中盏，入生姜半分，煎至六分，去滓，稍热，不计时候服。

治伤寒，心腹痞满，两胁下急，不能饮食，宜服赤茯苓散方。

赤茯苓（一两） 枳壳（一两，麸炒微黄，去瓤） 白术（一两） 泽泻（三分） 甘草（一分，炙微赤，锉） 桔梗（三分，去芦头） 人参（三分，去芦头） 杏仁（三分，汤浸去皮尖双仁，麸炒微黄） 陈橘皮（一两，汤浸去白瓤，焙）

右件药，捣筛为散。每服三钱，以水一中盏，入生姜半分，煎至六分，去滓，稍热，不计时候服。

治伤寒气逆，心腹痞满，不下饮食，宜服此方。

人参（去芦头） 白术 枳壳（麸炒微黄，去瓤） 赤茯苓 （以上各一两） 桔梗（三分，去芦头） 桂心（半两）

右件药，捣筛为散。每服四钱，以水一中盏，入生姜半分，煎至六分，去滓，稍热，不计时候服。

治伤寒发汗后，心腹气痞满烦闷，宜服此方。

赤茯苓（一两） 桂心（一两） 青橘皮（一两，汤浸，去白瓤，焙）

右件药，捣筛为散。每服三钱，以水一中盏，入枣三枚，煎至六分，去滓，稍热，不计时候服。

治伤寒，其脉沉微，或因下后心腹痞满，宜服附子散方。

附子（一两，炮裂，去皮脐） 干姜（三分，炮裂，锉） 甘草（半两，炙微赤，锉） 人参（一两，去芦头） 白茯苓（三分） 陈橘皮（三分，汤浸去白瓤，焙） 桂心（三分） 诃黎勒（三分，煨，用皮）

右件药，捣筛为散。每服三钱，以水一中盏，入枣三枚，煎至六分，去滓，稍热，不计时候服。

治伤寒，发汗吐下后，心腹痞满，胸膈气不利，宜服代赭散方。

代赭（半两，研） 旋覆花（半两） 人参（半两，去芦头） 甘草（半两，炙微赤，锉） 半夏（三分，汤洗七遍，去滑） 陈橘皮（一两，汤浸去白瓤，焙）

右件药，捣筛为散。每服三钱，以水一中盏，入生姜半分、枣三枚，煎至六分，去滓，不计时候温服。

治伤寒，心腹痞满，不思饮食，宜服前胡散方。

前胡（一两，去芦头） 半夏（半两，汤洗七遍，去滑） 枳壳（一两，麸炒微黄，去瓤） 芎䓖（三分） 白术（三分） 赤芍药（三分） 甘草（半两，炙微赤，锉） 木香（半两） 人参（半两，去芦头） 桔梗（半两，去芦头） 枇杷叶（半两，拭去毛，炙微黄）

右件药，捣筛为散。每服四钱，以水一中盏，入生姜半分，煎至六分，去滓，不计时候温服。

治伤寒后，心腹痞坚兼气促，宜服此方。

萝卜子（二两，微炒） 阿魏（一钱，面裹，煨面熟为度）

右件药，捣细罗为散。每服，不计时候，以热酒调下一钱。

治伤寒，表热未除，数下之，遂夹热而利，利不止，心腹痞满，表里不解者，宜服此方。

桂心（一两） 甘草（一两，炙微赤，锉） 白术（三分） 人参（三分，去芦头） 干姜（三分，炮裂，锉）

右件药，捣筛为散。每服四钱，以水一中盏，煎至六分，去滓，不计时候温服。

治伤寒发热，汗出不解，心腹痞坚，痰逆不止，宜服柴胡散方。

柴胡（一两半，去苗） 枳实（半两，麸炒微黄） 黄芩（半两）

赤芍药（三分）　半夏（三分，汤洗七遍，去滑）

右件药，捣筛为散。每服四钱，以水一中盏，入生姜半分、枣三枚，煎至六分，去滓，不计时候温服。

治伤寒心腹胀痛诸方

夫伤寒心腹胀痛者，由其人脏腑久冷，因染斯疾，未得汗间，心神烦热，遂服凉药及饮冷水，伤于心脾，动于风冷，故令心腹胀痛也，或有经吐下以后不解，内外有热，亦心腹胀痛，此为内有结实故也。

治伤寒因有热，服冷药过度，心腹胀痛，宜服厚朴散方。

厚朴（一两，去粗皮，涂生姜汁，炙令香熟）　当归（半两，锉，微炒）　枳壳（半两，麸炒微黄，去瓤）　木香（半两）　诃黎勒（一两，煨，用皮）　大腹皮（半两，锉）

右件药，捣筛为散。每服四钱，以水一中盏，入生姜半分，煎至六分，去滓，不计时候稍热服。

治伤寒，冷气积在腹中，胀满疼痛，宜服木香散方。

木香（二分）　枳壳（三分，麸炒微黄，去瓤）　柴胡（三分，去苗）　当归（三分，锉，微炒）　干姜（半两，炮裂，锉）　吴茱萸（一分，汤浸七遍，焙干微炒）

右件药，捣筛为散。每服三钱，以水一中盏，入枣三枚，煎至六分，去滓，稍热，不计时候温服。

治伤寒，心腹胀满疼痛，宜服桃仁散方。

桃仁（三分，汤浸去皮尖双仁，麸炒微黄）　枳壳（三分，麸炒微黄，去瓤）　桂心（一两）　白术（三分[4]）　神曲（三分，炒令微黄）　麦蘖（三分，炒令微黄）

右件药，捣筛为散。每服三钱，以水一中盏，煎至六分，去滓，不计时候稍热服。

治伤寒，脾胃虚冷，心腹胀痛，不思饮食，宜服当归散方。

当归（半两，锉，微炒）　桂心（一两）　芎䓖（一两）　干姜（半

两，炮裂，锉）　陈橘皮（一两，汤浸去白瓤，焙）　槟榔（一两）

右件药，捣罗为散。每服三钱，以水一中盏，煎至六分，去滓，稍热，不计时候服。

治伤寒脾胃气滞，心腹胀满，痛不欲饮食，宜服赤芍药散方。

赤芍药　诃黎勒（煨，用皮）　当归（锉，微炒）　肉豆蔻（去壳）　人参（去芦头）　郁李仁（汤浸去皮尖，微炒）　桂心　（以上各三分）　陈橘皮（一两，汤浸去白瓤，焙）　槟榔（一两）

右件药，捣筛为散。每服三钱，以水一中盏，入生姜半分、枣三枚，煎至六分，去滓，不计时候温服。

治伤寒发汗后，气壅不散，攻心腹胀痛，宜服柴胡散方。

柴胡（三分，去苗）　枳壳（半两，麸炒微黄，去瓤）　黄芩（三分）　赤芍药（三分）　半夏（半两，汤洗七遍，去滑）　大腹皮（半两，锉）　槟榔（三分）　木香（半两）

右件药，捣筛为散。每服三钱，以水一中盏，入生姜半分，煎至六分，去滓，不计时候温服。

治伤寒卒心腹痛，胀满不下饮食，宜服赤茯苓散方。

赤茯苓（一两）　桔梗（一两，去芦头）　陈橘皮（一两，汤浸去白瓤，焙）　人参（半两，去芦头）　高良姜（一两，锉）　槟榔（三分）

右件药，捣筛为散。每服三钱，以水一中盏，入枣三枚，煎至六分，去滓，稍热，不计时候服。

治伤寒，大肠气壅，心腹胀满疼痛，四肢骨节酸疼烦闷，不得眠卧，宜服大黄圆方。

川大黄（一两，锉碎，微炒）　木香（一分）　槟榔（半两）　桂心（一分）　枳壳（半两，麸炒微黄，去瓤）　甘草（一分，炙微赤，锉）　郁李仁（三分，汤浸去皮尖，微炒）

右件药，捣罗为末，炼蜜和捣一二百杵，圆如梧桐子大。每服，不计时候，以温酒下三十圆，以利为度。

治伤寒，冷气攻心腹，胀满疼痛，不下饮食方。

木香（三分）　吴茱萸（半两，汤浸七遍，焙干微炒）　桂心（半两）　厚朴（三分，去粗皮，涂生姜汁，炙令香熟）　干姜（半两，炮

裂，锉） 赤芍药（三分） 甘草（一分，炙微赤，锉） 青橘皮（半两，汤浸去白瓤，焙） 白术（半两）

右件药，捣筛为散。每服四钱，以水一中盏，入枣三枚，煎至六分，去滓，不计时候稍热服。

治伤寒，心腹胀满疼痛，胸膈壅滞，或呕哕不能饮食，宜服半夏散方。

半夏（三分，汤洗七遍，去滑） 前胡（三分，去芦头） 诃黎勒皮（三分） 赤芍药（三分） 桂心（半两） 陈橘皮（一两，汤浸去白瓤，焙） 人参（三分，去芦头） 木香（半两） 槟榔（半两）

右件药，捣筛为散。每服四钱，以水一中盏，入生姜半分，煎至六分，去滓，稍热，不计时候服。

治伤寒汗后，腹胀疼痛，宜服厚朴散方。

厚朴（二两，去粗皮，涂生姜汁，炙令香熟） 川大黄（一两，锉碎，微炒） 芎䓖（三分） 人参（一两，去芦头） 赤芍药（三分） 陈橘皮（三分，汤浸去白瓤，焙）

右件药，捣筛为散。每服四钱，以水一中盏，入生姜半分，煎至六分，去滓，稍热，不计时候服。

治伤寒厥逆诸方

夫厥者，逆也，谓手足逆冷也。此由阳气暴衰，阴气独盛，胜于阳，脉为之逆，不通于手足，所以逆冷也。伤寒一日至四五日，厥者必发热，前发热者后必厥，厥甚热亦甚，厥微热亦微，厥已经下之后，复发其汗者，则口伤烂赤。伤寒先厥，发热下利，利必自止，而反汗出，必咽中强痛，其为喉痹，发热无汗而利必自止，不止便脓血者，其喉不痹。伤寒先厥者不可下之，伤寒病厥五日，热亦五日，设六日当复厥，不厥之者自愈，厥不过五日，故知之愈也。发热而厥，七日而下利者，为难治。其人但手足厥逆者，可灸之。下利手足厥，无脉，灸之不温，反微喘者死。下利厥逆，心躁不能卧者死。病六七日，其脉数，手足厥，烦躁，厥不还者死。发热下利至厥不止者死。下利后其脉绝，手足厥，卒然厥[5]还，手足温者生，不还而厥者死。

治伤寒吐利，手足逆冷，心烦闷绝，宜服吴茱萸汤方。

吴茱萸（一分，汤浸七遍，焙干微炒） 枣（五枚） 甘草（一分，炙微赤，锉） 生姜（半两） 人参（半两，去芦头） 厚朴（半两，去粗皮，涂生姜汁，炙令香熟）

右件药味细锉，都以水二大盏半，煎至一盏半，去滓，不计时候，分温四服。

治伤寒，曾经发汗吐下，寒气未退，脾胃气虚，胸膈烦满，手足逆冷，宜服益智子散方。

益智子 川乌头（炮裂，去皮脐） 肉桂（去皴皮） 当归（锉，微炒） 干姜（炮裂，锉） 细辛 高良姜（锉） 甘草（炙微赤，锉，以上各半两） 前胡（一两，去芦头） 厚朴（一两，去粗皮，涂生姜汁，炙令香熟）

右件药，捣筛为散。每服三钱，以水一中盏，入枣三枚，煎至六分，去滓，不计时候稍热服。

治伤寒病极，脉沉厥逆，宜服通脉散方。

麻黄（一两半，去根节） 肉桂（二两，去皴皮） 甘草（半两，炙微赤，锉） 附子（二两，炮裂，去皮脐）

右件药，捣筛为散。每服四钱，以水一中盏，入生姜半分、枣三枚，煎至六分，去滓，不计时候稍热服。

治伤寒吐下之后，胃气虚寒，食即吐逆，四肢厥冷，宜服此方。

人参（一两，去芦头） 白术（一两） 陈橘皮（三分，汤浸去白瓤，焙） 干姜（三分，炮裂，锉） 桂心（一两） 甘草（三分，炙微赤，锉） 附子（一两，炮裂，去皮脐） 厚朴（一两，去粗皮，涂生姜汁，炙令香熟）

右件药，捣筛为散。每服四钱，以水一中盏，煎至六分，去滓，不计时候稍热服。

治伤寒，手足厥冷，脉细欲绝者，宜服附子散方。

附子（一两，炮裂，去皮脐） 桂心（三分） 白术（一两） 高良

姜（三分，锉） 厚朴（一两半，去粗皮，涂生姜汁，炙令香熟） 甘草（一分，炙微赤，锉）

右件药，捣筛为散。每服四钱，以水一中盏，煎至六分，去滓，不计时候稍热服。

治伤寒四逆，及内有久寒，宜服此方。

白术（一两） 人参（三分，去芦头） 桂心（半两） 干姜（半两，炮裂，锉） 附子（一两，炮裂，去皮脐） 甘草（一分，炙微赤，锉）

右件药，捣筛为散。每服五钱，以水一大盏，煎至五分，去滓，不计时候稍热服。

治伤寒大热，出汗热不去，腹内拘急，四肢厥冷，并下利方。

甘草（一两，炙微赤，锉） 附子（半两，炮裂，去皮脐） 干姜（一两，炮裂，锉） 赤芍药（一两）

右件药，捣筛为散。每服五钱，以水一大盏，煎至五分，去滓，不计时候稍热服。

治伤寒，手足厥逆，呕吐涎沫，头痛，宜服此方。

吴茱萸（半两，汤浸七遍，炮[⑥]干微炒） 人参（一两，去芦头）

右件药，捣筛为散。每服三钱，水一中盏，入生姜半分、枣三枚，煎至六分，去滓，不计时候稍热服。

治伤寒后不得睡诸方

夫卫气昼行于阳，夜行于阴，阴主夜，夜主卧，谓阳气尽，阴气盛，则目瞑矣。今热气未散，与诸阳并，所以阳独盛，阴偏虚，今病后不得睡者，阴气未复故也。

治伤寒后，体虚烦热，不得睡卧，少思饮食，宜服麦门冬散方。

麦门冬（三分，去心） 茯神（一两） 黄芩（二[⑦]分） 熟干地黄（一两） 甘草（半两，炙微赤，锉） 人参（一两，去芦头） 黄芪（一两，锉）

右件药，捣筛为散。每服五钱，以水一大盏，入生姜半分、枣三[8]枚、粳米五十粒，煎至五分，去滓，不计时候服。

治伤寒后，虚烦不得眠睡，心中懊侬[9]。宜服此方。

甘草（半两，炙微赤，锉） 栀子仁（半两） 黄芩（半两） 乌梅肉（十四枚，微炒） 柴胡（一两，去苗）

右件药，捣筛为散。每服四钱，以水一中盏，入生姜半分、竹叶二十片、豉五十粒，煎至六分，去滓，不计时候温服。

治伤寒后，体虚心烦，不得眠卧，四肢少力，宜服熟干地黄散方。

熟干地黄（一两半） 白芍药（一两） 羚羊角屑（一两） 茯神（一两） 黄芪（一两，锉） 麦门冬（一两，去心） 酸枣仁（一两，微炒） 人参（一两，去芦头）

右件药，捣筛为散。每服四钱，以水一中盏，煎至六分，去滓，入鸡子清一枚，搅令匀，温服。

又方。

半夏（三分，汤洗七遍，去滑） 白茯苓（一两半） 黄芩（一两）

右件药，捣筛为散。每服五钱，以水一大盏，入生姜半分、粳米五十粒，煎至五分，去滓温服。

治伤寒后，体虚乏力，筋脉拘急，四肢疼痛，不得睡卧，宜服酸枣仁散方。

酸枣仁（一两，微炒） 麦门冬（半两，去心） 防风（半两，去芦头） 当归（三分，锉，微炒） 白茯苓（三分） 芎䓖（半两） 羚羊角屑（三分） 人参（三分，去芦头） 黄芪（三分，锉）

右件药，捣筛为散。每服四钱，以水一中盏，入生姜半分、枣三枚，煎至六分，去滓，不计时候温服。

治伤寒后，胃气虚乏[10]，不思饮食，四肢少力，心神烦闷，不得睡卧，宜服麦门冬散方。

麦门冬（三分，去心） 白术（一两） 酸枣仁（半两） 甘草（半两，炙微赤，锉） 黄芪（三分，锉） 人参（三分，去芦头） 白茯苓（一两） 芎䓖（半两） 桂心（半两） 半夏（半两，汤洗七遍，去滑） 陈橘皮（三分，汤浸去白瓤，焙）

右件药，捣筛为散。每服四钱，以水一中盏，入生姜半分、竹叶二七片、枣三枚，煎至六分，去滓，不计时候温服。

治伤寒后，伏热在心中，恍惚多惊，不得睡卧，宜服茵陈散方。

茵陈（半两） 犀角屑（半两） 柴胡（一两，去苗） 茯神（一两） 赤芍药（半两） 麦门冬（半两，去心） 黄芩（半两） 栀子仁（半两） 甘草（半两，炙微赤，锉）

右件药，捣筛为散。每服四钱，以水一中盏，入生姜半分、竹叶二七片、生地黄一分，煎至六分，去滓，不计时候温服。

治伤寒虚汗不止诸方

夫诸阳在表，表者阳也。阳气虚则自汗出，心主于汗，今心脏虚，故津液妄出也。

治伤寒，头痛恶寒，虚汗不止，宜服石膏散方。

石膏（三分） 牡蛎（三分，烧为粉） 地骨皮（半两） 白术（半两） 五味子（半两） 黄芪（半两，锉） 麻黄根（半两）

右件药，捣筛为散。每服四钱，以水一中盏，煎至六分，去滓，不计时候温服。

治伤寒，体虚汗出，心烦，头痛恶风，宜服白术散方。

白术（一两） 甘草（一分，炙微赤，锉） 芎䓖（三分） 羌活（一分） 羚羊角屑（一分） 桂心（一分） 麻黄（一两，不去根节） 知母（一分） 石膏（一两）

右件药，捣筛为散。每服五钱，以水一大盏，入生姜半分，煎至五分，去滓，不计时候温服。

治伤寒，汗出不歇，宜服此方。

川大黄（锉碎，微炒） 黄连（去须） 栀子仁 黄柏（涂蜜微炙，锉） 麻黄根 （以上各一两）

右件药，捣筛为散。每服五钱，以水一大盏，煎至五分，去滓，不计时候温服。

治伤寒体虚，夜卧汗出不止，时发头旋，恶心不食，宜服此方。

人参（去芦头） 半夏（汤洗七遍，去滑） 黄芪（锉，以上各一两） 麻黄根（一两半） 牡蛎（二两，烧为粉） 防风（三分，去芦头）

右件药，捣筛为散。每服五钱，以水一大盏，入生姜半分，煎至五分，去滓，不计时候温服。

治伤寒虚汗不止，宜服麻黄根汤方。

麻黄根（一两） 黄芪（一两，锉） 五味子（半两） 牡蛎（二两，烧为粉） 甘草（三分，炙微赤，锉） 龙骨（一两）

右件药，捣筛为散。每服五钱，以水一大盏，煎至五分，去滓，不计时候温服。

治伤寒脉微细，汗出不止，渐觉虚羸，宜服白茯苓散方。

白茯苓（一两） 人参（一两，去芦头） 白术（三分） 白芍药（三分） 麻黄根（一两） 五味子（半两） 牡蛎（一两，烧为粉） 肉苁蓉（一两，酒浸一宿，刮去皴皮，炙干）

右件药，捣筛为散。每服五钱，以水一大盏，煎至五分，去滓，不计时候温服。

治伤寒，虚汗不止，心多烦躁，时时惊悸，宜服人参散方。

人参（去芦头） 远志（去心） 白茯苓 麦门冬（去心） 黄芪（锉） 柴胡（去苗，以上各半两） 甘草（一分，炙微赤，锉） 龙骨（一两）

右件药，捣筛为散。每服五钱，以水一大盏，入生姜半分、枣三枚，煎至五分，去滓，不计时候温服，入竹茹一分同煎。

治伤寒，脉候软弱，神气羸劣，虚汗不止，宜服牡蛎散方。

牡蛎（一两，烧为粉） 白茯苓 人参（去芦头） 白术 白芍药 麻黄根 （以上各三分）

右件药，捣筛为散。每服，不计时候，以粥饮调二钱。

治伤寒，体虚，汗出不止，时时心悸，宜服此方。

茯神（一两） 牡蛎（一两半，烧为粉） 伏龙肝（一两） 麻黄根（二两）

右件药，捣细罗为散。每服，不计时候，煎金银汤调二钱。

治伤寒，汗出不止，渐至因[11]羸，宜用此方。

牡蛎（五两，烧为粉）　滑石（三两）　麻黄根（五两）　丁香（一两）　甘松香（二两）

右件药，捣罗为散。每度，用生绢包药五两，扑身体，以汗止为度。

治伤寒，湿温汗出，遍身如水，宜服此方。

杜仲（一两半，去粗皮，炙微黄，锉）　牡蛎（二两，烧为粉）

右件药，捣细罗为散。每服，不计时候，以温水调下二钱。

治伤寒，汗出不解，宜服牡蛎散方。

牡蛎（一两[11]，为粉）　甘草（半两，炙微赤，锉）　熟干地黄（一两）　白术（一两）　白芍药（半两）　龙骨（一两）　黄芪（二两，锉）　人参（一两，去芦头）　麦门冬（半两，去心）

右件药，捣筛为散。每服四钱，以水一中盏，入生姜半分、枣三枚，煎至六分，去滓，不计时候温服。

又方。

麻黄根　牡蛎粉　黄芪（锉）　人参（去芦头）　地骨皮　龙骨（以上各一两）

右件药，捣筛为散。每服五钱，以水一大盏，入枣三枚，煎至五分，去滓，不计时候温服。

又方。

牡蛎粉　麻黄根　杜仲（去粗皮，炙微黄，锉）　黄芪（锉，以上各一两）

右件药，捣细罗为散，不计时候，煎蛤粉汤调下二钱。

又方。

麻黄根（一两半）　故蒲扇（烧灰，半两）

右件药，捣细罗为散。每服，不计时候，以牛乳汁调下二钱。

治伤寒毒气攻手足诸方

夫伤寒毒气攻手足者，由热毒从内出，循经络攻于手足故也。人五脏六腑并荣俞，皆出于手足趾，故毒从脏腑而出也。

治伤寒，毒气攻手足，肿满疼痛，心神烦闷，宜服连翘散方。

连翘（一两） 川大黄（半两，锉碎，微炒） 当归（一两） 木香（半两） 麦门冬（一两，去心） 防风（半两，去芦头） 羌活（半两） 黄芩（一两） 犀角屑（一两） 麝香（一钱，细研） 枳壳（半两，麸炒微黄，去瓤） 牛蒡子（半两，微炒）

右件药，捣筛为散。每服四钱，以水一中盏，煎至六分，去滓，不计时候温服。

治伤寒，毒气攻四肢虚肿，宜服此方。

泽泻（三分） 半夏（半两，汤洗七遍，去滑） 柴胡（三分，去苗） 甜葶苈（三分，隔纸炒令紫色） 甘草（半两，炙微赤，锉）

右件药，捣筛为散。每服四钱，以水一中盏，入生姜半分、枣三枚，煎至六分，去滓，不计时候温服。

治伤寒，发歇寒热，唇口干焦，毒气攻四肢浮肿，宜服细辛散方。

细辛（一两） 芎䓖（一两） 赤茯苓（一两半） 桑根白皮（二两，锉） 麦门冬（一两半，去心） 甘草（三分，炙微赤，锉） 郁李仁（一两，汤浸去皮尖，微炒）

右件药，捣筛为散。每服五钱，以水一大盏，煎至五分，去滓，不计时候温服。

治伤寒，毒气攻手足虚肿，宜贴膏方。

黄丹（半两） 蜡（三两） 松脂（一两） 乳香（一分） 麝香（一分） 麻油（一两）

右件药，各别研为末，以瓷器内，先炼松脂并油，次下蜡及黄丹香等，慢火煎，少时候冷，摊于绢上，贴肿处，一切肿毒并宜用之。

又方。

清油（一合） 蜡（半两） 盐花（一合）

右件药，以瓷器中，先炼油熟，次下蜡并盐花，用文武火煎成膏，贴于肿处。

治伤寒，毒气攻手足，虚肿疼痛，宜用此方。

赤马通（一升）

右以水一斗五升，煮取一斗，绞取汁，看冷热，以渍手足。

又方。

羊粪末（一两）　炼成猪脂（二两）

右件药，相和令匀，用涂肿处。

又方。

虎杖（半斤）

右药细锉，以水一斗五升，煎至一斗，去滓，看冷热，以渍手足。

又方。

苦参（半斤）

右以细锉，以水一斗，煎五七沸，去滓，看冷热，渍手足。

治伤寒毒气攻手足，及身体虚肿，宜服此方。

豉（五合）

右以酒一升半，煎五七沸，去滓，随性稍热饮之。

治伤寒，毒气攻手足肿方。

猪蹄（一具）　葱白兼须（十茎）

右件药，以水五升，煮令猪蹄熟，去滓，入盐二钱，看冷热渍肿处。

治伤寒毒气攻手足虚肿，及疼痛欲脱方。

豉（一升）　猪肉（一斤）

右以水一斗，煮令肉熟，去滓，看冷热，用渍手足。

又方。

黄柏（二斤，细锉）

右以水一斗五升，煎五七沸，去滓，看冷热，用渍手足。

又方。

猪肉（一斤）　桃叶（一斤）

右以水一斗五升，煮令肉熟，去滓，看冷热，用渍手足。

又方。

苍耳苗绞取汁，以渍手足。

又方。

稻穰烧灰淋汁渍。

【校注】

① 挼（ruó 揉）：揉搓。
② 伹：永正抄本作“但”，义长可从。
③ 二：永正抄本其下有“两”字，此处脱文。
④ 三分：此二字据永正抄本补，此处脱文。
⑤ 厥：永正抄本作“脉”。
⑥ 炮：永正抄本作“焙”。
⑦ 二：永正抄本作“三”。
⑧ 盏，入生姜三分、枣三：此八字据永正抄本补，此处脱文。
⑨ 懊侬：烦闷。
⑩ 之：永正抄本作“乏”，义胜。
⑪ 因：永正抄本作“困”，义胜。
⑫ 两：永正抄本其下有“烧”字，此处脱文。

卷第十三

治两感伤寒诸方

夫两感伤寒者，一日巨阳与少阴俱病，则头痛口干，烦满而渴。二日阳明与太阴俱病，则腹满身热，不欲饮食，谵音占多言也言妄语。三日少阳与厥阴俱病，则耳聋囊缩，厥逆，水浆不入，不知人事，即难治也。何者？脏腑表里同受其邪，五脏内伤，六腑闭塞，阴阳交争，荣卫不行，如是之后，三日乃死。夫伤寒两感，初得一二日，不得汗，又吐下不得，其人四肢沉重，心神昏闷，手足厥逆，心中烦躁，渴水头痛，憎寒壮热。或即吐逆，腹胁疼痛，转加困重，不得睡卧，阴阳交并，不可救疗。如此之候，当观其形证善恶，察其受病浅深，而行极疗，亦可差也。

治两感伤寒，一两日不得汗，脉沉迟，心中烦闷，毒气相传，阴阳交并，宜服人参散方。

人参（一两，去芦头） 附子（三分，炮裂，去皮脐） 干姜（三分，炮裂，锉） 川大黄（一两，锉碎，微炒） 槟榔（半两） 诃黎勒皮（三分）

右件药，粗罗为散。每服五钱，以水一中盏，入生姜半分，煎至六分，去滓，不计时候热服。良久，吃热粥投之，以助药力。

治两感伤寒，头痛身热，心胸闷乱，宜服发表桂心散方。

桂心 前胡（去芦头） 甘草（炙微赤，锉） 皂荚灰 厚朴（去粗皮，涂生姜汁，炙令香熟，各一两）

右件药，捣细罗为散。每服，不计时候，以生姜汤调下二钱，频服，以汗出为度。

治两感伤寒，毒气传受，阴阳交并，宜服解表散方。

附子（一两，炮裂，去皮脐） 麻黄（一两，去根节） 干姜（半两，炮裂，锉） 薄荷（一分）

右件药，捣粗罗为散。每服五钱，以水一大盏，煎至五分，去滓，不计时候热服，衣盖出汗。

治两感伤寒，阴阳二毒交并，身体手足厥逆，心中热闷，强语，三部脉微细，宜急救之，四逆汤方。

干姜（三分，炮裂，锉） 附子（一两，炮裂，去皮脐） 桂心（一两） 甘草（半两，炙微赤，锉）

右件药，捣粗罗为散。每服五钱，以水一大盏，煎至五分，去滓，不计时候热服。良久，吃热粥以助药力，汗出为度。

治两感伤寒，遍身疼痛，脑目疼闷，心胸烦热，四肢沉重，宜服附子散方。

附子（二两，炮裂，去皮脐） 桔梗（一两，去芦头） 防风（一两，去芦头） 桂心（一两） 羌活（一两） 干姜（一两，炮裂，锉） 黄芪（一两，锉） 甘草（半两，炙微赤，锉） 厚朴（一两，去粗皮，涂生姜汁，炙令香熟）

右件药，捣筛为散。每服五钱，以水一大盏，煎至五分，去滓，不计时候热服。良久，吃热粥投之，衣盖取汗。

治两感伤寒，不得汗，头痛，心胸不利，宜服此方。

人参（去芦头） 赤茯苓 芎䓖 枳壳（麸炒微黄，去瓤） 厚朴（去粗皮，涂生姜汁，炙令香熟） 桂心 （以上各半两） 诃黎勒皮（三分） 吴茱萸（一分，汤浸七遍，焙干微炒）

右件药，捣细罗为散。每服三钱，以水一中盏，入生姜半分、枣二枚，煎至五分，去姜枣，不计时候，和滓稍热服。良久，吃热粥投之，衣盖取汗。

治两感伤寒，内实，气逆不顺，皮肉干燥，宜服麻黄散方。

麻黄（一两，去根节） 桂心（半两） 羌活（半两） 赤芍药（半两） 桔梗（半两，去芦头） 川大黄（一两，锉碎，微炒） 诃黎勒（一两，用皮） 甘草（三分，炙微赤，锉） 麦蘖（一两，炒令微黄）

右件药，捣细罗为散。每服二钱，以水一小盏，煎至五分，不计时候，和滓温服。

治两感伤寒，三两日不得汗，闷乱目张，四肢逆冷，心腹坚硬，大小便不通方。

牵牛子（二两，生捣取末一两） 干姜（一分，炮裂，锉） 川大黄（半两，锉碎微炒） 蓬莪茂（一分） 桂心（一分）

右件药，捣细罗为散，入牵牛子末，同研令匀。每服，用水一中盏，生姜半分、葱白三茎、豉四十九枚[①]，煎至六分，去滓，调下二钱，取利为度。

治两感伤寒，沉重，救急有效，宜预合此方。

硫黄（五两，细研，水飞过） 硝石（五两，细研如粉） 皂荚（十梃不蚛者，去黑皮，涂酥炙令黄焦，去子）

右件，先将皂荚槌碎，用十二月雪水一胜[②]，浸两日，熟挼，以生绢滤取汁，和前件硫黄、硝石硬软得所，入瓷瓶内盛，封瓶口不得通风，背阴处掘地二尺，深埋瓶，从正月一日至十五日，取出，太湿，更阴干三两日，即以新炊饭烂研相和，圆如绿豆大。每服，不计时候，以葱茶下五圆，如是食毒，即先转泻后服之。

治两感伤寒，四肢厥冷，急宜服此方。

附子（半两，烧令半黑） 芫花（半两，醋拌炒令黄黑色） 皂荚（半两，去黑皮，涂酥炙黄焦，去子）

右件药，捣罗为末，用豉心一合，汤浸细研如膏，入药末和圆，如梧桐子大。每服，不计时候，用去根节麻黄，煎汤下十圆，如人行五里一服，以汗出为度。

治两感伤寒，昏沉迷闷躁渴，头痛渐加沉重，三圣散方。

天灵盖（一枚，白色者，涂酥炙令黄） 苦参（三两） 甘草（一两，炙微赤，锉）

右件药，捣细罗为散。不计时候，以热酒下一钱。

治伤寒结胸诸方

夫结胸者，为热毒气结聚于心胸也。此由病发于阳，而下之早，热气乘虚而痞结不散，按之乃痛，其寸口脉浮，关上沉细是也。脉大不可下，下之即死。脉沉而大下之为逆。若阳脉浮，关上沉紧者，名为脏结。病舌上白苔滑者，为难治。不往来寒热，其人反静，舌苔滑者，不可攻之也。

治伤寒十余日，热气结于胸中，往来寒热不定，宜服柴胡汤方。

柴胡（去苗） 枳实（麸炒微黄） 赤芍药 半夏（汤洗七遍，去滑） 黄芩 （以上各三分） 甘草（半两，炙微赤，锉） 桔梗（一两，去芦头）

右件药，捣粗罗为散。每服五钱，以水一中盏，入生姜半分、枣二枚，煎至六分，去滓，不计时候温服。

治伤寒三四日，不能卧，但欲起，胸中结热，烦闷，脉洪大者，宜服半夏汤方。

半夏（三分，汤洗七遍，去滑） 黄芩（三分） 干姜（半两，炮裂，锉） 赤茯苓（三分） 人参（三分，去芦头） 甘草（半两，炙微赤，锉） 黄连（一分，去须）

右件药，捣粗罗为散。每服三钱，以水一中盏，入枣二枚，煎至六分，去滓，不计时候温服。

治伤寒五日后，结胸，气不散，汤饮难下，连背闷，宜服前胡散方。

前胡（一两，去芦头） 当归（半两，锉碎，微炒） 川大黄（一两，锉碎，微炒） 羌活（一两③） 桔梗（一两，去芦头） 槟榔（三分） 郁李仁（一两，汤浸去皮尖，微炒）

右件药，捣粗罗为散。每服四钱，以水一中盏，煎至六分，去滓，不计时候温服。

治伤寒十余日，热气结于胸中，往来寒热，头痛，宜服大黄散方。

川大黄（一两，锉碎，微炒） 柴胡（一两，去苗） 枳实（三分，麸炒微黄） 川朴硝（一两） 赤芍药（一两） 黄芩（一两） 虎掌（三分，微炒）

右件药，捣筛为散。每服四钱，以水一中盏，入生姜半分，煎至六分，去滓，不计时候温服。

治伤寒结胸，气噎塞，烦闷，宜服此方。

枳实（二两，麸炒微黄） 桂心（一两）

右件药，捣细罗为散。每服，不计时候，以温水调下二钱。

治伤寒结胸，内有瘀血，大便不利，小腹满急，宜服此方。

桃仁（半两，汤浸去皮尖双仁，麸炒微黄）　水蛭（一分，炒令微黄）　虻虫（一分，炒令微黄）　川大黄（一两，锉碎，微炒）

右件药，捣筛为散。每服一钱，以水一小盏，煎至五分，去滓，不计时候温服。

治伤寒结胸，不下饮食，四肢烦劳，宜服桔梗散方。

桔梗（一两，去芦头）　桑根白皮（一两，锉）　木香（半两）　赤芍药（三分）　鳖甲（一两，涂醋炙令黄，去裙襕）　人参（一两，去芦头）　赤茯苓（一两）　槟榔（半两）　白术（三分）

右件药，捣筛为散。每服四钱，以水一中盏，入生姜半分，煎至六分，去滓，不计时候温服。

治伤寒结胸，腹中疞痛，心下硬如石，按之烦闷，宜服牛膝散方。

牛膝（三分，去苗）　川大黄（三分，锉碎，微炒）　桂心（半两）　附子（半两，炮裂，去皮脐）　鳖甲（三分，涂醋炙令黄，去裙襕）　甘草（半两，锉碎，微炒）　白术（半两）　郁李仁（三分，汤浸去皮尖，微炒）

右件药，捣筛为散。每服四钱，以水一中盏，入生姜半分，煎至六分，去滓，不计时候温服。

治伤寒结胸，烦满，喘息稍急，汤饮不下，宜服恒山汤方。

恒山（一分）　甘草（一分，生用）　蜀漆（半分）　犀角屑（半分）

右件药，都细锉，以水一中盏，煎至五分，去滓，不计时候顿服。须臾，当吐为效。

治伤寒结热不散，胸中痞满，欲成结胸，宜服木香散方。

木香（一分）　旋覆花（半两）　赤茯苓（三分）　陈橘皮（半两，汤浸去白瓤，焙）　槟榔（半两）　紫苏茎叶（三分）

右件药，捣筛为散。每服四钱，以水一中盏，煎至六分，去滓，不计时候温服。

治伤寒结胸，心膈躁闷，宜服人参圆方。

人参（一两，去芦头）　白术（一两）　甘草（一两，炙微赤，锉）

犀角屑（半两）　栝楼根（一两）　赤茯苓（一两）　牡蛎（一两，烧为粉）

右件药，捣罗为末，炼蜜和圆，如梧桐子大。不计时候，以粥饮下三十圆。

治伤寒结胸，烦闷，热毒气结聚不散，宜服鳖甲圆方。

鳖甲（一两，涂酥炙令黄，去裙襕）　防葵（三分）　诃黎勒皮（三分）　甘草（半两，炙微赤，锉）　人参（三分，去芦头）　桂心（三分）　白术（三分）　川大黄（三分，锉碎，微炒）　郁李仁（三分，汤浸去皮尖，微炒）

右件药，捣罗为末，炼蜜和圆，如梧桐子大。不计时候，以温生姜汤下三十圆。

治伤寒结胸，心下结硬，烦闷腹胀，宜服赤芍药散方。

赤芍药（三分）　诃黎勒皮（三分）　白术（半两）　鳖甲（三分，涂醋炙令黄，去裙襕）　桂心（半两）　枳壳（半两，麸炒微黄，去瓤）　人参（三分，去芦头）　黄芩（三分）　当归（半两，锉碎，微炒）　木香（三分）　郁李仁（三分，汤浸去皮尖，微炒）　杏仁（一两，汤浸去皮尖双仁，麸炒微黄）

右件药，捣筛为散。每服五钱，以水一中盏，入生姜半分，煎至六分，去滓，不计时候温服。

治伤寒心中坚硬，两胁胀满，欲成结胸，宜服赤茯苓圆方。

赤茯苓（三分）　鳖甲（三分，涂醋炙令黄，去裙襕）　牛膝（三分，去苗）　枳壳（三分，麸炒微黄，去瓤）　五味子（三分）　五加皮（三分）　桔梗（三分，去芦头）　赤芍药（三分）　柴胡（三分，去苗）　桂心（三分）　川大黄（三分，锉碎，微炒）

右件药，捣罗为末，炼蜜和圆，如梧桐子大。每服，不计时候，以温生姜汤下三十圆。

治伤寒，心中硬痛不可忍，或腹胀满，欲成结胸，宜服朱砂圆方。

朱砂（一两，细研，水飞过）　桃仁（一两，汤浸去皮尖双仁，麸炒微黄，别研如膏）　麝香（一分，细研）

右件药，同研令匀，炼蜜和圆，如梧桐子大。每服，不计时候，以温生姜汤下二十圆。

治伤寒百合病诸方

夫百合之病者，为经络百脉一宗，悉致病也。皆因伤寒大病之后，不平复，而变为斯疾也。其状意欲食，复不能食；常默默，欲得卧，复不能卧；欲出行，复不能行；饮食或美时，或有不能食时；卧时如强健人，而不能行。如有寒，复如无；如有热，复如无。若小便赤黄，其病诸药不能治，与药即剧吐利。如有神灵者，身形如和，其脉微数，每小便辄头痛，其病六七日乃愈。若小便头不痛，淅淅④然者，四十日愈。若小便利，但弦者，二十日愈。其病亦有始中伤寒，便成斯疾，或患经多日，方始变为此证，其候恶寒而呕者，病在上焦也，二十日当愈。其状腹满微喘，三四日一大便，时复小溏利者，病在中焦也，六十日当愈。其状小便淋沥难者，病在下焦也，四十日当愈，各随其证以治之尔。

治伤寒百合病，身微热，恶寒烦喘，宜服百合散方。

百合（二两）　紫菀（一两，去根土）　杏仁（一两，汤浸去皮尖双仁，麸炒微黄）　前胡（一两，去芦头）　麦门冬（一两，去心）　甘草（三分，炙微赤，锉）

右件药，捣筛为散。每服五钱，以水一大盏，煎至五分，去滓，不计时候温服。

治伤寒，头不痛，但觉头眩，淅淅恶寒，是百合证，宜服赤茯苓散方。

赤茯苓（三分）　麦门冬（三分，去心）　百合（一两）　知母（一两）　柴胡（一两，去苗）　甘草（半两，炙微赤，锉）

右件药，捣筛为散。每服四钱，以水一中盏，煎至六分，去滓，不计时候温服。

治伤寒，头不痛，多眩闷，寒热往来，小便不利，百合证，宜服子芩散方。

子芩（三分）　赤茯苓（半两）　甘草（半两，炙微赤，锉）　芎䓖（半两）　百合（一两）　知母（三分）

右件药，捣筛为散。每服五钱，以水一大盏，煎至五分，去滓，不计时候温服。

治伤寒百合病，下利不止，心中愊[5]坚而呕，宜服半夏散方。

半夏（一两，汤洗七遍，去滑） 黄芩（一两） 百合（二两[6]） 干姜（半两，炮裂，锉） 黄连（一两，去须，微炒） 甘草（一两，炙微赤，锉） 人参（一两，去芦头）

右件药，捣筛为散。每服三钱，以水一中盏，入枣三枚、生姜半分，煎至六分，去滓，不计时候，稍热频服。

治伤寒百合病，久不差，欲成痨，宜服柴胡散方。

柴胡（一两，去苗） 知母（二两） 黄连（一两，去须） 甘草（三分，炙微赤，锉） 百合（二两） 秦艽（一两，去苗） 栝楼根（一两）

右件药，捣筛为散。每服五钱，以水一中盏，入生姜半分，煎至六分，去滓，不计时候温服。

治伤寒百合病，久不差，不思饮食，日渐羸瘦，宜服熟地黄散方。

熟干地黄（二两） 百合 人参（去芦头） 半夏（汤浸七遍，去滑） 白茯苓 黄连（去须） 知母 （以上各一两）

右件药，捣筛为散。每服五钱，以水一大盏，入生姜半分，煎至五分，去滓，不计时候温服。

治伤寒百合病，羸瘦，不食少力，宜服柴胡散方。

柴胡（去苗） 白茯苓 陈橘皮（汤浸去白瓤，焙） 知母 桔梗（去芦头） 黄芪（锉，以上各一两） 百合（二两）

右件药，捣筛为散。每服五钱，以水一大盏，煎至五分，去滓，不计时候温服。

治伤寒百合病，阴阳相传，日久渐瘦，不思饮食，虚热咳嗽，宜服紫菀饮子方。

紫菀（一两，去根土） 杏仁（一两，汤浸去皮尖双仁，麸炒微黄） 黄连（半两，去须） 前胡（三分，去芦头） 半夏（三分，汤洗七遍，去滑） 栝楼（一枚） 人参（一两，去芦头） 知母（三分） 甘草（半两，炙微赤）

右件药，都细锉和匀。每服半两，以水一大盏，煎至五分，去滓，不计时候温服。

治伤寒百合病，久不差，大小便涩，腹满微喘，时复痰逆，不下食，宜服半夏散方。

半夏（一两，汤洗七遍，去滑） 人参（半两，去芦头） 木香（三分） 枳实（半两，麸炒微黄） 木通（半两，锉） 川大黄（一两，锉碎，微炒） 杏仁（三分，汤浸去皮尖双仁，麸炒微黄） 桑根白皮（三分，锉） 百合（一两）

右件药，捣筛为散。每服五钱，以水一大盏，入生姜半分，煎至五分，去滓，不计时候温服。

治伤寒百合病，渴不止方。

牡蛎（二两，烧为粉） 栝楼根（二两）

右件药，捣细罗为散。每服二钱，以粥饮调下，不计时候服。

治伤寒百合病，壮热头痛，昏昏不寐，如有祟方。

百合（二两） 知母（一两） 石膏（二两） 木香（一两）

右件药，捣粗罗为散。每服三钱，以水一中盏，煎至六分，去滓，不计时候温服。

治伤寒百合病，已经下后，宜服此方。

滑石（一两） 代赭（半两）

右件药，捣粗罗为末。每服三钱，以水一中盏，煎至五分，去滓，入百合汁半合，更煎三两沸，不计时候温服。

治伤寒百合病，已经吐后，宜服此方。

百合汁（一小盏） 鸡子白（一枚）

右件药，相和，搅令匀，不计时候顿服之。

治伤寒百合病，始不经发汗吐下，其病如初，宜服此方。

生地黄汁（一小盏） 百合汁（一小盏）

右件药，相和，煎三五沸，不计时候，分为二服。

治伤寒百合病，一月不解，变如渴疾，宜服百合散方。

百合（一两） 栝楼根（一两） 牡蛎（三分，烧为粉） 栀子仁（三分） 麦门冬（三分，去心，焙） 甘草（半两，炙微赤，锉）

右件药，捣粗罗为散。每服五钱，以水一中盏，入生姜半分、竹叶二七片，煎至六分，去滓，不计时候温服。

治伤寒百合病，小便赤涩，脐下坚急，宜服此方。

滑石（一两半）　百合（一两）

右件药，捣细罗为散，不计时候，以粥饮调下二钱，得通利为度。

治伤寒百合病，腹中满痛，宜服此方。

百合（一两，炒令黄色）

右件药，捣细罗为散。每服，不计时候，以粥饮调下二钱。

治伤寒狐惑诸方

夫狐惑之为病，初得状如伤寒，或因伤寒而变成斯疾也。其状，默默欲眠，虽目瞑而不得眠，起卧不安，虫蚀于咽喉为惑，蚀于阴者为狐，恶饮食，不欲闻食气，其人面目或赤或黑或白，虫蚀于上部，其声嗄，蚀于下部，其咽干，此皆由湿毒气之所为也。

治伤寒狐惑病，脉数者，不可灸，或因火为邪，即加烦热，故血妄行于脉中，火气内盛，即心神烦闷，干呕，宜服茯神散方。

茯神（一两）　半夏（三分，汤洗七遍，去滑）　黄芩（一两）　人参（一两，去芦头）　麦门冬（一两，去心，焙）　黄连（一两，去须）　甘草（三分，炙微赤，锉）　知母（三分）

右件药，捣粗罗为散。每服五钱，以水一大盏，入生姜半分、枣三枚、青竹茹半分，煎至六分，去滓，不计时候温服。

治伤寒发汗不出，毒气在脏，或毒气攻于咽喉，为狐惑证，令人干呕心烦，恶闻食气，不得睡卧，宜服此方。

黄连（二两，去须）　薰草（二两）

右件药，细锉，以醋浆水二大盏，渍之一宿，煮取一大盏，去滓，分为三服，不计时候温服。

治伤寒毒气未散，欲变入狐惑证，目赤，面色斑斑如锦纹，宜服黄连散方。

黄连[⑦]　木通（半两，锉）　犀角屑（三分）　川升麻（二分）　黄芩（半两）　大青（半两）　茯神（半两）　甘草（半两，炙微赤，锉）

百合（三分）

右件药，捣筛为散。每服五钱，以水一大盏，入生姜半分、竹叶二七片，煎至五分，去滓，不计时候温服之。

治伤寒不经发汗，变成狐惑，六七日不解，寒热来去，胸胁满痛，默默欲睡，卧不得，不欲饮食，心烦呕逆，宜服前胡散方。

前胡（二两，去芦头）　半夏（一两，汤洗七遍，去滑）　黄芩（三分）　人参（一两，去芦头）　甘草（三分，炙微赤，锉）　当归（一两，锉，微炒）

右件药，捣筛为散。每服五钱，以水一大盏，入生姜半分、枣三枚，煎至五分，去滓，不计时候温服。

又方。

人参（一两，去芦头）　陈橘皮（一两，汤浸去白瓤，焙）　枳壳（三分，麸炒微黄，去瓤）　当归（三分，锉，微炒）　赤芍药（三分）　半夏（三分，汤洗七遍，去滑）　前胡（三分，去芦头）

右件药，捣筛为散。每服五钱，以水一大盏，入生姜半分，煎至五分，去滓，不计时候温服。

治伤寒不经发汗，后成狐惑，默默欲睡，起则不安，咽中干，心腹满，身体痛，内外似有热，烦呕不止，宜服赤芍药散方。

赤芍药（一两）　枳实（三分，麸炒微黄）　半夏（半两，汤洗七遍，去滑）　黄芩（半两）　前胡（一两，去芦头）　甘草（半两，炙微赤，锉）

右件药，捣筛为散。每服五钱，以水一大盏，入生姜半分、枣三枚，煎至五分，去滓，不计时候温服。

又方。

薰草（一两）　黄连（一两，去须）　黄芩（三分）　石膏（二两）　葛根（一两，锉）　柴胡（一两，去苗）

右件药，捣筛为散。每服五钱，以水一大盏，入生姜半分、枣二枚，煎至五分，去滓，不计时候温服之。

治伤寒不经发汗，十日以上，变成狐惑，腹胀面赤，恶闻食气，宜服羚羊角散方。

羚羊角屑（半两） 木通（一两，锉） 桑根白皮（一两，锉） 大腹皮（半两，锉） 柴胡（半两，去苗） 石膏（一两） 川朴硝（半两）

右件药，捣筛为散。每服五钱，以水一大盏，煎至五分，去滓，不计时候温服。

治伤寒不经发汗，后成狐惑，下痢，腹中愊坚，干呕肠鸣，宜服半夏散方。

半夏（一两，汤洗七遍，去滑） 黄芩（三分） 人参（三分，去芦头） 干姜（三分，炮裂，锉） 黄连（三分，去须微炒） 甘草（半两，炙微赤，锉）

右件药，捣筛为散。每服五钱，以水一中盏，入生姜半分，煎至六分，去滓，不计时候温服。

治伤寒狐惑病，咽喉干痛，唇口破裂，或唾脓血者，宜服知母散方。

知母（一两） 石膏（二两） 甘草（三分，炙微赤，锉） 黄芩（三分）

右件药，捣筛为散。每服五钱，以水一大盏，入糯米一百粒，煎至五分，去滓，不计时候温服。

又方。

茅根（一两，锉） 子芩（三分） 羚羊角屑（半两） 石膏（一两） 甘草（半两，炙微赤，锉）

右件药，捣筛为散。每服五钱，以水一大盏，入竹叶二七片，煎至五分，去滓，不计时候温服。

治伤寒，服冷药过多，寒气在脏，手足厥冷，爪甲稍青，踟蹰之间，变成狐惑，宜服木通散方。

木通（一两，锉） 吴茱萸（半两，汤浸七遍，焙干微炒） 桂心（一两） 细辛（半两） 甘草（三分，炙微赤，锉）

右件药，捣筛为散。每服五钱，以水一大盏，入枣三枚、葱白二茎，煎至五分，去滓，不计时候，温温频服。

又方。

附子（三分，炮裂，去皮脐） 白术（三分） 桂心（半两） 吴茱萸（半两，汤浸七遍，焙干微炒） 细辛（一分） 木通（三分，锉）

右件药，捣筛为散。每服五钱，以水一大盏，入生姜半分，煎至五分，去滓，不计时候温服。

又方。

干姜（半两，炮裂，锉） 甘草（半两，炙微赤，锉） 附子（半两，炮裂，去皮脐） 细辛（三分） 桂心（三分） 白术（三分）

右件药，捣筛为散。每服五钱，以水一大盏，入豉五十粒、葱白二茎、生姜半分，煎至五分，去滓，不计时候温服。

治伤寒，发汗下利不解，心中躁闷，复发壮热，大肠不通，咽中干痛，变成狐惑方。

皂荚（二梃，去黑皮，涂酥炙黄焦，去子） 川大黄（半两，锉碎，微炒） 槟榔（一分） 木香（一分）

右件药，捣细罗为散，每服不计时候，以温生姜汤调下二钱。

治伤寒不解，变成狐惑，默默欲睡，卧则不安，咽喉干痛，口内生疮，恶闻食气，时时下痢，易服鳖甲散方。

鳖甲（二分，涂醋炙令黄，去裙襕） 川升麻（半两） 葳蕤 黄连（去须） 当归（锉，微炒） 赤芍药 桂心 犀角屑 贝齿 茯神 秦艽（去苗） 甘草（炙微赤，锉，以上十味各一分） 柴胡[8] 麻黄（半两，去根节） 人参（半两，去芦头）

右件药，捣细罗为散，每服不计时候，以粥饮调下二钱。

治伤寒狐惑病，脉数，汗出，微烦，默默但欲卧，三四日眼赤如鸠者，宜服此方。

赤小豆（三两，微炒） 当归（一两半，锉，微炒）

右件药，捣细罗为散，不计时候，以温水调下二钱。

治伤寒，不经发汗，后变成狐惑，毒气下蚀肛门，痒痛至甚，或下脓血，宜服此方。

槟榔末（半两） 杏仁（一两，汤浸去皮尖，别研如膏） 朱砂（一分，细研）

右件药，都研令匀，用黑饧和圆，如枣核大。先用椿根、槐白皮各二两，以水一斗，煎十余沸，去滓，熏洗，然后将药内肛门中，一日一易之。

治伤寒狐惑，毒蚀下部，痛痒不止，宜用熏洗方。

枳壳（二两）　苦参（三两）　槐白皮（二两）

右件药，都细锉，用水一斗，煎取七升，去滓，熏洗下部。

又方。

槐白皮　柳白皮　桑根白皮　桃白皮　（以上各一两）

右件药，都细锉，用水二斗，煎取一斗，去滓，熏洗下部。

治伤寒狐惑，毒蚀下部，肛外如䘌，痛痒不止方。

雄黄（半两）

右件药，先用瓶子一个，口稍[9]大者，内入灰上，如装香火，将雄黄烧之，候烟出，以瓶口当病处熏之。

治坏伤寒诸方

夫伤寒坏病者，为三阴三阳俱受病讫，毒气未散，留于腑脏，致令病候多变，故曰坏伤寒也。本太阳病不解，转入少阴，胁下牢满，干呕不能食，往来寒热，其脉沉紧，宜小柴胡汤。寸口脉洪大数而滑，洪大荣气盛，滑数卫气实，荣盛则郁怫，可与出汗，卫实则大便牢难，三焦闭塞[10]，津液不通，荣卫相搏，烦心发热，两目如火，鼻干面赤，舌燥齿黄，大渴，故过经而成坏病也。

治伤寒坏病，身体沉重无力，昏昏如醉，头痛烦闷，宜服麦门冬散方。

麦门冬（三分，去心）　百合（三分）　麻黄（三分，去根节）　葛根（半两，锉）　柴胡（一两，去苗）　桔梗（半两，去芦头）　木通（三分，锉）　甘草（半两，炙微赤，锉）　羚羊角屑（半两）　石膏（二两）　赤茯苓（一两）

右件药，捣筛为散。每服五钱，以水一大盏，入生姜半分，煎至五分，去滓，不计时候温服。

治坏伤寒，经数日未解，潮热作时，烦躁面赤，宜服升麻散方。

川升麻（三分）　鳖甲（三分，涂醋炙令黄，去裙襕）　前胡（半两，去芦头）　乌梅肉（半两）　枳壳（三分，麸炒微黄，去瓤）　犀角屑（三分）　黄芩（三分）　甘草（半两，炙微赤，锉）　葛根（三分，锉）

右件药，捣筛为散。每服五钱，以水一大盏，煎至五分，去滓，入生地黄汁一合，更煎一两沸，不计时候，分为二服。

又方。

栀子仁（三分）　川升麻（三分）　黄芩（一两）　石膏（一两）　干姜（半两，炮裂，锉）

右件药，捣筛为散。每服五钱，以水一大盏，煎至五分，去滓，入生地黄汁一合，更煎一两沸，不计时候，分为二服。

治伤寒后已经十余日，潮热不退，身体沉重，昏昏如醉，恐成坏病，宜服前胡散方。

前胡（一两，去芦头）　百合（一两）　麻黄（三分，去根节）　葛根（一两，锉）　麦门冬（半两，去心）　石膏（一两）

右件药，捣筛为散。每服五钱，以水一大盏，入生姜半分，煎至五分，去滓，不计时候温服。

又方。

柴胡（一两，去苗）　防风（三分，去芦头）　前胡（一两，去芦头）　黄芩（一两）　葛根（一两，锉）　甘草（半两，炙微赤，锉）

右件药，捣粗罗为散。每服五钱，以水一大盏，煎至五分，去滓，不计时候温服。

治坏伤寒，经十日以来未解，热在胸膈，烦闷不止，宜服鳖甲散方。

鳖甲（涂醋炙令黄，去裙襕）　柴胡（去苗）　川升麻　乌梅肉　枳实（麸炒微黄）　犀角屑　黄芩　（以上各一两）　甘草（半两，炙微赤，锉）

右件药，捣筛为散。每服五钱，以水一大盏，煎至五分，去滓，入生地黄汁半合，更煎一两沸，不计时候，分温二服。

治坏伤寒日数多后，烦热不退，颊赤口干，宜服犀角散方。

犀角屑（一两） 柴胡（三分，去苗） 吴蓝（三分） 大青（一两） 川升麻（一两） 乌梅肉（三分） 黄芩（三分） 甘草（半两，炙微赤，锉）

右件药，捣为散。每服五钱，以水一大盏，入竹叶三七片，煎至五分，去滓，不计时候温服。

治坏伤寒，热在胸中，口不能语，宜服麦奴圆方。

麦奴（半两） 灶下黄土（半两） 灶突中墨（半两） 梁上尘（半两） 麻黄（一两，去根节） 川大黄（半两，锉碎，微炒） 黄芩（半两） 川朴硝（一两）

右件药，捣罗为末，炼蜜和圆，如弹子大。每服，以新汲水研下一圆，良久，令极饮水，不欲水但强饮之，须臾必寒，寒已当有汗出，便愈。

治坏伤寒，心下结硬，腹满气急，大便不利，体变如桃枝色，热结在内者，宜服宣毒气麝香圆方。

麝香（一分，细研） 猪苓（一分，去黑皮） 川芒硝（一两） 柴胡（半两，去苗） 芫花（一分，醋拌，炒干） 川大黄（一两，锉碎，微炒） 栀子仁（半两）

右件药，捣罗为末。入麝香同研令匀，炼蜜和圆，如梧桐子大。每服，以温水下二十圆，良久必利，未利再服。

治伤寒后脾胃气不和诸方

夫伤寒初受病时，毒气热盛，多服冷药，已自泻下，病差以后，热势既退，冷气乃动，故使心下愊牢，噫哕食臭，腹内雷鸣而不能饮食，四肢无力，此由脾胃气虚冷故也。

治伤寒后，脾胃气不和，吃食全少，四肢乏力，宜服白术散方。

白术（一两） 陈橘皮（半两，汤浸去白瓤，焙） 芎䓖（半两） 当归（半两，锉碎，微炒） 桂心（一分） 附子（半两，炮裂，去皮脐） 厚朴（半两，去粗皮，涂生姜汁，炙令香熟） 槟榔（半两） 大腹皮（半两，锉） 草豆蔻（一分，去皮） 川大黄（一分，锉碎，微炒） 高良姜（一分，锉）

右件药，捣粗罗为散。每服五钱，以水一大盏，入生姜半分、枣三枚，煎至五分，去滓，不计时候温服。

治伤寒后，胃气不和，宜服和气益脾胃思饮食大腹皮散方。

大腹皮（一两，锉） 草豆蔻（半两，去皮） 人参（半两，去芦头） 白茯苓（半两） 白术（一两半） 陈橘皮（三分，汤浸去白瓤，焙） 干姜（半两，炮裂，锉） 厚朴（半两，去粗皮，涂生姜汁，炙令香熟） 枳壳（半两，麸炒微黄，去瓤） 甘草（半两，炙微赤，锉） 桂心（半两）

右件药，捣粗罗为散。每服五钱，以水一大盏，入生姜半分、枣三枚，煎至五分，去滓，不计时候温服。

治伤寒后，胃气不和，心腹妨闷，四肢少力，不欲食饮，宜服木香散方。

木香（半两） 诃黎勒皮（三分） 草豆蔻（半两，去皮） 人参（三分，去芦头） 陈橘皮（半两，汤浸去白瓤，焙） 半夏（半两，汤浸七遍去滑） 附子（半两，炮裂，去皮脐） 干姜（半两，炮裂，锉） 甘草（半两，炙微赤，锉） 益智仁（半两，去皮） 白术（一两） 白茯苓（三分）

右件药，捣筛为散。每服五钱，以水一大盏，入生姜半分、枣二枚，煎至五分，去滓，不计时候稍热服。

治伤寒后，胃气不和，吃食痰逆，两胁妨闷，四肢少力，宜服丁香散方。

丁香（半两） 人参（三分，去芦头） 槟榔（半两） 赤茯苓（三分） 草豆蔻（半两，去皮） 白术（一两） 大腹皮（一两） 前胡（一两，去芦头） 厚朴（一两，去粗皮，涂生姜汁，炙令香熟） 陈橘皮（一两，汤浸去白瓤，焙） 诃黎勒皮（一两） 桂心（三分） 紫苏茎叶（三分） 半夏（半两，汤浸七遍去滑） 甘草（半两，炙微赤，锉）

右件药，捣筛为散。每服五钱，以水一大盏，入生姜半分，煎至五分，去滓，不计时候稍热服。

治伤寒后，脾胃气不和，腹胀气满，噎闷食少，宜服人参散方。

人参（一两，去芦头） 陈橘皮（半两，汤浸去白瓤，焙） 桂心（半两） 干姜（半两，炮裂，锉） 赤茯苓（一两） 神曲（一两，炒令微黄） 麦蘖（一两，炒令微黄） 白术（一两） 甘草（半两，炙微赤，锉） 诃黎勒皮（半两） 槟榔（一两） 厚朴（一两，去粗皮，涂生姜汁，炙令香熟）

右件药，捣粗罗为散。每服五钱，以水一中盏，入生姜半分，煎至六分，去滓，不计时候稍热服。

治伤寒后，脾胃不和，可[11]思食饮，心膈痰逆，宜服半夏散方。

半夏（半两，汤洗七遍，去滑） 陈橘皮（三分，汤浸去白瓤，焙） 枳壳（半两，麸炒微黄，去瓤） 白术（三分） 甘草（半两，炙微赤，锉） 高良姜（半两，锉） 桂心（半两） 人参（三分，去芦头）

右件药，捣粗罗为散。每服三钱，以水一中盏，入生姜半分、枣二枚，煎至六分，去滓，不计时候稍热服。

治伤寒后，脾胃不和，腹胁气滞，痰逆不纳饮食，四肢乏力，宜服木香散方。

木香（三分） 人参（半两，去芦头） 赤茯苓（三分） 白术（一两） 陈橘皮（一两，汤浸去白瓤，焙） 桂心（半两） 槟榔（半两） 草豆蔻（半两，去皮） 丁香（一分） 厚朴（一两，去粗皮，涂生姜汁，炙令香熟） 半夏（半两，汤洗七遍，去滑） 附子（半两，炮裂，去皮脐） 诃黎勒皮（三分） 甘草（半两，炙微赤，锉） 枳实（半两，麸炒微黄）

右件药，捣粗罗为散。每服五钱，以水一中盏，入生姜半分、枣二枚，煎至六分，去滓，不计时候稍热服。

治伤寒后，胃气不和，食即心腹妨闷，四肢少力，宜服人参散方。

人参（二两，去芦头） 桂心（一两） 陈橘皮（二两，汤浸去白瓤，焙） 厚朴（二两，去粗皮，涂生姜汁，炙令香熟） 干姜（一两，炮裂，锉） 赤茯苓（二两） 麦蘖（二两，炒令黄色） 白术（二两） 甘草（一两，炙微赤，锉） 草豆蔻（一两，去皮）

右件药，捣粗罗为散。每服四钱，以水一中盏，入生姜半分、枣一枚，煎至六分，去滓，不计时候温服。

治伤寒后，脾胃不和，吃食减少，四肢乏力，宜服白豆蔻散方。

白豆蔻（三分，去皮） 白术（三分） 甘草（半两，炙微赤，锉） 厚朴（半两，去粗皮，涂生姜汁，炙令香熟） 枳壳（半两，麸炒微黄，去瓤） 桂心（半两） 陈橘皮（三分，汤浸去白瓤，焙） 高良姜（半两，锉） 白茯苓（三分） 半夏（半两，汤洗七遍，去滑） 诃黎勒皮（三分） 人参（三分，去芦头）

右件药，捣筛为散。每服五钱，以水一中盏，入生姜半分、枣三枚，煎至六分，去滓，不计时候稍热服。

治伤寒后，脾胃气不和，心腹满闷，四肢乏力，吃食减少，桔梗圆方。

桔梗（一两，去芦头） 吴茱萸（半两，汤浸七遍，焙干微炒） 白术（三分） 桂心（三分） 人参（一两，去芦头） 槟榔（半两） 甘草（半两，炙微赤，锉） 陈橘皮（一两，汤浸去白瓤，焙） 枳壳（三分，麸炒微黄，去瓤） 干姜（半两，炮裂，锉） 厚朴（一两半，去粗皮，涂生姜汁，炙令香熟）

右件药，捣罗为末，炼蜜和捣三五百杵，圆如梧桐子大。每服，食前以姜枣汤下三十圆。

治伤寒后，脾胃不和，可[12]思饮食，或加痰逆，宜服人参圆方。

人参（三分，去芦头） 白术（三分） 桂心（三分） 白茯苓（半两） 木香（半两） 诃黎勒皮（三分） 陈橘皮（半两，汤浸去白瓤，焙） 甘草（半两，炙微赤，锉） 干姜（半两，炮裂，锉）

右件药，捣罗为末，炼蜜和捣三二百杵，圆如梧桐子大。每服，食前以粥饮下三十圆。

治伤寒后宿食不消诸方

夫伤寒后脏腑未平，脾胃尚弱，或累经汗下，表里俱虚，新差之后，饮食失节，胃气未营，不能摧伏五谷，故致宿食不消化也。

治伤寒后，冷热气不和，心腹疼痛，食不消化，宜服草豆蔻散方。

草豆蔻（一两，去皮）　吴茱萸（半两，汤浸七遍，焙干微炒）　青橘皮（三分，汤浸去白瓤，焙）　川大黄（一两，锉碎，微炒）　槟榔（一两）　当归（一两，锉，微炒）

右件药，捣粗罗为末。每服四钱，以水一中盏，煎至六分，去滓，不计时候稍热服。

治伤寒后，脾胃虚弱，不欲饮食，纵食不能消化，宜服健脾散方。

诃黎勒皮（一两）　白术（一两）　人参（一两，去芦头）　麦蘖（一两，炒令微黄）　神曲（半两，炒令微黄）　甘草（半两，炙微赤，锉）　大腹皮（半两，锉）　枳壳（半两，麸炒微黄，去瓤）　干姜（三分，炮裂，锉）

右件药，捣粗罗为散。每服四钱，以水一中盏，入生姜半分，煎至六分，去滓，不计时候稍热服。

治伤寒后，脾胃气虚，食不消化，食即欲呕，枇杷叶散方。

枇杷叶（三分，拭去毛，炙微黄）　前胡（一两，去芦头）　槟榔（一两）　草豆蔻（一两，去皮）　人参（一两，去芦头）　厚朴（一两，去粗皮，涂生姜汁，炙令香熟）

右件药，捣筛为散。每服四钱，以水一中盏，入生姜半分，煎至五分，去滓，不计时候稍热服。

又方。

人参（一两，去芦头）　半夏（一两，汤洗七遍，去滑）　高良姜（一两，锉）　陈橘皮（一两，汤浸去白瓤，焙）　甘草（一分，炙微赤，锉）

右件药，捣粗罗为散。每服四钱，以水一中盏，入生姜半分、枣三枚，煎至六分，去滓，不计时候热服。

治伤寒后，宿食不消，痰逆气胀，宜服半夏散方。

半夏（一两，汤洗七遍，去滑）　陈橘皮（一两，汤浸去白瓤，焙）　前胡（一两，去芦头）　赤茯苓（一两）　槟榔（一两）　川大黄（一两，锉碎，微炒）　白术（一两）　郁李仁（一两，汤浸去皮尖，微炒）

右件药，捣粗罗为散。每服五钱，以水一大盏，入生姜半分，煎至五分，去滓，不计时候稍热服。

治伤寒后，脾胃气虚，食不消化，头目昏重，心神虚烦，宜服白术散方。

白术（一两） 半夏（一两，汤洗七遍，去滑） 人参（一两，去芦头） 白茯苓（一两） 陈橘皮（一两，汤浸去白瓤，焙） 桂心（半两） 旋覆花（半两） 五味子（半两） 大腹皮（半两） 厚朴（一两，去粗皮，涂生姜汁，炙令香熟） 前胡（一两，去芦头）

右件药，捣筛为散。每服三钱，以水一中盏，入生姜半分，煎至六分，去滓，不计时候稍热服。

治伤寒后，脾胃气虚，心腹胀满，宿食不消，四肢逆冷，不欲饮食，食即欲吐，宜服丁香散方。

丁香（半两） 白术（三分） 人参（三分，去芦头） 甘草（半两，炙微赤，锉） 干姜（三分，炮裂，锉） 陈橘皮（一两，汤浸去白瓤，焙） 神曲（三分，炒令微黄） 诃黎勒皮（一两） 厚朴（一两，去粗皮，涂生姜汁，炙令香熟）

右件药，捣筛为散。每服四钱，以水一中盏，入生姜半分，煎至六分，去滓，不计时候稍热服。

治伤寒后，阴阳气结，腹痛，胃中有宿食不消，宜服槟榔散方。

槟榔 当归（锉，微炒） 川大黄（锉碎，微炒） 川朴硝 赤茯苓（以上各一两） 枳壳（三分，麸炒微黄，去瓤）

右件药，捣筛为散。每服四钱，以水一中盏，入生姜半分，煎至六分，去滓，空心稍热服。如人行五七里再服，以利为度。

治伤寒后，脾胃虚弱，饮食不消，胸膈气滞，宜服橘皮汤方。

陈橘皮（一两半，汤浸去白瓤，焙） 槟榔（二两） 麦糵（一两，炒令微黄） 厚朴（一两半，去粗皮，涂生姜汁，炙令香熟） 木香（三分） 草豆蔻（一两，去皮） 甘草（三分，炙微赤，锉） 人参（半两，去芦头）

右件药，捣细罗为散。每服，不计时候，以生姜汤调下二钱。

治伤寒后，脾胃冷气，攻心腹痛，四肢不和，食不消化，宜服木香圆方。

木香 人参（去芦头） 青橘皮（汤浸去白瓤，焙） 槟榔 （以上各一两） 吴茱萸（半两，汤浸七遍，焙干微炒） 诃黎勒皮（一两）

草豆蔻（一两，去皮）　桂心（一两）　郁李仁（一两，汤浸去皮尖，微炒）

右件药，捣罗为末，炼蜜和圆，如梧桐子大。每服，不计时候，以生姜汤下三十圆。

治伤寒后，宿食不消，脾胃积冷，多吐酸水，不思饮食，宜服高良姜圆方。

白术（一两半）　厚朴（二两，去粗皮，涂生姜汁，炙令香熟）　人参（一两，去芦头）　高良姜（一两，锉）　桂心（一两）　甘草（半两，炙微赤，锉）　京三棱（一两，微煨，锉）　红豆蔻（半两，去皮）　干姜（半两，焙裂，锉）

右件药，捣罗为末，炼蜜和捣三二百杵，圆如梧桐子大。每服，食前以姜枣汤下三十圆。

治伤寒后，脾胃气冷，宿食不消，腹中疞痛，肠滑，日渐羸瘦，宜服厚朴圆方。

厚朴（一两，去粗皮，涂生姜汁，炙令香熟）　丁香（三分）　肉豆蔻（三分，去壳）　人参（三分，去芦头）　干姜（三分，炮裂，锉）　诃黎勒（一两，煨，用皮）　木香（三分）　陈橘皮（三分，汤浸去白瓤，焙）　神曲（三分，炒令微黄）　白术[13]　枳壳（半两，麸炒微黄，去瓤）　麦蘖（半两，炒令微黄）

右件药，捣罗为末，炼蜜和捣三五百杵，圆如梧桐子大。每服，食前以粥饮下三十圆。

治伤寒下痢诸方

夫伤寒病，若表实里虚，热气乘虚而入，攻于肠胃，则下赤黄汁。若湿毒气盛，则腹痛壮热，下脓血如鱼脑，或如烂肉汁。若寒毒入胃，则腹满身热下痢者，不可攻其表，汗出必胀满，表里俱虚故也。伤寒六七日不痢，更发热而痢者，其人汗不止者死，但有阴无阳故也。下痢有微热，其人渴，脉弱者，今自愈。脉沉弦者，为下重。其脉大者，为未已。脉微数者，为欲自止，虽发热不死。少阴病八九日，而身体手足尽热，热在膀胱，必便血下痢。阳明病下痢，其脉浮大，此皆为虚，强下之故也。伤寒下痢日十余行，其人脉反实大者死。

治伤寒吐下后，毒气不解，致成下痢，是阴阳二气未和，宜服黄连散方。

黄连（三分，去须微炒） 人参（一两，去芦头） 黄芩（三分） 干姜（半两，炮裂，锉）

右件药，捣筛为散。每服五钱，以水一中盏，煎至六分，去滓，不计时候温服。

治伤寒吐[14]热，头痛，四肢烦疼，未经发汗，下之太早，遂令汗出，下痢不止，宜服阿胶散方。

阿胶（一两，捣碎，炒令微燥） 黄连（三分，去须微炒） 葛根（一两，锉） 黄芩（三分）

右件药，捣粗罗为散。每服三钱，以水一中盏，煎至六分，去滓，不计时候温服。

治伤寒夹热，腹痛下痢方。

川升麻（三分） 黄连（三分，去须微炒） 当归（三分，锉，微炒） 赤芍药（三分） 桂心（三分） 黄柏（三分，微炙，锉） 甘草（三分，炙微赤，锉）

右件药，捣筛为散。每服四钱，以水一中盏，煎至六分，去滓，不计时候温服。

治伤寒热毒攻肠胃，下痢困绝，宜服犀角散方。

犀角屑（一两） 黄连（一两，去须微炒） 龙骨（一两） 当归（一两，锉，微炒） 人参（三分，去芦头） 阿胶（一两，捣碎，炒令黄燥）

右件药，捣粗罗为散。每服五钱，以水一大盏，煎至五分，不计时候温服。

治伤寒下痢，腹痛不可忍，宜服赤芍药散方。

赤芍药 当归（锉，微炒） 黄芩 黄连（去须，微炒，以上各三分） 伏龙肝（一两）

右件药，捣筛为散。每服四钱，以水一中盏，煎至五分，去滓，不计时候温服。

治伤寒下痢，烦热不止，每有所往，涩滞疼痛，宜服黄芪散方。

黄芪（一两，锉） 枳壳（半两，麸炒微黄，去瓤） 大腹皮（一两，锉） 黄连（三分，去须微炒） 赤茯苓（一两） 赤芍药（一两） 甘草（三分，炙微赤，锉） 阿胶（一两，捣碎，炒令黄燥）

右件药，捣粗罗为散。每服四钱，以水一中盏，煎至六分，去滓，不计时候温服。

治伤寒烦热不解，下痢用[15]笃，宜服大青散方。

大青（一两） 甘草（一两，炙微赤，锉） 阿胶（一两，捣碎，炒令黄燥） 赤石脂（一两） 栀子仁（半两）

右件药，捣筛为散。每服五钱，以水一大盏，入豉五十粒、薤白三茎，煎至五分，去滓，不计时候温服。

治伤寒泄痢，或渴不得下食，虚而烦呕方。

附子（半两，炮裂） 干姜（半两，炮裂，锉） 甘草（半两，炙微赤，锉） 犀角屑（三分）

右件药，捣筛为散。每服四钱，以水一中盏，入葱白五寸，煎至六分，去滓，不计时候温服。

治伤寒，腹中微痛下痢，宜服秦皮散方。

秦皮（三分） 黄连（三分，去须微炒） 白头翁（半两） 阿胶（三分，捣碎，炒令黄燥） 当归（半两，锉，微炒）

右件药，捣粗罗为散。每服三钱，以水一中盏，煎至六分，去滓，不计时候温服。

治伤寒暴痢腹痛，宜服豉薤汤方。

豉（一合） 薤白（一握长三寸） 栀子仁（五枚，擘）

右件药，以水一大盏，煎至六分，去滓，不计时候温服。

治伤寒，热毒在胃，下痢，宜服蕙草散方。

蕙草（一两[16]） 黄连（二两，去须微炒） 当归（一两，锉，微炒）

右件药，捣筛为散。每服三钱，以水一中盏，煎至六分，去滓，不计时候温服。

治伤寒下痢，荒语，心中虚热，宜服黄连散方。

黄连（一两，去须微炒） 牡蛎（三分，烧为粉） 龙骨（一两）

当归（三分，锉，微炒）　人参（三分，去芦头）　赤石脂（一两）　甘草（半两，炙微赤，锉）

右件药，捣细罗为散。每服，不计时候，以粥饮调下二钱。

治伤寒壮热，下痢烦渴，宜服牡蛎散方。

牡蛎（一两，烧为粉）　龙骨（一两半）　黄连（一两，去须微炒）　乌梅肉（三分，微炒）

右件药，捣细罗为散。每服，不计时候，以粥饮调下二钱。

又方。

黄连（三分，去须微炒）　当归（三分，锉，微炒）　赤石脂（二两）　子芩（三分）

右件药，捣罗为末，炼蜜和圆，如梧桐子大。每服，不计时候，以粥饮下三十圆。

治伤寒，下痢不能食，宜服此方。

黄连（一两，去须微炒）　乌梅肉（二十枚，微炒）

右件药，捣细罗，炼蜜并蜡一分为圆，如梧桐子大。每服，不计时候，以粥饮下二十圆。

治伤寒下脓血痢诸方

夫伤寒下脓血痢者，此由热伤于肠胃，故下脓血如鱼脑，或如烂肉汁，壮热而腹痛，此湿毒气盛故也。

治伤寒，表实里虚，热气羕[17]虚，攻于肠胃，下脓血，或如烂肉，或如鱼脑，腹痛壮热，宜服犀角散方。

犀角屑（半两）　黄柏（半两，微炙，锉）　黄芩（半两）　漏芦（一分）　川升麻（半两）　黄连（三分，去须微炒）　当归（半两，锉，微炒）　牡蛎（半两，烧如粉）　艾叶（一分，微炒）　醋石榴皮（半两，微炒）　桑寄生（半两）　甘草（半两，炙微赤，锉）

右件药，捣筛为散。每服四钱，以水一中盏，入薤白五寸，煎至六分，去滓，不计时候温服。

治伤寒，毒热不解，日晚即壮热腹痛，便痢脓血，宜服地榆散方。

地榆（锉）　黄连（去须，微炒）　犀角屑　茜根　黄芩　（以上各一两）　栀子仁（半两）

右件药，捣筛为散。每服四钱，以水一中盏，入薤白五寸，煎至六分，去滓，不计时候温服。

治伤寒，热毒入胃，下痢脓血方。

黄柏（一两，微炙，锉）　黄连（二两，去须微炒）　栀子仁（半两）　阿胶（一两，捣碎，炒令黄燥）

右件药，捣筛为散。每服五钱，以水一中盏，煎至六分，去滓，不计时候温服。

治伤寒热毒入胃，大便脓血，腹中疞痛，宜服此方。

黄连（半两，去须微炒）　赤石脂（一两）　当归（半两，锉，微炒）　干姜（一分，炮裂，锉）　赤芍药（半两）　黄芩（半两）

右件药，捣筛为散。每服三钱，以水一中盏，入粳米五十粒，煎至六分，去滓，不计时候温服。

治伤寒痢下脓血，宜服竹茹饮子方。

竹茹　子芩　川升麻　木通（锉）　赤芍药　（以上各半两）　黑木耳（一两，微炒）

右件药，细锉和匀。每服半两，以水一大盏，煎至五分，去滓，入生地黄汁半合，搅令匀，不计时候温服。

治伤寒热毒，下痢脓血，腰及脐下疼痛方。

黄连（一两，去须微炒）　龙骨（一两）　当归（一两，锉，微炒）　黄芩（半两）　牛黄（一分，细研）　麝香（一分，细研）

右件药，捣细罗为散，每服不计时候，以粥饮调下二钱。

治伤寒热毒下脓血，或如赤小豆汁，腹痛烦闷，宜服地榆散方。

地榆（三分，锉）　黄连（一两，去须微炒）　柏叶（三分，炙微黄）　黄柏（三分，微炙，锉）　黄芩（三分）　龙骨（一两）　赤石脂（一两）　赤地利（一两）　阿胶（三分，捣碎，炒令黄燥）　犀角屑（三分）

右件药，捣细罗为散。每服，不计时候，以粥饮调下二钱。

治伤寒热毒痢下脓血，腹痛，宜服黄连散方。

黄连（去须，微炒） 当归（锉，微炒） 阿胶（捣碎，炒令黄燥） 黄芩 赤芍药 地榆（锉，以上各三分） 甘草（半两，炙微赤，锉）

右件药，捣细罗为散。每服，不计时候，以粥饮调下二钱。

治伤寒热毒下脓血痢，及腹痛壮热，宜服茜根散方。

茜根（一两） 龙骨（一两半） 黄连（一两，去须微炒） 犀角屑（一两） 黄柏（半两，微炙，锉） 黄芩（三分） 赤地利（一两） 赤鼠尾花（一两）

右件药，捣细罗为散。每服，不计时候，以粥饮调下二钱。

治伤寒热毒入胃，下痢脓血方。

龙骨（二两） 黄连（一两半，去须微炒） 木香（一两）

右件药，捣细罗为散。每服不计时候，以粥饮调下二钱。

治伤寒腹痛，下痢脓血，日夜不歇，宜服赤石脂散方。

赤石脂（半两） 干姜（一分，炮裂，锉） 厚朴（半两，去粗皮，涂生姜汁，炙令香熟） 诃黎勒皮（半两，煨微黄）

右件药，捣细罗为散。每服，不计时候，以粥饮调下二钱。

治伤寒下痢腹痛，宜服乌梅圆方。

乌梅肉（三分，微炒） 黄连（三分，去须微炒） 当归（三分，锉，微炒） 诃黎勒皮（三分，煨微黄） 阿胶（半两，捣碎，炒令黄燥） 干姜（一分，炮裂，锉）

右件药，捣罗为末，炼蜜和圆，如梧桐子大。每服，不计时候，以粥饮下二十圆。

治伤寒下部䘌疮诸方

凡得伤寒日数较多，腹内有热，又全食少，肠胃空虚，三虫行作求食，蚀人五脏及下部也。其候：齿无色，舌上尽白，甚者唇里有疮，四肢沉重，忽忽喜眠。如此皆为虫蚀其肛，肛烂伤五脏即死。当数看其上唇，内有疮，唾血如粟疮者，则心内痛闷，此虫在上蚀其五脏。下唇内生疮者，其人不寤，此虫在下，蚀其下部也。

治伤寒䘌虫蚀下部，躁闷痒痛不已，宜服桃仁散方。

桃仁（二两，汤浸去皮尖双仁，麸炒微黄） 槐子（二两，微炒） 熟艾（二两，微炒） 黄连（一两，去须微炒）

右件药，捣筛为散。每服三钱，以水一中盏，煎至五分，去滓，食前温服。

治伤寒䘌下部生疮，蚀肛门疼痛，宜服雄黄散方。

雄黄（一两，细研） 青葙子（一两半） 黄连（一两半，去须） 苦参（一两半，锉） 桃仁（三分，汤浸去皮尖双仁，麸炒微黄）

右件药，捣细罗为散。食前，以粥饮调下二钱。又将散子绵裹如杏仁大，内于下部中良。

治伤寒心中痛闷，下痢，下部生䘌疮烂伤方。

藜芦（二两） 干漆（半两，捣碎，炒令烟出） 篇竹（半两，干者）

右件药，捣细为散。每服食前，以粥饮调下二钱。

治伤寒䘌，心中懊侬，下部有疮，疼痛，宜服麝香散方。

麝香（一分，细研） 雄黄（一分，细研） 朱砂（一分，细研） 羚羊角屑（一分） 青葙子（一分） 黄连（一分，去须） 川升麻（一分） 桃仁（一分，汤浸去皮尖双仁，麸炒微黄） 贝齿（一分）

右件药，捣细罗为散。每服食前，煎小麦饮调下二钱。

治伤寒初有䘌，下部生疮疼痛，宜服青葙散方。

青葙子（一两） 藿芦（二两） 狼牙（一两） 陈橘皮（一两，汤浸去白瓤，焙） 篇竹（一两）

右件药，捣细罗为散。每服食前，以粥饮调下二钱。

治伤寒下唇内生疮，虫蚀下部，疼痛，或时泄痢，宜服阿胶散方。

阿胶（三分，捣碎，炒令黄燥） 黄柏（半两，微炙，锉） 当归（半两，锉，微炒） 槟榔（半两） 木香（半两） 龙骨（半两） 槐子（一两，微炒）

右件药，捣细罗为散。每服食前，以黄芪汤调下二钱。

治伤寒䘌蚀下部，腹中疞痛，宜服楝根皮圆方。

东引苦楝根白皮（一两，锉） 狼牙（一两） 白矾灰（一两） 猪胆（三枚，取汁用酒三合相和，重汤煮如膏）

右件药，捣罗为末，用猪胆膏和圆，如梧桐子大。每服食前，以桃枝汤下二十圆。

治伤寒下部生䘌疮，时久不差，宜服藜芦圆方。

藜芦（半两，去芦头） 桂心（一两） 巴豆（一分，去皮心研，纸裹压去油） 附子（一两，炮裂，去皮脐）

右件药，捣罗为末，入巴豆研令匀，炼蜜和圆，如梧桐子大。每服食前，以粥饮下一圆。

治伤寒一[18]部䘌疮，痛痒不止，宜服槐子仁圆方。

槐子仁（一两，微炒） 苦参（一两，锉） 熊胆（半两） 干漆（三分，捣碎炒令烟出） 木香（一两） 槟榔（一两） 桃仁（二两，汤浸去皮尖双仁，麸炒微黄）

右件药，捣罗为末，炼蜜和圆，如梧桐子大。每服食前，以荆芥汤下二十圆。

治伤寒䘌病，唾血，上唇内有疮如粟，心中痛闷，此虫在上蚀其五脏。若下唇内生疮，其人喜眠，此虫蚀于下部，宜服此方。

右以鸡子一枚，小头敲破，出白，和熟漆半合，搅和令匀，空腹吞之。食顷或半日，或下虫，或吐虫，虫尽则热除病愈。若不治，即杀人。

又方。

猪胆（二枚取汁）

右用醋一中盏，入胆汁相和，煎三五沸，放温，空腹服之，一合虫则自死。

治伤寒下部生䘌疮方。

地龙（一两，去土微炒） 狼牙（二两）

右件药，细锉和匀。每服二字，以水一大盏，煎至五分，去滓，食前温服。

又方。

蛇莓草捣绞取汁，每于食前，温服一小盏。

又方。

乌梅肉（二两，炒令燥）

右件药，捣细罗为末，炼蜜和圆，如梧桐子大。每服食前，以石榴根皮汤下十圆。

又方。

梓树皮（三两）

右件药，细锉，以水三大盏，煎至一盏半，去滓，空心分温三服。

治伤寒，下部䘌疮，虫蚀肛烂方。

熟艾（弹子大）　雄黄末（半钱）

右件药，相和作炷烧，用竹筒引烟，熏下部中。

又方。

马蹄烧作灰，细研为末，以猪膏和涂下部。

治伤寒大便不通诸方

夫伤寒，阳脉微而汗出少为不及，自始汗出多为太过，阳明脉实，因发其汗，汗出多，亦为太过，太过则阳气绝于里，绝于里则津液竭，致热结在内，故大便牢而不通也。

治伤寒未解，烦热口干，腹中有结燥不通，宜服大黄散方。

川大黄（二两，锉碎，微炒）　枳实（二两，麸炒微黄）　川芒硝（二两）　甘草（一两，炙微赤，锉）　厚朴（二两，去粗皮，涂生姜汁，炙令香熟）

右件药，捣粗罗为散。每服四钱，以水一中盏，煎至六分，去滓，不计时候温服，以得利为度。

治伤寒五六日，热结在内，大便不通方。

川大黄（三两，锉碎，微炒）　牛蒡子（一两，微炒）　枳壳（一两，麸炒微黄，去瓤）

右件药，捣粗罗为散。每服四钱，以水一中盏，煎至六分，去滓，不计时候温服，以得利为度。

治伤寒四五日，壮热头痛，大便不通，宜服柴胡散方。

柴胡（去苗） 茵陈 木通（锉） 黄芩 土瓜根 白鲜皮 川朴硝（以上各一两） 栀子仁（三分） 川大黄（二两，锉碎，微炒）

右件药，捣筛为散。每服五钱，以水一大盏，入生姜半分，煎至五分，去滓，不计时候温服，以得利为度。

治伤寒五六日，壮热头痛，大便不通，小便血色，宜服石膏散方。

石膏（一两） 赤芍药（三分） 川大黄（二两，锉，微炒） 川升麻（三分） 甘草（一分，炙微赤，锉） 柴胡（一两，去苗） 木通（一两，锉） 黄芩（三分） 川朴硝（一两）

右件药，捣筛为散。每服五钱，以水一大盏，煎至五分，去滓，不计时候温服，以得利为度。

治伤寒大便不通，小便赤涩，宜服槟榔散方。

槟榔（一两） 榆白皮（一两，锉） 桂心（半两） 滑石（一两） 甘草（半两，炙微赤，锉） 川大黄（二两，锉碎，微炒）

右件药，捣筛为散。每服五钱，以水一大盏，入生姜半分，煎至五分，去滓，不计时候温服，以得利为度。

治伤寒六七日，大肠壅结不通，腹胁胀满，不下饮食，宜服大腹皮散方。

大腹皮（半两，锉碎） 枳壳（一分，麸炒令微黄，去瓤） 赤茯苓（三分） 赤芍药（三分） 桑根白皮（三分，锉） 百合（一两） 牵牛子（一两，微炒） 甘草（一分，炙微赤，锉） 郁李仁（一两，汤浸去皮尖，微炒）

右件药，捣筛为散。每服五钱，以水一大盏，入生姜半分，煎至五分，去滓，不计时候温服，以得利为度。

治伤寒八九日，大便不通，心神闷乱，宜服黄芩散方。

黄芩（一两） 川大黄（二两，锉碎，微炒） 枳壳（半两，麸炒微黄，去瓤） 大腹皮（一两，锉） 郁李仁（一两，汤浸去皮尖） 羚羊角屑（一两）

右件药，捣筛为散。每服五钱，以水一大盏，煎至五分，去滓，不计时候温服，以得利为度。

治伤寒五六日，大便不通，气喘，宜服桑白皮散方。

桑根白皮（一两，锉）　大腹皮（半两，锉）　枳壳（二两，麸炒微黄，去瓤）　川大黄（二两，锉碎，微炒）　川芒硝（一两）　甘草（半两，炙微赤，锉）

右件药，捣筛为散。每服五钱，以水一大盏，入生姜半分，煎至五分，去滓，不计时候温服，以得利为度。

治伤寒大便不通，心腹满闷，烦热喘促，宜服川大黄散方。

川大黄（锉碎，微炒）　川芒硝　赤芍药　桑根白皮（锉）　大麻仁　枳壳（麸炒微黄，去瓤）　防葵　陈橘皮（汤浸，去白瓤，焙，以上各一两）

右件药，捣筛为散。每服五钱，以水一大盏，煎至五分，去滓，不计时候温服。如人行十里当利，如未利，再服。

治伤寒大便秘涩，是内有积热所为，诊其脉，两手寸口悉洪大而数，是其候也，宜服大黄圆方。

川大黄（二两，锉碎，微炒）　枳壳（麸炒微黄，去瓤）　陈橘皮（汤浸，去白瓤，焙）　麻仁　槟榔　木通（锉，以上各一两）

右件药，捣罗为末，炼蜜和圆，如梧桐子大。每服，不计时候，以温水下三十圆。

治伤寒小便不通诸方

夫伤寒发汗后，而汗不止者，致津液少，胃内干，小肠有伏热，故小便不通也。

治伤寒小便不通，脐腹妨闷，心神烦躁，宜服赤茯苓散方。

赤茯苓　赤芍药　木通（锉）　黄芩　川芒硝　蘧麦　（以上各一两）

右件药，捣粗罗为散。每服四钱，以水一中盏，入生姜半分，煎至六分，去滓，不计时候温服，以得利为度。

治伤寒后，下焦热，小便不通三两日，宜服木通散方。

木通　赤茯苓（锉）　车前叶　滑石　（以上各二两）　蘧麦（一两）

右件药，捣筛为散。每服四钱，以水一中盏，煎至六分，去滓，不计时候温服，以通为度。

治伤寒，下焦气滞，小便不通，宜服鸡苏散方。

鸡苏　木通（锉）　石韦（去毛）　滑石　生干地黄　杏仁（汤浸去皮尖双仁，麸炒微黄，以上各一两）　葵子（半两）

右件药，捣筛为散。每服五钱，以水一大盏，煎至五分，去滓，不计时候温服，频以通利为度。

治伤寒，小便不通，尿血涩痛，宜服蘧麦散方。

蘧麦（三分）　车前根（三分）　木通（一两，锉）　栀子仁（一两）　川大黄（一两，锉碎，微炒）　黄芩（一两）　川升麻（一两）　牵牛子（三分，微炒）　滑石（半两）　川朴硝（一两）　甘草（半两，炙微赤，锉）

右件药，捣筛为散。每服五钱，以水一中盏，入葱白二茎、灯心半束，煎至六分，去滓，不计时候温服，以通利为度。

又方。

蘧麦（二两）　甘草（二两，炙微赤，锉）　滑石（四两）　葵子（二两）　石韦（二两，去毛）　生干地黄（一两）

右件药，捣粗罗为散。每服四钱，以水一中盏，煎至六分，去滓，不计时候温服，以得通为度。

治伤寒，小便赤涩不通，宜服桑根白皮散方。

桑根白皮（一两，锉）　陈橘皮（三分，汤浸去白瓤，焙）　葵子（一两）　滑石（二两半）　川芒硝（二两）　黄芩（一两）　甘草（一两，炙微赤，锉）

右件药，捣粗罗为散。每服四钱，以水一中盏，煎至六分，去滓，不计时候温服，以得通利为度。

治伤寒小便不利，滑石散方。

滑石（二两）　甜葶苈（一两，隔纸炒令紫色）

右件药，捣细罗为散。每服，不计时候，以温水调下二钱。频服，以通为度。

治伤寒小腹胀满，小便不通方。

石燕

右件药，捣细罗为散，不计时候，以葱白汤调下半钱。频服，以得通为度。

【校注】

① 枚：永正抄本作"粒"。

② 胜：通"升"。

③ 一两：据永正抄本补，此处脱文。

④ 淅淅：恶风的样子。

⑤ 愊：郁结。

⑥ 两：永正抄本作"合"。

⑦ 连：其下永正抄本有"半两"二字，此处脱文。

⑧ 胡：其下永正抄本有"半两"二字，此处脱文。

⑨ 诮：永正抄本作"稍"，义胜。

⑩ 寒：永正抄本作"塞"，义长可从。

⑪ 可：据文义疑作"不"。

⑫ 可：据文义疑作"不"。

⑬ 术：其下永正抄本有"三分"二字，此处脱文。

⑭ 吐：据文义当作"壮"。

⑮ 用：永正抄本作"困"，义胜。

⑯ 一两：据永正抄本补，此处脱文。

⑰ 兼：永正抄本作"承"，义长可从。"承"，通"乘"。

⑱ 一：永正抄本作"下"，义长可从。

卷第十四

治伤寒后虚羸诸方

夫伤寒后虚羸者，由其人血气先虚，复为虚邪所中，发汗吐下之后，经络损伤，热邪始散，真气尚少，五脏犹虚，谷神未复，无精液荣养，故虚羸而生病焉。

治伤寒后虚羸少气，呕吐，不纳饮食，宜服陈橘皮散方。

陈橘皮（一两，汤浸去白瓤，焙） 五味子（一两） 麦门冬（一两半，去心，焙） 人参（一两，去芦头） 半夏（一两，汤浸七遍去滑） 白术（半两） 甘草（半两，炙微赤，锉） 白茯苓（三分） 黄芪（三分）

右捣粗罗为散。每服三钱，以水一中盏，入生姜半分、枣三枚，煎至六分，去滓，不计时候稍热服。

治伤寒后虚羸少力，不思饮食，宜服白术散方。

白术（一两） 黄芪（一两，锉） 麦门冬（一两，去心） 人参（一两，去芦头） 桂心（半两） 陈橘皮（三分，汤浸去白瓤，焙）

右件，捣筛为散。每服三钱，以水一中盏，入生姜半分、枣三枚，煎至六分，去滓，不计时候稍热服。

治伤寒后脾胃气弱，痰逆，不思饮食，四肢虚羸，草豆蔻散方。

草豆蔻（三分，去皮） 藿香（一两） 桂心（三分） 白术（一两） 人参（一两，去芦头） 半夏（半两，汤洗七遍，去滑） 黄芪（一两，锉） 甘草（半两，炙微赤，锉） 陈橘皮（半两，汤浸去白

瓤，焙）

右件药，捣筛为散。每服三钱，以水一中盏，入生姜半分，煎至六分，去滓，不计时候稍热服。

治伤寒重病后，四肢沉困，肢体酸疼，翕翕少气，或两胁拘急，腰背强直，面少颜色，不能饮食，渐至虚羸，宜服人参散方。

人参（一两，去芦头） 白茯苓（一两） 黄芪（一两半，锉） 熟干地黄（一两半） 肉苁蓉（二两，酒浸一宿，刮去皴皮，炙干） 五味子（一两） 附子（一两，炮裂，去皮脐） 陈橘皮（三分，汤浸去白瓤，焙） 半夏（三分，汤洗七遍，去滑） 柴胡（一两，去苗） 桂枝（一两） 白术（三分）

右件药，捣筛为散。每服五钱，以水一中盏，入生姜半分、枣三枚，煎至五分，去滓，不计时候稍热服。

治伤寒后，虚羸黄瘦，五脏气之[①]，宜服桂心散方。

桂心（一两） 人参（一两，去芦头） 黄芪（一两，锉） 甘草（半两，炙微赤，锉） 白茯苓（三分） 肉苁蓉（一两，酒浸一宿，刮去皴皮，炙干）

右件药，捣筛为散。每服五钱，以水一大盏，入生姜半分、枣二枚，煎至五分，去滓，食前稍热服。

治伤寒后虚羸乏力，肢体疼痛，少思饮食，宜服黄芪散方。

黄芪（一两，锉） 白芍药（三分） 桂心（三分） 人参（半两，去芦头） 甘草（半两，炙微赤，锉） 五味子（三分） 白术（半两） 当归（三分，锉，微炒） 牛膝（一两，去苗）

右件药，捣筛为散。每服五钱，以水一大盏，入生姜半分、枣三枚，煎至五分，去滓，食前稍热服。

治伤寒后，肾脏虚羸，耳无所闻，脚膝乏力，宜服附子散方。

附子（一两，炮裂，去皮脐） 熟干地黄（一两半） 芎䓖（三分） 桂心（三分） 人参（三分，去芦头） 白茯苓（一两） 桑螵蛸（一两，微炒） 当归（三分，锉，微炒） 沉香（一两） 牛膝（一两，去苗） 磁石（二两，捣碎，淘去赤汁） 石斛（一两，去根） 肉苁蓉（一两，酒浸一宿，刮去皴皮，炙干）

右件药，捣筛为散。每服五钱，以水一大盏，入生姜半分、枣三枚，煎至五分，去滓，食前稍热服。

治伤寒后虚羸不足，五脏气乏，宜服人参散方。

人参（半两，去芦头） 桂心（半两） 干姜（半两，炮裂，锉） 半夏（半两，汤洗七遍，去滑） 黄芪（一两，锉） 白芍药（半两） 甘草（一分，炙微赤，锉） 五味子（半两） 熟干地黄（一两）

右件药，捣筛为散。每服五钱，以水一大盏，入生姜半分、枣三枚，煎至五分，去滓，食前稍热服。

治伤寒后体气虚羸，四肢黄瘦，不思饮食，宜服黄芪散方。

黄芪（一两，锉） 牛膝（一两，去苗） 附子（一两，炮裂，去皮脐） 甘草（半两，炙微赤，锉） 人参（一两，去芦头） 白茯苓（三分） 五味子（三分） 木香（半两） 白芍药（三分） 熟干地黄（一两） 桂心（三分） 柴胡（一两，去苗） 当归（半两，锉，微炒） 半夏（三分，汤洗七遍，去滑） 陈橘皮（三分，汤浸去白瓤，焙）

右件药，捣筛为散。每服五钱，以水一大盏，入生姜半分、枣三枚，煎至五分，去滓，食前稍热服。

治伤寒后虚气上冲，心胸满闷，连背急痛，恶风，食少，渐加虚羸，宜服沉香圆方。

沉香（一两） 芎䓖（一两） 茯神（一两） 人参（一两，去芦头） 桂心（三分） 当归（一两，锉，微炒） 枳壳（半两，麸炒微黄，去瓤） 白术（一两） 甘草（半两，炙微赤，锉） 五味子（三分） 诃黎勒（一两半，用皮） 木香（一两）

右件药，捣罗为末，炼蜜和捣三二百杵，圆如梧桐子大。每服，以姜枣汤下三十圆，食前服。

治伤寒后风虚气满，背膊烦疼，不能饮食，四肢无力，时复盗汗，日渐虚羸，宜服黄芪圆方。

黄芪（一两，锉） 槟榔（三分） 桔梗（半两，去芦头） 枳壳（半两，麸炒微黄，去瓤） 桂心（三分） 当归（半两，锉，微炒） 陈橘皮（三分，汤浸去白瓤，焙） 厚朴（三分，去粗皮，涂生姜汁，炙令香熟） 牡蛎（一两，烧为粉） 附子（一两，炮裂，去皮脐） 人参（三分，去芦头） 茯神（三分） 甘草（半两，炙微赤，锉） 龙骨（三分） 木香（半两） 薯蓣（三分） 白术（三分） 干姜（半两，

炮裂，锉）

右件，捣罗为末，炼蜜和捣三二百杵，圆如梧桐子大。每服食前，以粥饮下三十圆。

治伤寒后心虚惊悸诸方

夫伤寒后虚损，心气不足，致多惊悸，此由邪热乘于心也。心主于血，心主于神，血脉乱则神气不定，故令惊悸也。

治伤寒后心虚惊悸，或时妄语，四肢烦热，肌体羸瘦，宜服白茯苓散方。

白茯苓（一两） 远志（三分，去心） 半夏（半两，汤洗七遍，去滑） 石膏（一两） 黄芩（半两） 人参（一两，去芦头） 桂心（半两） 熟干地黄（一两） 麦门冬（半两，去心）

右件药，捣筛为散。每服四钱，以水一中盏，入生姜半分、枣二枚，煎至六分，去滓，下饴糖一分，搅令匀，不计时候温服。

治伤寒后心虚惊悸，烦闷及咽喉不利，面目忽赤忽黄，虚羸少力，宜服紫石英散方。

紫石英（一两，细研） 桂心（一两） 紫菀（一两，洗去苗土） 白茯苓（二两） 麦门冬（一两半，去心，焙） 人参（一两，去芦头） 甘草（半两，炙微赤，锉） 黄芪（一两，锉） 熟干地黄（二两）

右件，捣罗为散，入石英和匀。每服五钱，以水一大盏，入生姜半分、枣三枚，煎至五分，去滓，不计时候温服之。

治伤寒后心虚惊悸，恍惚不安，人参散方。

人参（一两，去芦头） 茯神（一两） 陈橘皮（三分，汤浸去白瓤，焙） 杏仁（一分，汤浸去皮尖双仁，麸炒微黄）

右件药，捣筛为散。每服三钱，以水一中盏，入生姜半分、枣三枚，煎至六分，去滓，不计时候温服。

治伤寒后心虚惊悸，烦热口干，头项时疼，宜服龙齿散方。

龙齿（一两） 子芩（三分） 防风（三分，去芦头） 茯神（三分） 川升麻（半两） 大青（半两） 人参（三分，去芦头） 石膏

（一两）

右件药，捣筛为散。每服三钱，以水一中盏，煎至六分，去滓，入竹沥半合，搅匀，不计时候温服。

治伤寒后心虚惊悸，恍惚多忘，或梦惊魇[②]，及诸不足，宜服远志散方。

远志（去心）　人参（去芦头）　龙齿　茯神　紫石英（细研）　赤石脂　当归（锉，微炒）　桂心　甘草（炙微赤，锉）　白术　白芍药　紫菀（洗去苗土）　防风（去芦头，以上各一两）　麦门冬（一两半，去心，焙）

右件药，捣粗罗为散，入石英相和令匀。每服五钱，以水一大盏，入枣三枚，煎至五分，去滓，不计时候温服。

治伤寒后虚羸，心气乏弱，惊悸，多忘，宜服茯神散方。

茯神（一两）　白芍药（半两）　黄芪（一两，锉）　人参（半两，去芦头）　远志（三分，去心）　菖蒲（一两）

右件，捣筛为散。每服三钱，以水一中盏，入枣三枚，煎至六分，去滓，不计时候温服。

治伤寒后伏热在心，心虚惊悸，宜服龙齿圆方。

龙齿（一两）　人参（一两，去芦头）　远志（半两，去心）　铁粉（半两，细研）　防风（三分，去芦头）　茯神（一两）　生干地黄（一两）　麦门冬（一两半，去心，焙）　黄连（三分，去须）　马牙消（三分，细研）　麝香（半分，细研）

右件药，捣罗为末，都研令匀，炼蜜和捣三二百杵，圆如梧桐子大。每服，不计时候，以竹叶金银汤下二十圆。

治伤寒后心虚惊悸，精神昏乱，烦闷，四肢沉重，不能饮食，宜服防风圆方。

防风（一两半，去芦头）　茯神（一两半）　人参（一两半，去芦头）　天门冬（一两半，去心，焙）　黄连（半两，去须）　豉（一合）　白术（二两）

右件药，捣罗为末，炼蜜和捣三二百杵，圆如梧桐子大。每服，不计时候，以粥饮下二十圆。

治伤寒后心虚惊悸，卧起不安，吃食全少，宜服人参圆方。

人参（三分，去芦头） 茯神（三分） 黄连（一两，去须） 麦门冬（一两，去心，焙） 白术（三分） 柏子仁（三分） 枳壳（三分，麸炒微黄，去瓤） 黄芪（三分，锉） 甘草（三分，炙微赤，锉） 陈橘皮（半两，汤浸去白瓤，焙） 厚朴（半两，去粗皮，涂生姜汁，炙令香熟） 龙齿（三分）

右件药，捣罗为末，炼蜜和捣三二百杵，圆如梧桐子大。每服，不计时候，以粥饮下三十圆。

治伤寒后，或用心力劳倦，四肢烦弱，心虚惊悸，翕翕短气，宜服补虚定志圆方。

茯神（一两） 远志（半两，去心） 麦门冬（一两半，去心，焙） 人参（三分，去芦头） 熟干地黄（一两） 甘草（半两，炙微赤，锉） 黄芪（三分，锉） 桂心（半两） 牛膝（半两，去苗） 泽泻（半两）

右件药，捣罗为散，炼蜜和捣三二百杵，圆如梧桐子大。每服，不计时候，以粥饮下三十圆。

治伤寒后心虚惊悸，发即恍惚不定，眠卧不定，酸枣仁圆方。

酸枣仁（三分，微炒） 枸杞子（三分） 甘菊花（三分） 白茯苓（三分） 远志（半两） 天门冬（一两半，去心，焙） 人参（三分，去芦头） 防风（三分，去芦头） 桂心（三分） 赤石脂（一两） 龙齿（一两） 柏子仁（三分）

右件，捣罗为末，炼蜜和捣三二百杵，圆如梧桐子大。每服，不计时候，以粥饮下三十圆。

治伤寒后心虚惊悸，恍惚不定，宜服黄芪圆方。

黄芪（半两，锉） 人参（半两，去芦头） 龙齿（一两） 茯神（三分） 铁粉（一两，细研） 金银箔（各五十片，细研） 防风（半两，去芦头） 远志（半两，去心） 熟干地黄（三分）

右件药，捣筛为散，入铁粉金银箔，都研令匀，炼蜜和捣三二百杵，圆如梧桐子大。每服，不计时候，以粥饮下二十圆。

治伤寒后心虚惊悸，神气不定，宜服龙齿圆方。

龙齿（一两） 人参（一两，去芦头） 虎睛（一对，酒浸一宿，微炙）　茯神（一两）　犀角屑（一两）　龙胆（一两，去芦头）　鬼臼（三分，去毛）　桂心（一两）　防风（半两，去芦头）　远志（三分，去心）　甘草（一分，炙微赤，锉）　麝香（一钱，细研）

右件药，捣罗为末，入麝香研令匀，炼蜜和捣三二百杵，圆如梧桐子大。每服，不计时候，以金银汤下二十圆。

治伤寒后心肺壅热，背膊烦闷，心虚惊悸，眼涩口干，宜服羚羊角圆方。

羚羊角屑（三分）　川升麻（一两）　栀子仁（一两）　玄参（三分）　麦门冬（一两半，去心，焙）　龙齿（一两半）　金银箔（各五十片，与马牙消同研令细）　茯神（一两半）　知母（一两）　防风（一两，去芦头）　子芩（一两）　赤芍药（一两）　大麻仁（一两半，别研如膏）　马牙消（二两，细研）

右件药，捣罗为末，入金银箔、马牙消、麻仁同研令匀，炼蜜和捣三二百杵，圆如梧桐子大。每服，不计时候，以竹叶汤下三十圆。

治伤寒后夹劳诸方

夫伤寒后，气血未实，脏腑尚虚，余毒之气犹存，淹延时日不差，肌体羸瘦，肢节酸痛，壮热憎寒，心烦盗汗，上气咳嗽，呕逆痰涎，饮食不消，腹中癖块，口干舌涩，毛折骨萎，面色青黄，气力乏弱，此皆由虚损致成夹劳也。

治伤寒后夹劳，寒热作时，咳嗽盗汗，四肢疼痛，颊赤面黄，心胸不利，宜服前胡散方。

前胡（一两，去芦头）　半夏（二两，汤洗七遍，去滑）　白鲜皮（三分）　柴胡（三分，去苗）　桑根白皮（三分，锉）　大腹皮（三分，锉）　黄芪（三分，锉）　诃黎勒皮（三分）　白术（三分）　青橘皮（三分，汤浸去白瓤，焙）　甘草（半两，炙微赤，锉）

右件药，捣筛为散。每服五钱，以水一大盏，入生姜半分、枣三枚，煎至五分，去滓，不计时候温服。

治伤寒后夹劳，骨节烦疼，时有寒热，咳嗽，头目疼痛，宜服柴胡散方。

柴胡（一两，去苗） 贝母（一两，煨令微黄） 知母（一两） 人参（一两，去芦头） 赤芍药（一两） 石膏（一两） 黄芩（三分） 白术（半两） 杏仁（一两，汤浸去皮尖双仁，麸炒微黄） 栀子仁（半两） 鳖甲（一两，涂醋炙微黄，去裙襕）

右件药，捣筛为散。每服五钱，以水一大盏，入生姜半分，煎至五分，去滓，不计时候温服。

治伤寒后夹劳，百节疼痛，不能饮食，四肢少力，宜服熟干地黄散方。

熟干地黄（一两） 黄芩（三分） 白芍药（一两） 五味子（三分） 桂心（半两） 甘草（半两，炙微赤，锉） 当归（半两，锉，微炒） 半夏（半两，汤洗七遍，去滑） 人参（半两，去芦头）

右件药，捣筛为散。每服五钱，以水一大盏，入生姜半分，煎至五分，去滓，不计时候温服。

治伤寒后夹劳，四肢烦热，骨节疼痛，不思饮食，时时咳嗽，心胸痰壅，宜服鳖甲散方。

鳖甲（一两半，涂醋炙令黄，去裙襕） 柴胡（一两半，去苗） 秦艽（半两，去苗） 紫菀（半两，洗去苗土） 桔梗（三分，去芦头） 麻黄（三分，去根节） 桃仁（一两，汤浸去皮尖双仁，麸炒微黄） 知母（三分） 半夏（半两，汤洗七遍，去滑） 桂心（半两） 陈橘皮（半两，汤浸去白瓤，焙） 黄芪（三分，锉）

右件药，捣筛为散。每服五钱，以水一大盏，入生姜半分，煎至五分，去滓，不计时候温服。

治伤寒后夹劳，体瘦少力，四肢疼痛，心膈痰壅，时有咳嗽，不思饮食，宜服柴胡散方。

柴胡（一两，去苗） 鳖甲（一两，涂醋炙令黄，去裙襕） 白术（三分） 人参（三分，去芦头） 天门冬（一两，去心） 桑根白皮（半两，锉） 枳壳（半两，麸炒微黄，去瓤） 桂心（半两） 当归（半两，锉，微炒） 百合（三分） 紫菀（三分，洗去苗土） 桔梗（半两，去芦头） 款冬花（半两） 麦门冬（半两，去心） 陈橘皮（半两，汤浸去白瓤，焙） 黄芩（半两） 枇杷叶（三分，拭去毛，炙

令黄）　甘草（半两，炙微赤，锉）

右件，捣筛为散。每服五钱，以水一大盏，入生姜半分，煎至五分，去滓，不计时候温服。

治伤寒后夹劳，脾胃气虚，心腹烦闷，骨热憎寒，饮食不多，咳嗽痰涎，头旋脑闷，小便黄赤，宜服紫苏散方。

紫苏茎叶（一两）　赤茯苓（三分）　麦门冬（半两，去心）　木香（半两）　人参（一两，去芦头）　陈橘皮（三分，汤浸去白瓤，焙）　紫菀（半两，洗去苗土）　柴胡（三分，去苗）　桂心（三分）　当归（三两，锉，微炒）　半夏（三分，汤洗七遍，去滑）　白术（半两）　知母（半两）　桑根白皮（半两，锉）　犀角屑（三分）　黄芩（半两）　槟榔（半两）　枳壳（三分，麸炒微黄，去瓤）

右件，捣筛为散。每服五钱，以水一大盏，入生姜半分，煎至五分，去滓，不计时候温服。

治伤寒后夹劳，烦热，四肢疼痛，不欲饮食，宜服犀角散方。

犀角屑（三分）　赤茯苓（三分）　枳壳（三分，麸炒微黄，去瓤）　柴胡（一两半，去苗）　白术（三两）　鳖甲（一两半，涂醋炙令黄，去裙襕）　知母（半两）　赤芍药（三分）　甘草（半两，炙微赤，锉）

右件，捣筛为散。每服五钱，以水一大盏，入生姜半分，煎至五分，去滓，不计时候温服。

治伤寒后夹劳，黄瘦体热，四肢烦疼，不欲饮食，宜服秦艽散方。

秦艽（一两，去苗）　人参（三分，去芦头）　鳖甲（一两，涂醋炙令黄，去裙襕）　白术（一两）　半夏（半两，汤洗七遍，去滑）　五味子（半两）　甘草（半两，炙微赤，锉）　柴胡（一两，去苗）　黄芩（半两）　桔梗（半两，去芦头）　麦门冬（半两，去心）　黄芪（一两，锉）

右件药，捣筛为散。每服五钱，以水一大盏，入生姜半分，煎至五分，去滓，不计时候温服。

治伤寒后夹劳，胸膈痰壅，不思饮食，气攻背膊，腰脊酸疼，宜服旋覆花散方。

旋覆花（一两）　半夏（三分，汤洗七遍，去滑）　麦门冬（半两，去心）　知母（半两）　甘草（半两，炙微赤，锉）　赤芍药（半两）　柴胡（三分，去苗）　人参（半两，去芦头）　陈橘皮（半两，汤浸去白瓤，焙）　百部（半两）　赤茯苓（三分）　前胡（一两，去芦头）

右件，捣筛为散。每服五钱，以水一大盏，入生姜半分，煎至五分，去滓，不计时候温服

治伤寒后夹劳，四肢无力，脾胃气弱，饮食无味，肩背疼痛，宜服木香圆方。

木香（半两）　鳖甲（一两，涂醋炙令黄，去裙襕）　白茯苓（三分）　柴胡（一两，去苗）　半夏（半两，汤洗七遍，去滑）　桔梗（三分，去芦头）　枳壳（三分，麸炒微黄，去瓤）　五味子（半两）　陈橘皮（三分，汤浸去白瓤，焙）　黄芪（半两，锉）　桃仁（一两，汤浸去皮尖双仁，麸炒微黄）　白芍药（一两）

右件药，捣罗为末，炼蜜和捣三二百杵，圆如梧桐子大。每服不计时候，以粥饮下三十圆。

治伤寒后夹劳，烦热，口干心躁，四肢疼痛，不欲饮食，渐加羸瘦，宜服獭肝圆方。

獭肝（一两，微炒）　生干地黄（一两）　知母（三分）　前胡（一两，去芦头）　虎头骨（三分，微炙）　地骨皮（一两）　子芩（三分）　川升麻（三分）　白术（三分）　枳壳（三分，麸炒微黄，去瓤）　玄参（三分）　柏脂（三分，细研）

右件药，捣罗为末，入柏脂和匀，炼蜜和捣三二百杵，圆如梧桐子大。每服不计时候，以温豉汤下三十圆。

治伤寒夹劳，羸瘦，或时憎寒，卧即汗出，手足时颤，颊赤面黄，宜服天雄圆方。

天雄（一两，炮裂，去皮脐）　人参（一两，去芦头）　防风（一两，去芦头）　鹿茸（一两，去毛，涂酥炙微黄）　远志（一两，去心）　牡蛎（二两，烧为粉）　薯蓣（一两）　泽泻（一两）　牛膝（一两，去苗）　黄芪（一两，锉）　五味子（三分）　山茱萸（三分）　肉苁蓉（一两，酒浸一宿，锉去皴皮，炙干）　桃仁（一两，汤浸去皮尖双仁，麸炒微黄）　熟干地黄（一两）

右件药，捣罗为末，炼蜜和捣三二百杵，圆如梧桐子大。每服，食前以姜橘汤下三十圆。

治伤寒后虚羸盗汗诸方

夫伤寒差后，体气羸弱，脏腑犹虚，或每因睡中，遍身汗出，此皆阳气虚，心气弱，阳属于表，主于肤腠开泄，故津液妄行。心主血，心生汗，今心虚不足，故多盗汗。诊其脉，虚弱微细者是其候也。

治伤寒后虚羸，盗汗不止，四肢无力，向晚增寒，宜服鳖甲散方。

鳖甲（三分，涂醋炙微黄，去裙襕） 苍术（一两，微炒） 附子（三分，炮裂，去皮脐） 甘草（三分，炙微赤，锉） 人参（三分，去芦头） 黄芪（三分，锉） 肉苁蓉（三分，酒浸一宿，刮去皴皮，炙干） 桃仁（三分，汤浸去皮尖双仁，麸炒微黄） 熟干地黄（三分） 牛膝（三分，去苗） 柴胡（三分，去苗） 五味子（三分） 牡蛎（一两，烧为粉） 枳壳（三分，麸炒微黄，去瓤） 杜仲（三分，去粗皮，炙微黄，锉）

右件，捣筛为散。每服五钱，以水一大盏，入生姜半分、枣二枚，煎至五分，去滓，不计时候温服。

治伤寒后虚羸，夜多盗汗，口干心躁，宜服杜仲散方。

杜仲（一两，去粗皮，炙微黄，锉） 牡蛎（一两半，烧为粉） 麻黄根（一两半） 白术（三分） 白茯苓（三分） 黄芪[3] 白芍药（一两） 甘草（半两，炙微赤，锉） 人参（三分，去芦头） 肉苁蓉（一两，酒浸一宿，刮去皴皮，炙干）

右件药，捣筛为散。每服五钱，以水一大盏，煎至五分，去滓，不计时候温服。

治伤寒后虚羸，日夜汗出不止，心躁口干，咽喉不利，宜服此方。

黄雌鸡（一只，去肠胃，理如食法） 肉苁蓉（一两，酒浸一宿，刮去皴皮，切） 麻黄根（二两） 牡蛎（二两，烧为粉）

右件药，先将鸡、麻黄根以水七大盏，煎取汁三大盏，去鸡、麻黄根后，却下茯蓉、牡蛎，煎取一盏半，去滓，分为三服。空心午前夜后临卧时服。

治伤寒虚羸，盗汗不止方。

熟干地黄（五两）

右件药，细锉，以水三大盏，煎至一大盏半，去滓，分为三服，空心午前夜后临卧时服。

又方。

右以术叶，不限多少，浓煮汁饮之。

又方。

白术

右细捣为末。每服，以新汲水调下二钱，日三四服。

又方。

右以韭根四十九茎，以水一大盏，煎至五分，去滓顿服。

又方。

黄芪（一两，锉）　牡蛎粉（一两）　白术（一两，锉）

右以水三大盏，煎至三盏，去滓，食后温饮一中盏。

治伤寒后虚羸，盗汗不止，宜用扑身止汗散方。

麻黄根（二两）　雷圆（三两）　牡蛎（三两，烧为粉）　干姜（一两，炮裂，锉）　甘草（一两，炙微赤，锉）　米粉（五合）

右件药，捣细罗为散。每度，用薄绵裹五两，扑身体，汗止。

又方。

蛤粉（半斤）　麻黄根（四两）　滑石（五两）

右捣细罗为散。每度，用薄绵裹五两，扑身体，汗止。

治伤寒后虚损梦泄诸方

夫伤寒后虚损梦泄者，由邪热乘于肾，则阴气虚，阴气虚则梦交通。肾脏主于精，今肾虚不能制于精，故因梦而泄也。

治伤寒虚损，小腹拘急，腰背强疼，夜梦失精，四肢羸瘦，宜服白芍药散

方。

白芍药　桂心　白术　人参（去芦头）　白茯苓　五加皮　（以上各一两）　干姜（三分，炮裂，锉）　甘草（半两，炙微赤，锉）

右件药，捣粗罗为散。每服四钱，以水一中盏，入生姜半分、枣三枚，煎至六分，去滓，食前温服。

治伤寒后虚损，夜梦失精，头目眩疼，四肢羸劣，宜服龙骨散方。

龙骨　白薇　牡蛎（烧为粉）　白芍药　（以上各一两）　甘草（半两，炙微赤，锉）　附子（三分，炮裂，去皮脐）

右件药，捣粗罗为散。每服五钱，以水一大盏，入生姜半分、枣三枚，煎至五分，去滓，食前温服。

治伤寒后虚损，肾气不足，夜梦失精，宜服薰草散方。

薰草（一两）　龙骨（二两）　熟干地黄（二两）　白术（三分）　人参（去芦头）　茯神　桂心　甘草（炙微赤，锉）　白芍药　（以上各三分）

右件，捣筛为散。每服五钱，以水一大盏，入枣三枚，煎至五分，去滓，食前温服。

治伤寒后肾气虚损，夜梦失精，口干心烦，两颊黑色，皮肤干燥，宜服此方。

龙骨（一两）　白芍药（三分）　人参（三分，去芦头）　熟干地黄（三分）　白茯苓（三分）　桂心（半两）　甘草（半两，炙微赤，锉）　鹿茸（半两，涂酥微炙，去毛）　磁石（一两半，捣碎，水淘去赤汁）

右件药，捣罗为散。每服四钱，以水一中盏，入枣三枚，煎至六分，去滓，食前温服。

治伤寒后虚损，夜梦泄精不禁，宜服鹿角散方。

鹿角屑（一两）　芎䓖（三分）　当归（一两，锉，微炒）　白茯苓（三分）　麋角屑（一两）

右件药，捣粗罗为散。每服三钱，以水一中盏，入薤白三茎、生姜半分、粳米一百粒煎至六分，去滓，食前温服。

治伤寒后虚损，心多忪悸[④]。**夜梦泄精，宜服牡蛎散方**。

牡蛎（烧为粉）　桂心　白芍药　鹿茸（涂酥微炙，去毛）　龙骨

（以上各一两）　甘草（半两，炙微赤，锉）

右件药，捣粗罗为散。每服五钱，以水一大盏，入生姜半分、枣三枚，煎至五分，去滓，食前温服。

治伤寒后肾气虚损，小便余沥，及夜梦失精，阴下湿痒，宜服石斛散方。

石斛（一两半，去根，锉）　巴戟（一两，去心）　桑螵蛸（三分，微炒）　菟丝子（一两，酒浸三日，曝干，别杵为末）　杜仲（三分，去粗皮，炙微黄，锉）

右件药，捣细罗为散，入菟丝末和匀。每服，食前以温酒调下二钱。

治伤寒后肾脏虚损，夜梦失精，及尿后余沥，宜服韭子散方。

韭子（三两，微炒）　麦门冬（一两半，去心，焙）　鹿茸（一两，涂酥炙，去毛）　龙骨（一两）　菟丝子（一两，汤浸三日，曝干，别杵为末）　车前子（一两）

右件捣药，细罗为散，入菟丝末和匀。每服，食前以温酒调下二钱。

治伤寒后虚损，肾气乏弱，精滑，夜梦多泄，宜服薯蓣散方。

薯蓣　韭子（微炒）　麦门冬（去心，焙）　菟丝子（酒浸三日，曝干，别杵为末）　熟干地黄　车前子　龙骨　（以上各一两）　芎䓖（三分）

右件药，捣细罗为散，入菟丝子和匀。每服，食前以温酒调下二钱。

治伤寒后虚损乏力，阴痿，夜梦失精，宜服桑螵蛸散方。

桑螵蛸（微炒）　韭子（微炒）　菟丝子（酒浸三日，曝干，别杵为末）　牡蛎（烧为粉）　车前子　（以上各一两）　麦门冬（一两半，去心，焙）

右件药，捣细罗为散，入菟丝子末和匀。每服，食前以温酒调下二钱。

治伤寒后虚损，夜梦精泄，或因小便，亦有精出，宜服韭子散方。

韭子（一两，微炒）　麦门冬（一两半，去心，焙）　龙骨（一两）　车前子（三分）　菟丝子（一两，酒浸三日，曝干，别杵为末）　人参（一两，去芦头）　泽泻（一两）　石龙芮（三分）

右件药，捣细罗为散，入菟丝子末和匀。每服，食前以温酒下二钱。

治伤寒后虚损，小便如泔，及有余沥，夜梦精泄，此皆肾虚，宜服鹿茸圆

方。

鹿茸（一两，涂酥微炙，去毛） 菟丝子（二两，酒浸三日，曝干，别杵为末） 韭子（一两半，微炒） 泽泻（一两） 白茯苓（一两） 牛膝（一两，去苗） 石龙芮（一两半） 桂心（一两） 龙骨（一两半） 巴戟（一两，去心）

右件药，捣罗为末，炼蜜和捣三二百杵，圆如梧桐子大。每服，以温酒下三十圆，空心及晚食前服。

治伤寒后，夜梦精泄不禁，身体枯燥，瘦瘠骨立者，宜服羚羊角圆方。

羚羊角屑 犀角屑 石龙芮 桂心 木香 （以上各一两） 韭子（微炒） 龙骨 朱砂（细研，水飞过） 鹿茸（酒浸，微炙，去毛） 泽泻 （以上各一两半）

右件药，捣罗为末，炼蜜和捣三二百杵，圆如梧桐子大。每服，食前以温酒下三十圆。

治伤寒后虚损，心气不安，梦寐失精，宜服朱砂圆方。

朱砂（细研，水飞过） 羚羊角屑 人参（去芦头） 白茯苓 （以上各一两） 甘草（半两，炙微赤，锉）

右件药，捣筛为末，入朱砂同研令匀，炼蜜和圆，如梧桐子大。每服，食前以温酒下二十圆。

治伤寒后发疟诸方

夫伤寒病后，邪气未散，阴阳尚虚，因为劳事，二气交争，阴胜则发寒，阳胜则发热，寒热往来，有时而作，故成疟也。

治伤寒后发疟，寒热不定，四肢无力，心烦头疼，不思饮食，宜服柴胡散方。

柴胡（三分，去苗） 鳖甲（一两半，涂醋炙微黄，去裙襕） 知母（一两） 桑根白皮（一两半，锉） 旋覆花（三分） 甘草（三分，炙微赤，锉） 天灵盖（一两半，涂酥炙微黄）

右件药，捣粗罗为散。每服四钱，以童子小便一中盏，煎至五分，去滓，入地黄汁半合，更煎一二沸，不计时候温服。

治伤寒十余日不解，往来寒热，发如温疟，胸膈满闷，宜服半夏散方。

半夏（一两，汤洗七遍，去滑） 人参（一两，去芦头） 柴胡（二两，去苗） 黄芩（一两） 甘草（一两，炙微赤，锉） 栝楼根（二两）

右件药，捣筛为散。每服四钱，以水一中盏，入生姜半分、枣三枚，煎至六分，去滓，不计时候温服。

治伤寒后，朝暮发寒热，或如疟状，宜服黄芩散方。

黄芩（一两） 知母（一两） 葛根（一两，锉） 麻黄（一两，去根节） 甘草（半两，炙微赤，锉） 川大黄（半两，锉碎，微炒）

右件药，捣筛为散。每服五钱，以水一大盏，煎至五分，去滓，不计时候热服，以衣覆之，汗出为效。

治伤寒后经数日，发歇寒热，四肢烦闷，喘息微急，状如疟病，宜服鳖甲散方。

鳖甲（一两半，涂醋炙微黄，去裙襕） 知母（一两） 桑根白皮（一两半，锉） 甘草（三分，炙微赤，锉） 川大黄（二分，锉碎，微炒）

右件药，捣筛为散。每服五钱，以水一大盏，入葱白三茎、豉半合，煎至五分，去滓，不计时候温服。

治伤寒后劳动过多，致成发疟，肢节不利，宜服乌梅散方。

乌梅肉（三分，微炒） 桔梗（一两，去芦头） 赤茯苓（一两） 鳖甲（一两，涂醋炙微黄，去裙襕） 栀子仁（一分） 柴胡（一两，去苗） 甘草（半两，炙微赤，锉）

右件药，捣筛为散。每服五钱，以水一大盏，入生姜半分，煎至五分，去滓，不计时候温服。

治伤寒后发疟，动作无时方。

川升麻（二两） 恒山（一两） 蜀漆（一两）

右件药，捣筛为散。每服四钱，以水一中盏，煎至六分，去滓，空心温服，良久当吐，未吐再服。

治伤寒后发疟，或时寒热，宜服松萝散方。

松萝（三分）　乌梅肉（一两，微炒）　恒山（一两）　栀子仁（半两）　川升麻（一两半）　鳖甲（二两，涂醋炙微黄，去裙襕）

右件药，捣筛为散。每服四钱，以水一中盏，煎至七分，去滓，空腹温服，如人行五里再服，以吐痰毒为度。

治伤寒后毒气不解，变成疟状，发作无时，寒热不止方。

恒山（二两）　鳖甲（二两半，涂醋炙微黄，去裙襕）　川升麻（一两半）　栀子仁（一两）

右件药，捣细罗为散。每服，食前以温水调下二钱，以吐为度。

治伤寒后余毒不散，寒热往来，变成疟状，豉心圆方。

豉心（一合）　川大黄（二两，锉碎，微炒）　恒山（一两）　川升麻（一两）　附子（半两，炮裂，去皮脐）

右件药，捣罗为末，炼蜜和圆，如梧桐子大。每服，食前以温水下二十圆。

治伤寒后发温疟方。

恒山（半两）　川大黄（半两，锉碎，微炒）　黄丹（半两，炒令紫色）

右件药，捣罗为末，炼蜜和圆，如梧桐子大。每服，食前以升麻煎汤下十五圆。

治伤寒后肺萎劳嗽诸方

夫伤寒后肺萎劳嗽者，是大发汗后，因复下之，则亡津液，而小便反利者，此为上虚不能制于下也，上虚不能制于下者，是虚邪之气聚于胃，伤于肺，使人咳嗽，多骨热而面虚肿，久嗽不已，遂成肺萎劳嗽之病也。

治伤寒后肺萎劳嗽，四肢烦疼，痰唾不止，宜服麻黄散方。

麻黄（三分，去根节）　桔梗（一两，去芦头）　天门冬（一两，去心）　白蒺藜（一两，微炒，去刺）　五味子（一两）　紫苏茎叶（一两）

右件药，捣筛为散。每服四钱，以水一中盏，入生姜半分，煎至六分，去滓，不计时候温服。

治伤寒后肺萎劳嗽，连连不绝，四肢烦热，两颊色赤，饮食全少，宜服柴胡散方。

柴胡（三分，去苗） 桔梗（三分，去芦头） 紫菀（三分，洗去苗土） 知母（三分） 贝母（三分，煨令微黄） 诃黎勒皮（三分） 乌梅肉（半两，微炒） 百合（三分）

右件药，捣筛为散。每服四钱，以水一中盏，煎至六分，去滓，下地黄汁半合，搅匀，不计时候温服。

治伤寒后肺萎劳嗽，唾如牛涎，日夜及升，坐卧不安，胁下痛，宜服款冬花散方。

款冬花（半两） 桑枝（一两半，锉） 紫菀（半两，洗去苗土） 獭肝（三分，微炙） 蛤蚧（三分，涂酥炙微黄） 桔梗（半两，去芦头） 贝母（半两，煨令微黄） 赤芍药（三分） 赤茯苓（三分） 甘草（半两，炙微赤，锉）

右件药，捣粗罗为末。每服四钱，以水一中盏，入生姜半分，煎至六分，去滓，不计时候温服。

治伤寒后肺萎劳嗽，涕唾稠黏，骨节烦闷，发歇寒热，宜服鳖甲散方。

鳖甲（一两，涂醋炙微黄，去裙襕） 柴胡（一两，去苗） 知母（一两半） 赤茯苓（三分） 款冬花（半两） 桑根白皮（半两，锉） 乌梅肉（三分，微炒） 栀子仁（一分） 甘草（半两，炙微赤，锉）

右件药，捣筛为散。每服四钱，以水一中盏，入葱白二茎、生姜半分，煎至六分，去滓，不计时候温服。

治伤寒后肺萎劳嗽，唾浓血腥臭，连连不止，渐将羸瘦，宜服紫菀散方。

紫菀（一两，洗去苗土） 桔梗（一两半，去芦头） 天门冬（一两，去心） 贝母（一两，根[⑤]令微黄） 百合（三分） 知母（三分） 生干地黄（一两半）

右件药，捣筛为散。每服四钱，以水一中盏，煎至六分，去滓，不计时候温服。

治伤寒后肺萎劳嗽，唾多稠涎，羸瘦喘促，仍多盗汗，宜服牡蛎散方。

牡蛎（一两半，烧为粉） 紫菀（一两，洗去苗土） 旋覆花（半两） 甘草（半两，炙微赤，锉） 桔梗（一两，去芦头） 萎蕤（一两） 沙参（三分，去芦头） 黄芪（一两，锉） 柴胡（一两，去苗）

右件药，捣筛为散。每服四钱，以水一中盏，入生姜半分，煎至六分，去滓，入生地黄汁半合，更煎一两沸，放令温，不计时候服。

治伤寒后肺萎劳嗽，涎唾不止，宜服黄芪散方。

黄芪（三分，锉） 木通（半两，锉） 赤茯苓（三分） 桔梗（三分，去芦头） 甜葶苈（半两，隔纸炒令紫色） 桑根白皮（半两，锉）

右件药，捣粗罗为散。每服四钱，以水一中盏，入生姜半分，煎至六分，去滓，不计时候温服。

治伤寒后肺萎上气，痰嗽，多唾稠黏，胸膈不利，五味子散方。

五味子（三分） 细辛（一分） 贝母（半两，煨令微黄） 柴胡（半两，去苗） 桑根白皮（三分，锉） 射干（半两） 陈橘皮（一分，汤浸去白瓤，焙） 甘草（一分，炙微赤，锉）

右件药，捣筛为散。每服四钱，以水一中盏，入生姜半分，煎至六分，去滓，不计时候温服。

治伤寒后肺萎劳嗽，气喘唾血，宜服麦门冬散方。

麦门冬（一两，去心） 桔梗（三分，去芦头） 紫菀（三分，洗去苗土） 五味子（三分） 麻黄（三分，去根节） 续断（三分） 贝母（三分，煨微黄） 桑根白皮（三分，锉） 甘草（半两，炙微赤，锉）

右件药，捣筛为散。每服四钱，以水一中盏，入生地黄一分、竹茹一鸡子大，煎至六分，去滓，不计时候温服。

治伤寒后肺萎劳嗽，上气喘促，宜服马兜铃散方。

马兜铃（半两） 桑根白皮（一两，锉） 甘草（一分，炙微赤，锉） 白前（半两） 桔梗（一两，去芦头） 款冬花（半两）

右件药，捣筛为散。每服二钱，以水一中盏，入灯心半束，煎至六分，去滓，不计时候温服。

治伤寒后暴嗽，喘急，欲成肺萎劳嗽，宜服贝母圆方。

贝母（一两半，煨令微黄） 桔梗（一两，去芦头） 甘草（一两，炙微赤，锉） 紫菀（一两，洗去苗土） 杏仁（半两，汤浸去皮尖双仁，麸炒微黄）

右件药，捣罗为末，炼蜜和圆，如梧桐子大。每服，不计时候，以粥饮下二十圆。或圆如弹子大，绵裹一圆，含咽津亦佳。

治伤寒后肺萎劳嗽，唾成五色，喘息渐急，食少羸瘦，宜服天门冬圆方。

天门冬（一两半，去心，焙） 大麻仁（一两，别研如膏） 桔梗（一两，去芦头） 川升麻（二分） 贝母（三分，煨令微黄） 五味子（三分） 款冬花（三分） 紫菀（三分，洗去苗土） 麻黄根（半两，去根节） 陈橘皮（半两，汤浸去白瓤，焙） 甘草（半两，炙微赤，锉） 紫苏子（半两） 诃黎勒皮（三分） 川大黄（一两，锉碎，微炒） 杏仁（半两，汤浸去皮尖双仁，麸炒微黄） 厚朴（三分，去粗皮，涂姜汁，炙令香熟）

右件药，捣罗为末，炼蜜和圆，如梧桐子大。每服，不计时候，以温蜜水下二十圆。

治伤寒后肺萎劳嗽，涕唾稠黏，日晚即发寒热，面色或赤，心肋妨满，宜服獭肝圆方。

獭肝（半两，微炒） 鳖甲（三分，涂醋炙令黄，去裙襴） 知母（半两） 桔梗（半两，去芦头） 旋覆花（半两） 川大黄（三分，锉碎，微炒） 柴胡（三分，去苗） 槟榔（半两） 赤茯苓（半两） 枳壳（三分，麸炒微黄，去瓤） 赤芍药（半两） 秦艽（半两，去苗）

右件药，捣罗为末，炼蜜和捣三二百杵，圆如梧桐子大。不计时候，以粥饮下二十圆。

治伤寒后脚气诸方

夫伤寒后脚气者，此是风毒湿气，滞于肾经。缘肾主腰膝，令[⑥]肾既湿，故脚弱而满，即成脚气也。又春夏之时，温湿之气搏于肾经，沉滞不散，两脚浮肿，疼闷而热，遇其体性夙有风毒，则湿之气上冲心肺，即气闷而胸满。致于夭横，诊其左手尺脉，当洪而数是其候也。若服药后，其脉沉而缓者，疾当愈也。

治伤寒后脚气上攻，心腹妨闷，坐卧不安，宜服槟榔散方。

槟榔（三分） 羚羊角屑（三分） 木香（三分） 郁李仁（半两，汤浸去皮，微炒） 吴茱萸（一分，汤浸七遍，焙干，微炒） 陈橘皮（三分，汤浸去白瓤，焙）

右件药，捣粗罗为散。每服三钱，以水一中盏，煎至六分，去滓，不计时候温服。

治伤寒后，脚气攻心，闷乱，腹满如石，大小便涩，宜服鳖甲散方。

鳖甲（三分，涂醋炙微黄，去裙襕） 木通（三分，锉） 郁李仁（一两，汤浸去皮尖，微炒） 赤茯苓（一两） 羚羊角屑（三分） 槟榔（三分）

右件药，捣粗罗为散。每服四钱，以水一中盏，煎至六分，去滓，不计时候温服。

治伤寒后脚气，心下痞坚，或时妨痛，不能下食，宜服木香散方。

木香（三分） 鳖甲（三分，涂醋炙微黄，去裙襕） 诃黎勒皮（三分） 槟榔（三分） 赤茯苓（三分） 郁李仁（三分，汤浸去皮尖，微炒）

右件药，捣粗罗为散。每服四钱，以水一中盏，煎至六分，去滓，不计时候温服。

治伤寒后脚气冲心，烦闷气促，脚膝酸疼，昏沉不利，宜服沉香散方。

沉香（三分） 赤芍药（一两） 木通（三分，锉） 紫苏茎叶（一两半） 吴茱萸（半两，汤浸七遍，曝干，微炒） 槟榔（三分） 川朴硝（一两）

右件药，捣粗罗为散。每服三钱，以水一中盏，入生姜半分，煎至六分，去滓，不计时候温服。

治伤寒后脚气，心烦满闷，不下饮食，呕逆痰唾，宜服半夏散方。

半夏（三分，汤洗七遍，去滑） 枳壳（三分，麸炒，去白瓤） 赤茯苓（三分） 前胡（三分，去芦头） 木通（三分，锉） 人参（三分，去芦头）

右件药，捣筛为散。每服三钱，以水一中盏，入生姜半分，煎至六分，去滓，不计时候温服。

治伤寒后气冲心，神识闷乱，宜服桑白皮散方。

桑白皮（三分，锉） 大腹皮（一两，锉） 木通（三分，锉） 陈橘皮（三分，汤浸去白瓤，焙） 紫苏茎叶（三分）

右件药，捣筛为散。每服半两，以水一大盏，入生姜半分，煎至五分，去滓，不计时候温服。

治伤寒后脚气上冲，心膈烦闷，宜服羚羊角散方。

羚羊角屑（一两） 旋覆花（三分） 赤茯苓（一两） 黄芩（三分） 半夏（三分，汤洗七遍，去滑） 槟榔（三分） 陈橘皮（三分，汤浸去白瓤，焙） 吴茱萸（半两，汤浸七遍，焙干，微炒）

右件药，捣筛为散。每服四钱，以水一大盏，入生姜半分，煎至五分，去滓，不计时候温服。

治伤寒后脚气冲心，心神烦乱，呕逆恶食，脚膝酸疼，宜服紫苏散方。

紫苏茎叶（一两） 木香（三分） 赤茯苓（三分） 沉香（一两） 吴茱萸（一分，汤浸七遍，焙干，微炒） 赤芍药（一两） 陈橘皮（三分，汤浸去白瓤，焙） 木通（一两，锉） 槟榔（三分）

右件药，捣粗罗为散。每服三钱，以水一中盏，入生姜半分，煎至六分，去滓，不计时候温服。

治伤寒后脚气上攻，痰逆，头目旋闷，宜服前胡散方。

前胡（一两，去芦头） 半夏（三分，汤洗七遍，去滑） 桂心（三分） 甘草（三分，炙微赤，锉） 陈橘皮（三分，汤浸去白瓤，焙） 赤茯苓（一两半） 大腹子⑦（三分） 桑根白皮（一两半，锉）

右件药，捣筛为散。每服四钱，以水一大盏，入生姜半分，煎至五分，去滓，不计时候温服。

治伤寒后风毒，脚气，心膈壅闷，头旋目眩，宜服犀角散方。

犀角屑（三分） 防风（一两，去芦头） 羌活（一两） 秦艽（一两，去苗） 桂心（三分） 陈橘皮（一两，汤浸去白瓤，焙） 大腹子（三分） 牛膝（一两半，去苗）

右件药，捣筛为散。每服五钱，以水一中盏，入生姜半分，煎至五分，去滓，不计时候温服。

治伤寒后脚气上攻，烦满，及脚膝疼肿，宜服赤茯苓散方。

赤茯苓（一两） 赤芍药（一两） 枳壳（三分，麸炒微黄，去瓤） 大腹子（三分） 桑根白皮（一两半，锉） 柴苏茎叶（三分） 百合（三分） 川大黄（三分，锉碎微炒） 甘草（半两，炙微赤，锉） 郁李仁（三分，汤浸去皮尖，微炒） 汉防己（三分） 羚羊角屑（三分）

右件药，捣筛为散。每服五钱，以水一大盏，入生姜半分，煎至五分，去滓，不计时候温服。

治伤寒后脚气上攻，心胸烦闷，喘促食少，宜服柴胡散方。

柴胡（一两，去苗） 旋覆花（三分） 青橘皮（三分，汤浸去白瓤，焙） 大腹子（三分） 半夏（三分，汤浸七遍去滑） 桑根白皮（一两半，锉） 柴苏茎叶（三分） 马牙消（二两） 甘草（半两，炙微赤，锉）

右件药，捣粗罗为散。每服四钱，以水一大盏，入生姜半分，煎至五分，去滓，不计时候温服。

又方。

木香（三分） 槟榔（三分） 川朴硝（三分） 紫苏茎叶（半两） 枳实（半两，麸炒微黄）

右件药，捣粗罗为散。每服三钱，以水一中盏，入生姜半分、葱白三茎，煎至五分，去滓，不计时候温服。

治伤寒后脚气，并背气[8]，宜服大黄圆方。

川大黄（一两，锉碎，微炒） 牛膝（三分，去苗） 槟榔（一两） 枳壳（三分，麸炒微黄，去瓤） 木香（三分） 人参（三分，去芦头） 郁李仁（一两，汤浸去皮尖，微炒） 桂心（三分） 前胡（一两，去芦头）

右件药，捣罗为末，炼蜜和捣二三百杵，圆如梧桐子大。每服，食前以温酒下三十圆。

治伤寒后脚气久不差，心腹胀满，腿膝浮肿，胸膈妨闷，宜服木瓜圆方。

木瓜（一两半，干者） 桂心（半两） 沉香（一两） 柴胡（一两，去苗） 槟榔（一两） 高良姜（三分，锉） 赤芍药（一两） 吴茱萸（三分，汤浸七遍，曝干微炒） 厚朴（三分，去粗皮，涂生姜汁，

炙令香熟）

右件药，捣罗为末，炼蜜和捣三二百杵，圆如梧桐子大。每服食前，以生姜汤下三十圆。

治伤寒后初觉脚气，宜用淋蘸方。

薏苡仁根（三两）　蒴藋枝（五两）　枳壳根（三两）　吴茱萸（一两）

右件药，细锉，以水三斗，煎至二斗，去滓，入盐半合，浆水一碗，看冷热淋脚。欲淋时，蹋一新砖，勿令汤过脚面，旋旋淋之，汤尽为度。淋蘸脚了，以少生姜汁，熟摩脚心。

治伤寒后脚气，肿满不消，宜用淋蘸方。

蓖麻叶（一两）　枸杞根（一两）　葡萄蔓（一两）　蒴藋（七两，锉）　羌活（一两）　藁本（一两）　吴茱萸（半两）　杏仁（半两）　椒（一合）　青盐（一两）

右件药，捣细锉。分为二剂，每剂用水二斗，入葱白连须三茎、生姜一两拍碎，煎至 斗二升，去滓，入盐半匙，避风处，看冷热淋蘸。

治伤寒后腰脚疼痛诸方

夫肾者，精神之舍，元气之系，通于经络，主于腰脚。若伤寒后肾气虚损，风邪所侵，流入少阴之经，与血气相击，久而不散，即令腰脚疼痛也。

治伤寒后，风虚，腰脚顽痹，骨髓疼痛，不能久立，宜服羌活散方。

羌活　防风（去芦头）　黄芪　五加皮　牛膝（去苗，以上各一两）　酸枣仁（微炒）　丹参　桂心　赤芍药　麻黄（去根节）　槟榔　当归（锉，微炒）　木通　玄参（以上九味各一两）　枳实（半两，麸炒微黄）

右件药，细锉和匀。每服半两，水一大盏，入生姜半分，煎至五分，去滓，食前温服。服药讫，即以衣覆卧，良久即食。

治伤寒后，风毒攻腰脚，骨节疼痛，宜服麻黄散方。

麻黄（一两，去根节）　细辛（一两）　独活（一两）　丹参（三分）　牛膝（三分，去苗）　萆薢（三分，锉）　黄芪（三分，锉）　桂心（一两）　防风（一两，去芦头）　当归（一两）　羚羊角屑（一两）　磁石（二两，捣碎，水淘去赤汁）

右件药，捣筛为散。每服四钱，以水一中盏，入生姜半分，煎至六分，去滓，食前温服。

治伤寒后，肝肾风虚，毒气壅滞，大小肠秘涩，气攻腰脚，疼痛妨闷，宜服大腹皮散方。

大腹皮（一两，锉）　桂心（一两）　槟榔（半两）　赤芍药（一两）　泽泻（一两）　木通（三分，锉）　木香（半两）　川朴硝（三分）

右件药，捣粗罗为散。每服四钱，以水一中盏，入生姜半分，煎至六分，去滓，食前温服。

治伤寒后，脏腑虚弱，腰膝疼痛，瘦瘁[9]，宜服牛膝散方。

牛膝（去苗）　石斛（去根，锉）　薯蓣　赤芍药　杜仲（去粗皮，炙根[10]黄，锉）　萆薢（锉，以上各三分）　当归（一两，锉，微炒）　桑寄生（半两）　熟干地黄（一两）

右件药，捣筛为散。每服五钱，以水一中盏，入酒三合、生姜半分，煎至六分，去滓，食前温服。服药后徐步，令药势行。

治伤寒后，肾脏风虚，脚膝疼痛少力，不能步，宜服独活散方。

独活（一两）　防风（三分，去芦头）　五加皮（三分）　附子（一两，炮裂，去皮脐）　赤芍药（一两）　干姜（半两，炮裂，锉）　桂心（一两半）　牛膝（一两，去苗）　五味子（三分）　杜仲（一两半，去粗皮，炙微黄，锉）　石斛（一两，去根）　沉香（一两）

右件药，捣筛为散。每服五钱，以水一大盏，入生姜半分，煎至五分，去滓，食前温温服。

治伤寒后，腹胀气急，连腰脚疼痛，宜服桂心散方。

桂心　陈橘皮（汤浸去白瓤，焙）　白术　附子（炮裂，去皮脐）　当归（锉，微炒）　木香　厚朴（去粗皮，涂生姜汁，炙令香熟，以上各半两）　槟榔（一两）

右件药，捣细罗为散。每服，食前以温酒调下二钱。

治伤寒后虚冷，腰间有积滞，气流注腰脚，疼不可忍，宜服槟榔圆方。

槟榔（半两） 陈橘皮（半两，汤浸去白瓤，焙） 桂心（半两） 赤芍药（半两） 附子（半两，炮裂，去皮脐） 干姜（一分，炮裂，锉） 牵牛子（五两，微炒，别杵罗，取末二两半）

右件药，捣罗为末，都研令匀，炼蜜和圆，如梧桐子大。食前，以温生姜汤下三十圆，相次以生姜粥饮投之，良久当利，未利再服。

治伤寒后，腰间气滞，流注脚膝，疼痛，宜服沉香散方。

沉香（一两） 五加皮（一两） 枳实（半两，麸炒微黄） 桂心（一两） 槟榔（一两） 附子（半两，炮裂，去皮脐） 当归（半两，锉，微炒） 木香（半两） 川大黄（一两，锉碎，微炒）

右件药，捣细罗为散。每服，食前以葱白汤调下二钱服之。

治伤寒后，脚[11]脚疼痛，宜服威灵仙散方。

威灵仙（一两半） 牵牛子（二两，微炒） 陈橘皮（三分，汤浸去白瓤，焙） 厚朴（三分，去粗皮，涂生姜汁，炙令香熟） 吴茱萸（半两，汤浸七遍，曝干，微炒）

右件药，捣细罗为散，空心，以温酒调下二钱，当泻下恶物。

治伤寒后，肩背拘急，腰脚疼痛方。

羌活（一两） 干薄荷（一两） 木香（三分） 槟榔（三分） 威灵仙（二两）

右件药，捣细罗为散。每服，食前以温酒调下二钱。

治伤寒后，风气流注，腰脚疼痛，坐卧有妨，宜用贴熁[12]方。

附子（半两，生用） 桂心（半两） 吴茱萸（一分，生用）

右件药，捣罗为末，用生姜自然汁，调令稀稠得所，入铫[13]子内，慢火煎如饧，摊在蜡纸上，于痛处贴熁之。

治伤寒后，毒气攻注，腰脚疼痛，宜用芫花散熨方。

芫花（二两） 吴茱萸（二两） 醋糟（八两）

右件药，相和令匀，于铫子内，炒令热，以青布裹，于痛处熨之。如稍干，以醋拌令润，再炒熨之，以痛止为度。

治伤寒后，毒气伤于经脉，即致腰脚疼痛方。

鹿角（一只长三寸，截之） 酒（七升）

右件药，先用鹿角，以炭五斤，烧令通赤，内于酒中蘸，如此五度止，浸经一宿。每服，空心及晚食前，暖一中盏服。

治伤寒发豌豆疮灭瘢痕诸方

夫伤寒之病，发豌豆疮者，皆是热毒所为。其毒气中于脏腑，余毒之气冲于肌肉而生疮疹，及其病析则疮愈，而毒气尚未全散，故疮痂虽落，其瘢犹黡[14]，或凹凸肉起，宜用消毒灭瘢之药以敷焉。

治伤寒发豌豆疮，差后瘢痕不没，宜涂鹰粪白膏方。

鹰粪白（半合） 辛夷（一两） 白附子（一分） 杜若（二两） 细辛（二两）

右件药，捣碎，以酒一升，浸一宿，入羊髓五两，慢火煎五七沸，去滓，盛于瓷盒中。每用时，先以新布揩疮瘢令热，后以药薄涂之。

治伤寒，发豌豆疮初差，宜涂朴硝膏方。

川朴硝（一两，细研如粉） 猪胆（一枚，用汁）

右件药，相和，调为膏，用摩疮瘢上，勿令动着，任疮痂自落。

治伤寒发豌豆疮，差后，宜涂灭瘢白芷膏方。

白芷（一两） 当归（一两） 鸡屎白（五两）

右件药，用猪脂七两、麻油三两，以慢火煎白芷色黄，去滓，内鸡屎白，搅和，煎如膏，入瓷器内盛。每日涂摩疮瘢上。

治伤寒，豌豆疮差后，满面疮瘢，久不没，宜涂白蔹膏方。

白蔹（三分） 矾石（半两，生用） 白石脂（一分） 杏仁（一两，汤浸去皮尖双仁，研如膏）

右件药，捣细罗为散，次入杏仁膏，研令匀，后入新鸡子白一枚、酥二两相和，研为膏，入瓷器中盛。每夜，取涂面上，来日以温浆水洗之。

治伤寒生豌豆疮，新差后，满面疮瘢，宜用猪蹄汤洗方。

猪蹄（一两） 芎䓖（半两） 葳蕤（半两） 桑根白皮（半两） 白术（半两） 白茯苓（半两） 商陆（半两） 白芷（半两）

右件药，都细锉，先以水二斗，煮猪蹄至一斗五升，去猪蹄，下药，煎至八升，去滓，每夜洗之。

治伤寒生豌豆疮，差后瘢痕不消，宜涂白附子膏方。

白附子　密陀僧　牡蛎（烧为粉）　芎䓖　白茯苓　（以上各半两）

右件药，捣细罗为散，更研令极细，以酥调敷疮瘢上。

治伤寒，生豌豆疮差后，瘢痕赤肿不消，宜涂栝楼子膏方。

栝楼子（一升，汤浸，擘取仁，细研如膏）　白石脂（一两，捣罗为末）　麝香（一分，细研）　雄雀粪（半两，白色者，细研）

右件药，都研令匀，用菟丝子苗，研取自然汁，调如膏。夜间先煎葱白汤洗面，后涂药，明旦以暖浆水洗之。

治伤寒，热毒发豌豆疮，差后，满面瘢痕，玉屑膏方。

玉屑　密陀僧　附子（生，去皮脐，捣细罗为末）　珊瑚　（以上各二两）

右件药，都研令细，每度，以药末二钱，用真牛酥调匀，夜卧时，涂面，来日以温浆水洗之。

又方。

鹰粪白（二两半）　白僵蚕（二两）

右件药，先捣僵蚕为末，次入鹰粪白，同研如粉，以白蜜调和稀饧，涂于瘢上，日二易之。

又方。

杏仁（一两，汤浸去皮尖双仁，则[15]研为膏）　鸡子白（二枚）

右件药相和，调如稀饧，每夜涂疮瘢上，至旦以温浆水洗之。

又方。

鸡子（七枚，煮熟用黄）　乱发（一两，剪碎）

右件药，同于铫子内炒，候发消尽成油，用薄绵滤，入瓷盒中盛，夜卧时涂摩之。

又方。

马齿苋（自然汁，五合）　蛤粉（二两，细研）

右件药，相和令匀，每日涂于疮瘢上。

又方。

川升麻（二两）　白蜜（三两）

右件药，先以水一大盏，煎升麻取半盏，滤去滓，下蜜更煎良久，候冷，旋旋取涂摩疮瘢上。

治伤寒后劳复诸方

夫伤寒病新差，津液未复，血气尚虚，若劳动早，更复成病，故云劳复也。若言语思虑，则劳神；梳头澡浴，则劳力；劳则生热，热则气虚，还入经络，故复病也，其脉紧者，宜下之也。

治伤寒后劳复，壮热，肢节不利，宜服大青散方。

大青（二两） 甘草（一两，炙微赤，锉） 阿胶（一两，杵碎，炒令黄燥） 豉（三两） 白术（一两） 陈橘皮（一两，汤浸去白瓤，焙）

右件药，捣粗罗为散。每服五钱，以水一大盏，煎至五分，去滓，不计时候温服。

治伤寒后劳复，体热，鼻衄，宜服解肌退热，柴胡散方。

柴胡（三分，去苗） 木香（半两） 茯神（半两） 赤芍药（半两） 犀角屑（半两） 石膏（一两） 葛根（半两，锉） 麻黄（三分，去根节） 甘草（半两，炙微赤，锉） 生干地黄（半两） 黄芩（半两）

右件药，捣筛为散。每服四钱，以水一中盏，入生姜半分、枣三枚，煎至六分，去滓，不计时候温服。

治伤寒新差后，因食早起，动多劳复，栀子散方。

栀子仁 桂心 麻黄（去根节） 川大黄（锉碎，微炒） 甘草（炙微赤，锉，以上各一两） 豉（二两）

右件药，捣筛为散。每服五钱，以水一大盏，煎至五分，去滓，不计时候温服。

治伤寒新差后，起早，饮食过度，劳复，宜服此方。

栀子仁（一两） 石膏（三两） 雄鼠粪（三七枚） 豉（二合） 川大黄（二两，锉碎，微炒） 枳壳（一两，麸炒微黄，去瓤）

右件药，捣粗罗为散。每服三钱，以水一中盏，煎至六分，去滓，不计时候温服。

治伤寒大病已解，复劳如初，宜服枳实散方。

枳实（麸炒微黄） 栀子仁 麻黄（去根节） 柴胡（去苗） 桂心（以上各一两） 豉（二两）

右件药，细锉和匀。每服半两，以水一大盏，煎至五分，去滓，不计时候热服，如未汗再服。

治伤寒差后，食早伤脾胃，劳复，宜服槟榔散方。

槟榔 麦蘖（炒令微黄） 白术 人参（去芦头，以上各一两） 曲（二两，炒令微黄） 桔梗（半两，去芦头）

右件药，捣粗罗为散。每服三钱，以水一中盏，入生姜半分、枣三枚，煎至五分，去滓，不计时候温服。

治伤寒差后，劳复，头痛壮热，肢节烦疼，宜服桂心散方。

桂心 甘草（炙微赤，锉） 人参（去芦头） 赤茯苓 赤芍药 麻黄（去根节） 芎䓖 厚朴（去粗皮，涂生姜汁，炙令香熟，以上各一两）

右件药，捣粗罗为散。每服三钱，以水一大盏，入生姜半分，煎至五分，去滓，不计时候温服。

治伤寒后，令病人不复发，宜服鳖甲散方。

鳖甲（二两，涂醋炙微黄，去裙襕） 白术（二两半） 防风（一两，去芦头） 栝楼根（一两） 桔梗（一两，去芦头） 细辛（三分） 附子（半两，炮裂，去皮脐） 干姜（半两，炮裂，锉） 桂心（半两）

右件药，捣筛罗为散。每服五钱，以水一大盏，煎至五分，去滓，不计时候温服。

治伤寒后，饮食多，劳复如初，壮热心烦，宜服麦门冬散方。

麦门冬（去心） 麻黄（去根节） 川大黄（锉碎，微炒） 桔梗（去芦头，以上各一两） 豉（二合） 甘草（半两，炙微赤，锉）

右件药，捣筛为散。每服五钱，以水一大盏，煎至五分，去滓，不计时候温服。

治伤寒已愈后，食饮过多，复发，宜服香豉散方。

豉（二合） 甘草（半两，炙微赤，锉） 白术（一两） 槟榔（一

两）　川大黄（一两，锉碎，微炒）　川芒硝（半两）

右件药，捣筛为散。每服半两，以水一大盏，煎至五分，去滓，不计时候温服，以疏利为度。

治伤寒已愈，因食过多，劳复，头痛壮热，宜服栀子仁粥方。

栀子仁（一两）　豉（一合）　人参（半两，去芦头）　柴胡（半两，去苗）　雄鼠粪（二七枚）

右件药，以水二大盏，煎取一大盏，去滓，内粟米半合，煮作稀粥，不计时候温服。

治伤寒已愈，气未平复，劳动起早，复发，宜服枳壳散方。

枳壳（三分，麸炒微黄，去瓤）　人参（三分，去芦头）　栀子仁（半两）　黄芪（三分，锉）　白术（三分）　甘草（一分，炙微赤，锉）

右件药，捣粗罗为散。每服五钱，以水一大盏，煎至五分，去滓，不计时候温服。

又方。

头垢（二两，烧灰）　麝香（一钱）

右都细研为散。每服，不计时候，温水调下一钱。

又方。

鸡子空壳碎之（炒令黄黑色）

右件药，细罗为散。每服，以热粥饮调下三钱，汗出即愈。

治伤寒阴阳易诸方

夫伤寒后，有阴易阳易病者，皆是病新差未满百日，体力犹虚，乖于将摄，女人即名阴易，丈夫即名为阳易，筋脉拘急，手足皆拳。若得斯疾，即须急治，若稍失治，当为必死之病也。

治伤寒病差后，阴阳易，劳复如初，宜服葛根散方。

葛根（一两半，锉）　生干地黄（一两半）　生姜（一两）　麦门冬（一两，去心）　葱白（二七茎）　豉（二合）　劳水（五升，此水以杓

扬之一千遍，名曰劳水）

右件药，细锉和匀。每服半两，以劳水一大盏，煎至五分，去滓，不计时候温服。

治伤寒后，阴阳易病，乍寒乍热，发作有时，宜服地骨皮散方。

地骨皮（半两） 知母（三分） 麦门冬（三分，去心） 淡竹沥（半合） 白蜜（半两）

右件药，细锉，用水两大盏半，煎至一盏半，去滓，入蜜竹沥，搅令匀，分作五服，不计时候温服。

治伤寒后未平复，阴阳交合，变成易病，身体大热，气冲胸背，手足拳挛方。

干姜（一两，炮裂，锉） 丹参（一两） 甘草（一两，炙微赤，锉）

右件药，捣筛为散。每服五钱，以水一大盏，煎至五分，去滓，不计时候温服。

治伤寒后，阴阳易，小腹硬，卵缩疞痛，宜服知母散方。

知母（三分） 柴胡（三分，去苗） 麦门冬（一两，去心，焙） 豉（二合） 木香（一两） 甘草（一分，炙微赤，锉）

右件药，捣粗罗为散。每服五钱，以水一中盏，煎至五分，去滓，入生地黄汁少半合，更煎一两沸，不计时候温服。

治伤寒后未平复合阴阳，为易病，气欲绝，宜服荆芥散方。

荆芥（三分） 鸡肶胵（三分） 桑螵蛸（二七枚，微炒） 葱白（二七茎） 鼠（一枚，烧为灰，别细研） 薤白（二七茎）

右件药，细锉和匀，分为五服，以水一大盏，煎至五分，去滓，入鼠灰末半钱，搅令匀，不计时候温服。

治伤寒后气血未平复，合阴阳，成阴阳易病者，即小腹拘急，阴肿，身体热，毒气冲心胸，头重不能举，宜服葳蕤散方。

葳蕤（一两） 桂心（半两） 木香（三分） 雄鼠粪（二七枚） 荆芥（半两）

右件药，细锉和匀，分为五服，每服，以水一大盏，煎至五分，去滓，不计时候温服。

治伤寒后阴阳易，小腹急痛，阴肿，四肢乏力，宜服附子散方。

附子（一两，炮裂，去皮脐） 细辛（三分） 干姜（半两，炮裂，锉） 白术（半两） 甘草（半两，炙微赤，锉） 莳香子（半两）

右件药，捣筛为散。每服五钱，以水一大盏，入生姜半分，煎至五分，去滓，不计时候温服。

治伤寒后未平复，合阴阳为易病，小腹里急疞痛，溺血，气力乏劣，宜服当归散方。

当归（一两，锉，微炒） 栀子仁（一两） 木香（半两） 犀角屑（半两） 豉（一合） 黄芪（三分，锉） 枳壳（半两，麸炒微黄，去瓤）

右件药，捣筛为散。每服五钱，以水一大盏，入生姜半分、葱白三茎，煎至五分，去滓，不计时候温服。

治伤寒后，真气尚虚，因合阴阳，致小腹拘急，便溺涩痛，宜服大腹子散方。

大腹子（一两） 木香（一两） 当归（半两，锉，微炒） 芎䓖（半两） 蘧麦（半两） 柴胡（一两，去苗）

右件药，捣筛为散。每服四钱，用水一中盏，入生姜半分，煎至五分，去滓，不计时候温服。

治伤寒后，阴阳易，头重，百节解痛，翕翕气劣，着床不能起动，甚者手足拳，卵肿疼痛，宜服韭根散方。

韭根（二两） 栝楼根（二两） 青竹茹（半两） 干姜（半两，炮裂）

右件药，细锉和匀，分作八服。每服，以水一大盏，煎至五分，去滓，入鼠粪末一字，搅令匀，不计时候温服。

治伤寒后未平复，交合成阴阳易，壮热头疼，或鼻中出血，宜服犀角散方。

犀角屑（一两） 石膏（三两） 竹茹（一两） 葛根（一两） 丹参（一两）

右件药，捣筛为散。每服五钱，用水一大盏，煎至五分，去滓，不计时候温服。

治伤寒后阴阳易，壮热心躁，鼻衄不止，生干地黄散方。

生干地黄（二两） 地骨皮（半两） 甘草（三分，炙微赤，锉）

伏龙肝（一两）　川朴硝（半两）

右件药，捣粗罗为散。每服五钱，以水一中盏，煎至六分，去滓，不计时候温服。

治伤寒后阴阳易，小腹急胀，卵缩，小便不通，宜服柴胡散方。

柴胡（三分，去苗）　木香（半两）　当归（半两，锉，微炒）　木通（三分，锉）　紫苏茎叶（半两）　竹茹（半两）　黄芪（三分，锉）

右件药，捣筛为散。每服五钱，以水一大盏，煎至五分，去滓，不计时候温服。

治伤寒后，百日内未平复，合阴阳，遂成阴阳易病，四肢厥冷，心痛烦闷，手足拘拳，皆为难治，宜服附子散方。

附子（一两，炮裂，去皮脐）　干姜（半两，炮裂，锉）　吴茱萸（半两，汤浸七遍，焙干微炒）　桂心　白术　细辛　木香　（以上各三分）　甘草（半两，炙微赤，锉）

右件药，捣筛为散。每服五钱，以水一中盏，煎至六分，去滓，不计时候温服。

治伤寒后阴阳易，头痛，鼻衄不止，宜服竹茹散方。

竹茹（一两）　犀角屑（三分）　生干地黄（二两）　甘草（半两，炙微赤，锉）　伏龙肝（一两）　川朴硝（一两）

右件药，捣粗罗为散。每服三钱，以水一中盏，煎至六分，去滓，不计时候，温温频服，以差为度。

治伤寒后，阴阳易，四肢或寒或热，宜服白薇圆方。

白薇（一两）　知母（一两）　地骨皮（一两）　生干地黄（一两）　麦门冬（一两半，去心，焙）　甘草（半两，炙微赤，锉）　蜀漆（半两）　葳蕤（一两）　陈橘皮（一两，汤浸去白瓤，焙）

右件药，捣罗为末，炼蜜和捣三二百杵，圆如梧桐子大。每服，食前以粥饮下二十圆。

治伤寒病后，阴阳易方。

韭（一把）　雄鼠粪（七粒）

右件药，以水一大盏，煎至五分，去滓，不计时候热服，厚盖汗出便愈。

治伤寒后阴阳易，阴肿，腹中疠痛，痛不可忍方。

青竹茹（一两）

右以水一大盏，煮取五分，去滓，不计时候热服。

治伤寒后，阴阳易，阴肿，腹中疠痛方。

栝楼根（一两）

右捣碎，以水一大盏，煎至五分，去滓，不计时候温服，得小便利为效。

又方。

右剪女人手足爪二十枚，烧灰，研为末，不计时候，以温酒服之差。用粥饮调下亦得。

治伤寒后，阴阳易及劳复方。

豉（一两）　鳖甲（一两，涂醋炙令黄，去裙襕）　枳壳（一两，麸炒微黄，去瓤）

右件药，捣筛为散。每服五钱，以水一中盏，入生姜半分，煎至五分，去滓，不计时候热服。

【校注】

① 之：永正抄本作"乏"，义长可从。

② 惊魇：梦中惊叫，或觉得有什么东西压住不能动弹。

③ 芪：其下永正抄本有"一两锉"三字，此处脱文。

④ 忪悸：病证名。即心悸怔忡。

⑤ 根：永正抄本作"煨"，义长可从。

⑥ 令：永正抄本作"今"，义长可从。

⑦ 子：永正抄本作"皮"。

⑧ 背气：由于疾病或其他原因而暂时停止呼吸。

⑨ 瘦瘁：消瘦憔悴。

⑩ 根：永正抄本作"煨"，义长可从。

⑪ 脚：永正抄本作"腰"，义胜。

⑫ 恊：永正抄本作"煹"。

⑬ 铫（diào 吊）：煮开水熬东西用的器具。

⑭ 黡（yǎn 眼）：黑；黑痕。

⑮ 则：永正抄本作"别"，义胜。

卷第十五

时气论

夫时气病者，是春时应暖而反寒，夏时应热而反冷，秋时应凉而反热，冬时应寒而反温，非其时而有其气。是以一岁之中，病无少长皆相似者，此则时行之气也。从春分后，其中无大寒，不冰雪，而人有壮热为病者，此则属春时阳气，发于冬时伏寒，变为温病也。从春分后至秋分前，天有暴寒者，皆为时行寒疫也，一名时行伤寒。此是节候有寒伤于人，非触冒之过也。若三月、四月有暴寒，其时阳气尚弱，为寒所折，病热犹轻也。五月、六月阳气已盛，为寒所折，病热则重也。七月、八月阳气已衰，为寒所折，病热亦微也。其病与温病及暑病相似，但治有殊尔。

治时气一日诸方

夫时气病，一日太阳受病，太阳为三阳之首，而主于头项，故得病一日，头项腰脊皆痛也。

治时气一日头痛壮热，四肢烦疼，宜服解肌散方。

麻黄（一两，去根节）　川升麻（一两）　赤芍药（一两）　石膏（一两）　贝齿（三枚）　甘草（半两，炙微赤，锉）　杏仁（一两，汤浸去皮尖双仁，麸炒微黄）

右件药，捣粗罗为散。每服五钱，以水一大盏，入生姜半分、枣三枚，煎至五分，去滓，不计时候热服，衣覆取汗。

治时气一日，头痛壮热，骨节疼痛，宜服桂枝散方。

桂枝（三分）　黄芩（三分）　麻黄（三分，去根节）　石膏（一两）

右件药，捣粗罗为散。每服五钱，以水一大盏，入生姜半分、枣三枚，煎至六分，去滓，不计时候热服，衣覆取汗。

治时气一日，头项腰脊痛，恶寒，宜服解表石膏散方。

石膏（二两）　豉（二合）　麻黄（一两，去根节）　葛根（二两，锉）　白术（二两）　桂心（一两）　白芷（一两）　芎䓖（一两）　当归（一两，锉，微炒）

右件药，捣粗罗为散。每服五钱，以水一大盏，入生姜半分、枣三枚，煎至五分，去滓，不计时候热服，衣覆取汗。

治时气一日，壮热，心神烦躁，头痛，四肢不利，宜服葛根散方。

葛根（锉）　赤芍药　麻黄（去根节）　黄芩　石膏　（以上各一两）　大青（半两）　甘草（半两，炙微赤，锉）

右件药，捣粗罗为散。每服五钱，以水一大盏，入生姜半分、枣三枚，煎至五分，去滓，不计时候热服，衣覆取汗。

治时气一日，头痛壮热方。

右取生葛根，净洗，捣取汁一大盏，内豉一合，煎至六分，去豉，不计时候，分为二服。有汗即差，未得汗，即再服。若心中热，加栀子仁十枚，内葛根汁中同煎，去滓，服之。

治时气一日，初觉，便宜发汗方。

麻黄（二两，去根节）

右以水三大盏，煮麻黄，去沫，取汁一盏半，去滓，后入米一匙、豉汁二合，煮为稀粥，不计时候，顿服。衣覆取汗。

治时气二日诸方

夫时气二日，阳明受病。阳明主于肌肉，其脉络于鼻，入于目。故得病二日肉热鼻干，不得眠也。夫诸阳在表，表始受病，故可摩膏火灸，发汗而愈也。

治时气二日，头痛壮热，宜服水解散方。

麻黄（二两，去根节） 川大黄（一两，锉碎，微炒） 黄芩（一两） 桂心（一两） 甘草（一两，炙微赤，锉） 赤芍药（一两）

右件药，捣细罗为散。每服，不计时候，以温水调下二钱。良久再服，未服药前，先以热汤淋浴后，便服此药，衣盖取汗。

治时气二日，壮热，头疼，宜服此方。

甘草（一两，炙微赤，锉） 生姜（三分） 栝楼（一颗大者，取瓤去子，于碗内盛之）

右件，先将生姜、甘草用无灰酒一大盏，煎取六分，去滓，热入栝楼碗中绞取汁，不计时候，分温二服。

治时气二日，壮热憎寒，头痛，腰脊强重，宜服柴胡散方。

柴胡（一两，去苗） 麻黄（一两，去根节） 葛根（三分，锉） 桂心（一[①]分） 甘草（一分，炙微赤，锉）

右件药，捣筛为散。每服四钱，以水一中盏，入豉五十粒、薄荷二七叶，煎至六分，去滓，不计时候，先吃粥少许，后以热水淋浴，然后服此药，衣覆取汗。

治时气二日，头痛，背强，身热恶寒，宜服栀子散方。

栀子仁（一两） 黄芩（一两） 石膏（二两） 杏仁（一两，汤浸去皮尖双仁，麸炒微黄） 葛根（一两，锉） 甘草（半两，炙微赤，锉）

右件药，捣粗罗为散。每服五钱，以水一大盏，入葱白二茎、豉五十粒，煎至五分，去滓，不计时候热服，衣覆取汗。

治时气二日，头痛，背强，心烦壮热，宜服葛根散方。

葛根（锉） 麻黄（去根节） 犀角屑 （以上各一两）

右件药，捣筛为散。每服五钱，以水一大盏，入生姜半分、枣三枚，煎至五分，去滓，不计时候热服，衣覆取汗。

治时气三日诸方

夫时气病三日，少阳受病。少阳脉循于胁，上于颈耳，故得病三日胸胁热而耳聋也。三阳经络，始相传病，未入于脏，故可汗而愈也。

治时气三日，头痛壮热，心神烦壅，胸膈不利，宜服柴胡散方。

柴胡（去苗） 人参（去芦头） 犀角屑 黄芩 麦门冬（去心，以上各一两） 甘草（半两，炙微赤，锉） 半夏（半两，汤洗七遍，去滑）

右件药，捣筛为散。每服五钱，以水一大盏，入生姜半分、枣三枚，煎至五分，去滓，不计时候温服。

治时气三日，头痛壮热，宜服葛根散方。

葛根（一两半，锉） 麻黄（一两半，去根节） 赤芍药（一两） 黄芩（一两） 石膏（二两） 桂心（一两） 甘草（一两，炙微赤，锉） 杏仁（一两，汤浸去皮尖双仁，麸炒微黄）

右件药，捣筛为散。每服五钱，以水一大盏，入生姜半分、枣三枚，煎至五分，去滓，不计时候热服。衣覆取汗。

治时气三日，表不解，热毒相传，或呕或嗽，解肌麻黄散方。

麻黄（一两，去根节） 赤芍药（一两） 桂心（半两） 甘草（半两，炙微赤，锉） 细辛（半两） 杏仁（三分，汤浸去皮尖双仁，麸炒微黄）

右件药，捣罗为散。每服四钱，以水一中盏，煎至六分，去滓，不计时候热服。衣覆取汗。

治时气三日未解，四肢疼痛，心膈烦热，鳖甲散方。

鳖甲（一两，涂醋炙微黄，去裙襕） 麻黄（二两，去根节） 桂心（一两） 赤芍药（一两） 甘草（一两，炙微赤，锉） 葛根（一两，锉） 枳壳（一两，麸炒微黄，去瓤） 厚朴（一两，去粗皮，涂生姜汁，炙令香熟）

右件药，都捣粗罗为散。每服五钱，以水一中盏，入豉五十粒，煎至五分，去滓，不计时候热服。续以葱粥投之，汗出便愈，若未汗再服。

治时气三日，头痛烦热，宜服大黄散方。

川大黄（一两，锉碎，微炒）　秦艽（一两，去苗）　桂心（一两）　石膏（二两）　柴胡（一两，去苗）　甘草（半两，炙微赤，锉）

右件药，都捣粗罗为散。每服四钱，以水一中盏，入生姜半分，煎至六分，去滓，不计时候温服。

又方。

右以皂荚烧作灰，研罗为散。每服不计时候，以新汲水一中盏，生姜汁、蜜各少许相和，调两钱服之。先用暖水淋浴，后服此药，须臾汗出，愈。

治时气四日诸方

夫时气病四日，太阴受病，太阴为三阴之首，三日以后，诸阳受病讫，即传之于阴。太阴之脉，主于喉咽，故得病四日，腹满而咽干，其病在胸膈，故可吐而愈也。

治时气四日，身体壮热，四肢疼痛，胸满心烦，宜服苦参汤吐之方。

苦参（一两，锉）　乌梅（七颗，捣[②]碎）　鸡子（一枚，取清）

右二味，先以酽醋[③]一大盏，煮至五分，去滓，下鸡子清搅令匀，不计时候，温温去沫服之。当吐出毒热气即愈。

治时气四日，胸中痰壅，憎寒壮热，头痛，宜服桃柳心汤吐之方。

桃心（一两[④]）　柳心（一握）　甘草（三分，生用，锉）　乌梅（五颗，捣[⑤]碎）　栀子仁（二[⑥]分）

右件药，以淡浆水一大盏，煎至六分，去滓，不计时候温服。良久当吐，未吐再服。

治时气四日，胸膈烦满，壮热，宜吐之方。

苦参（一两，锉）

右以醋一大盏，煎至五分，去滓，不计时候温服。良久当吐即愈。

治时气四日，胸膈满闷，或时吐逆，宜服葛根散方。

葛根（一两，锉）　甘草（一分，炙微赤，锉）　川大黄（半两，锉

碎，微炒）　麦门冬（一两半，去心）　人参（一两，去芦头）

右件药，捣筛为散。每服四钱，以水一中盏，煎至六分，去滓，不计时候温服。

治时气四日，曾经发汗不解，寒热无恒，心中躁闷，宜服犀角散方。

犀角屑（二[7]两）　麻黄（半两，去根节）　木通（半两，锉）　桂心（半两）　川升麻（半两）　葛根（半两，锉）　枳壳（半两，麸炒微黄，去瓤）　黄芩（半两）　柴胡（一两，去苗）　桃仁（半两，汤浸去皮尖双仁，麸炒微黄）　甘草（半两，炙微赤，锉）

右件药，捣筛为散。每服五钱，以水一大盏，煎至五分，去滓，不计时候温服。

治时气四日，热渴不已，往来寒热，不能饮食，宜服知母散方。

知母　枳实（麸炒微黄）　柴胡（去苗）　栀子仁　麦门冬（去心）　地骨皮　（以上各一两）　甘草（半两，炙微赤，锉）

右件药，捣筛为散。每服五钱，以水一大盏，煎至五分，去滓，不计时候温服。

治时气五日诸方

夫时气五日，少阴受病，少阴脉贯肾络肺，系于舌本，故得病五日，口热舌干，渴而欲饮，其病在肠，故可下而愈也。

治时气五日，大热，三部脉悉洪数者，可下之，宜服大黄饮子方。

川大黄（一两半，锉碎，微炒）　栀子仁（三分）　枳壳（半两，麸炒微黄，去瓤）　黄芩（一两）　川朴硝（一两半）　甘草（半两，炙微赤，锉）

右件药，都细锉和匀。每服半两，以水一大盏，煎至五分，去滓，不计时候温服。

治时气五日，热毒不除，心神烦闷，大小肠秘涩，或时头痛，宜服柴胡散方。

柴胡（去苗）　枳壳（麸炒微黄，去瓤）　栀子仁　黄芩　石膏　大青　川芒硝　川大黄（锉碎，微炒，以上各一两）　麦门冬（一两半，去

心，焙）　甘草（半两，炙微赤，锉）

右件药，捣粗罗为散。每服，以水一大盏，煎至五分，去滓，不计时候温服。

治时气五日，心腹壅闷，骨节疼痛，背髆烦热，不下饮食，宜服黄芩散方。

黄芩　栀子仁　犀角屑　赤芍药　柴胡（去苗）　枳壳（麸炒微黄，去瓤）　槟榔　（以上各一两）

右件药，捣筛为散。每服五钱，以水一中盏，煎至五分，去滓，不计时候温服。

治时气五日，头痛壮热，食则呕逆，宜服竹茹饮子方。

竹茹　人参（去芦头）　芦根　黄芩　栀子仁　（以上各半两）

右件药，都细锉和匀。每服半两，以水一大盏，入生姜半分，煎至五分，去滓，不计时候温服。

治时气五日，胸中壅闷，或时谵语，为肠胃中有结燥，宜服承气汤方。

川大黄（一两，锉碎，微炒）　枳实（半两，麸炒微黄）　川朴硝（一两）　厚朴（半两，去粗皮，涂生姜汁，炙令香熟）

右件药，捣粗罗为散。每服四钱，以水一中盏，煎取六分，去滓，不计时候温服，以利为度。

治时气五日未解，壮热，心神烦躁，宜服消毒散方。

大青　栀子仁　葛根（锉）　川朴硝　（以上各一两）

右件药，捣粗罗为散。每服五钱，以水一大盏，入豉五十粒，煎至五分，去滓，下地黄汁半合，更煎三两沸，不计时候温服。

治时气六日诸方

夫时气六日，厥阴受病，厥阴脉循阴络于肝，故得病六日，烦躁而阴缩也。此为三阴三阳俱受其病，毒气入于肠胃，故可下而愈也。

治时气六日，壮热，骨节烦疼，头痛目眩，心胁气胀急硬，不能饮食，恐变为黄，宜服柴胡散方。

柴胡（去苗）　枳实（麸炒微黄）　栝楼根　黄芩　栀子仁　茵陈

白鲜皮　川大黄（锉碎，微炒）　甘草（炙微赤，锉，以上各一两）

右件药，捣筛为散。每服五钱，以水一大盏，煎至五分，去滓，不计时候温服。

治时气六日，热毒不退，心胸烦躁，大小肠秘涩，不得眠卧，宜服白鲜皮散方。

白鲜皮　黄芩　柴胡（去苗）　大青　麦门冬（去心）　栀子仁　甘草（炙微赤，锉，以上各一两）　羚羊角屑（半两）　川大黄（二两，锉碎，微炒）

右件药，捣筛为散。每服五钱，以水一大盏，煎至五分，去滓，不计时候温服。

治时气六日，烦躁，头痛，小便赤涩，壅热不退，宜服羖羊角散方。

羖羊角屑（三分）　川升麻（三分）　秦艽（三分，去苗）　木通（三分，锉）　白鲜皮（三分）　槟榔（一两）　黄芩（三分）　麦门冬（一两，去心，焙）　川大黄（一两，锉碎，微炒）　甘草（半两，炙微赤，锉）

右件药，捣粗罗为散。每服五钱，以水一大盏，煎至五分，去滓，不计时候温服。

治时气六日，头痛壮热，心神烦乱，积热不散，或狂走不定，宜服大青散方。

大青（一两）　蓝叶（三分）　川升麻（三分）　秦艽（一两，去苗）　栝楼根（一两）　川芒硝（一两半）　茵陈（三分）　栀子仁（半两）　甘草（半两，炙微赤，锉）

右件药，捣粗罗为散。每服三钱，以水一中盏，煎至五分，去滓，入竹沥半合，不计时候温服。

治时气六日，心胸结硬，呕吐，不下饮食，宜服人参饮子方。

人参（一两，去芦头，锉）　生姜汁（一合）　川芒硝（一分）　蜜（一合）

右件药，以水一大盏，先煎人参取汁五合，去滓，下鸡子清一枚，及芒硝、姜汁、蜜等搅令匀，不计时候，分温二服。

治时气七日诸方

夫时气病七日，法当小愈。所以然者，阴阳诸经传病终故也。今病不除者，欲为再经病也。再经病者，谓经络重受病也。

治时气七日，心神恍惚，烦躁壮热，不得眠卧，宜服羚羊角散方。

羚羊角屑　旋覆花　枳壳（麸炒微黄，去瓤）　前胡（去芦头）　川升麻　玄参　赤芍药　黄芩　地骨皮　（以上各半两）　茯神（三分）　麦门冬（一两，去心，焙）　甘草（半两，炙微赤，锉）

右件药，捣粗罗为散。每服三钱，以水一中盏，煎至六分，去滓，不计时候温服。

治时气七日，有热结在内，虽得汗不解，腹满，烦躁，谵语，宜服麦门冬散方。

麦门冬（二两，去心）　川升麻　地骨皮　川大黄（锉碎，微炒）　黄芩　前胡（去芦头）　赤茯苓　（以上各一两）　陈橘皮（半两，汤浸去白瓤，焙）　枳壳（半两，麸炒微黄，去瓤）

右件药，捣筛为散。每服五钱，以水一大盏，煎至五分，去滓，不计时候温服。

治时气七日，往来寒热，胸胁逆满，大肠秘涩，宜服大黄散方。

川大黄（锉碎，微炒）　甘草（炙微赤，锉）　川芒硝　桂心　桃仁（汤浸去皮尖双仁，微炒）　麻黄（去根节，以上各一两）

右件药，捣粗罗为散。每服四钱，以水一中盏，入生姜半分，煎至六分，去滓，不计时候温服，以利为度。

治时气七日，心神烦热，胸膈不利，目赤，不得睡卧，宜服羚羊角圆方。

羚羊角屑　黄芩　栀子仁　黄连（去须）　川升麻　枳壳（麸炒微黄，去瓤，以上各一两）

右件药，捣罗为末，炼蜜和圆，如梧桐子大。每服不计时候，以竹叶汤下三十圆。

治时气八九日以上诸方

夫时气病八九日以上不解者，或者诸经络重受于病，或已发汗吐下之后，毒气未尽，所以病不能除。或一经受病，未便相传，致使停滞累日，病证不改，皆当察其证候而治之也。

治时气八九日不解，心腹坚满，身体疼痛，内外有热，烦呕不安，宜服前胡散方。

前胡（一两，去芦头） 半夏（一两，汤洗七遍，去滑） 枳壳（三分，麸炒微黄，去瓤） 赤芍药（三分） 黄芩（三分） 麦门冬（一两，去心）

右件药，捣筛为散。每服五钱，以水一大盏，入生姜半分、竹茹一分，煎至五分，去滓，不计时候温服。

治时气八九日，烦躁壅闷喘粗方。

桔梗（一两，去芦头） 甘草（三分，炙微赤，锉） 麻黄（一两，去根节） 杏仁（一两，汤浸去皮尖双仁，麸炒微黄） 黄芩（三分） 麦门冬（一两，去心）

右件药，捣筛为散。每服五钱，以水一大盏，煎至五分，去滓，不计时候温服。

治时气八九日，骨热，四肢烦疼，背膊劳闷，手足无力，不能饮食，宜服柴胡散方。

柴胡（一两，去苗） 黄芪（一两，锉） 赤茯苓（三分） 秦艽（半两，去苗） 地骨皮（半两） 黄连（三分，去须） 葛根（半两，锉） 枳壳（半两，麸炒微黄，去瓤） 川大黄（三分，锉碎，微炒） 甘草（半两，炙微赤，锉） 鳖甲（一两半，涂醋炙黄，去裙襕）

右件药，捣筛为散。每服五钱，以水一大盏，煎至五分，去滓，不计时候温服。

治时气八九日，肢节疼痛，热毒不止，乍寒乍热，乍剧乍差，发动如疟，宜服鳖甲散方。

鳖甲（二两，涂醋炙微黄，去裙襴）　知母　黄芩　乌梅肉（微炒）　柴胡（去苗）　恒山　地骨皮　赤芍药　牛膝（去苗，以上各一两）　甘草（半两，炙微赤，锉）

右件药，捣罗为散。每服五钱，以水一中盏，煎至五分，去滓，不计时候温服。

治时气八九日已后，口干狂语，唯饮冷水，宜服黑奴圆方。

麻黄（去根节）　川大黄（锉碎，微炒）　川朴硝　梁上尘　灶突墨　釜底墨　小麦（炒令黄色，以上各一两）

右件药，捣罗为散，炼蜜和圆，如弹子大。每服不计时候，以新汲水研下一圆。服后更与新汲水，任意饮之，汗出为效。

治时气头痛诸方

夫时气三阳受病，犹在于表，邪毒之气，攻注于外，循于风府，而入于脑，故令壮热头痛，胸膈壅滞。其脉浮数者，可发汗及吐，即愈也。

治时气头痛壮热，宜服葛根散方。

葛根（一两）　石膏（二两）　栀子仁（一两）　柴胡（一两，去苗）　赤芍药（一两）　甘草（半两，炙微赤，锉）

右件药，捣筛为散。每服五钱，以水一大盏，入淡竹叶二七片，煎至五分，去滓，不计时候温服。

治时气头痛不可忍者，宜服淋顶汤方。

石膏（十两，捣碎）　栀子仁（三两）　竹叶（一握）　甘菊花（三两）　豉心（三合）　葱白（十四茎，切）

右件药，以水六大碗，煮取三碗，去滓，内有嘴瓶中，稍热，淋注顶上。

治时气头痛壮热绝甚者，宜服此方。

石膏（二两）　荠苨（一两）　木通（一两，锉）　犀角屑（一两）

甘草（半两，炙微赤，锉）

右件药，捣筛为散。每服五钱，以水一大盏，入竹叶三七片，煎至五分，去滓，不计时候温服。

治时气壮热，头痛呕吐，不能饮食，宜服前胡散方。

前胡（去芦头） 知母 犀角屑 葛根（锉） 赤芍药（以上各一两） 石膏（二两）

右件药，捣筛为散。每服四钱，以水一中盏，入竹叶二七片、生姜半分、葱白七寸，煎至六分，去滓，不计时候温服。

治时气头痛至甚，及百骨节疼痛，宜服菊花散方。

甘菊花 麻黄（去根节） 葛根（锉） 黄芩（以上各一两） 羚羊角屑（三两） 玄参 栀子仁 赤芍药 甘草（炙微赤，锉，以上各三分）

右件药，捣筛为散。每服三钱，以水一中盏，煎至六分，去滓，不计时候温服。

治时气二三日，壮热头痛甚者，宜服此方。

右以不蚛皂荚一梃，去皮子，以湿纸裹煨，令焦黑，捣细罗为散。每服二钱，以热酒调下，衣覆取汗，仍先以白矾汤，密室中浴后服之。

治时气头痛不止方。

川朴硝（二两）

右捣细罗为散，用生油调涂于顶上。

又方。

右以栀子仁捣罗为散，每服一钱，以温水调下。

又方。

右以冬瓜烂捣，拓于疼痛处，神效。

又方。

石膏（五两）

右捣细罗为散，研令极细，每服不计时候，以腊面茶调下二钱。

治时气谵言诸方

夫时气热毒攻心，则心神烦乱，阳气大盛，遂则谵言，目赤心烦，不得睡卧，精神惊悸，言语失常，毒气不除，肠中结燥，其脉洪数者，是其候也。

治时气热毒躁闷，谵言，口舌干渴不止，宜服秦艽散方。

秦艽（去苗） 黄芩 木通 犀角屑 麦门冬（去心） 玄参 蓝叶 栀子仁 甘草（炙微赤，锉，以上各三分） 赤芍药（一分） 桔梗（一分，去芦头）

右件药，捣筛为散。每服四钱，以水一中盏，煎至六分，去滓，不计时候温服。

治时气大热，闷乱谵语，宜服白鲜皮散方。

白鲜皮 犀角屑 川升麻 大青 甘草（炙微赤，锉，以上各一两）

右件药，捣筛为散。每服五钱，以水一大盏，煎至五分，去滓，不计时候温服。

治时气谵语欲走方。

生鸡子白（一枚） 川芒硝（一两，细研） 生甘草末（一钱）

右件药，以井华水一中盏，搅令匀，吹去沫，不计时候，服之。

治时气心膈大热烦闷，言语失度，宜服生地黄饮子方。

生地黄（三两） 玄参（一两） 赤茯苓（一两） 麦门冬（一两，去心） 犀角屑（一两） 甘草（半两，炙微赤，锉）

右件药，都细锉和匀。每服半两，以水一大盏，煎至五分，去滓，不计时候温服。

治时气烦热如火，谵语欲走方。

人参（一两，去芦头） 甘遂（一两，煨令微黄）

右件药，捣细罗为散。每服一钱，以新汲水调服。须臾，更令病人多饮冷水，得吐之为效。

治时气但谵言烦躁不安，宜服猪苓散方。

猪苓（三分，去黑皮） 白鲜皮（三分） 泽泻（三分） 赤茯苓（三分） 大青（三分） 麦门冬（一两，去心，焙） 川大黄（三分） 甘草（半两，炙微赤，锉）

右件药，捣细罗为散。每服不计时候，以新汲水调下三钱。

治时气热毒在脏，谵语口干，烦躁，宜服犀角圆方。

犀角屑　栀子仁　川大黄（锉碎，微炒）　铁粉（细研）　马牙消（以上各一两）　甘草（三分，炙微赤，锉）

右件药，捣罗为末，炼蜜和圆，如梧桐子大。每服不计时候，以温竹叶汤，下三十圆。

治时气大热不退，谵语，大便难，大黄圆方。

川大黄（二两，锉碎，微炒）　黄芩　犀角屑　猪苓（去里皮）　枳壳（麸炒微黄，去瓤）　川朴硝（以上各一两）

右件药，捣罗为末，炼蜜和捣三二百杵，圆如梧桐子大。每服不计时候，以麦门冬汤，温温下三十圆。

治时气发狂诸方

夫时气发狂者，由热毒气盛，则弃衣而走，登高而歌，或不食数日，逾垣上屋，非是素所能也。皆阴阳气争，外并于阳。四肢者，诸阳之本也，热盛则四肢实，实则能登高而歌，热盛于身，故能弃衣而走，狂言妄见，妄闻，皆热毒气所为也。

治时气热毒攻心，面目俱赤，发狂，不识人，宜服栀子散方。

栀子仁　葳蕤　茯神　麦门冬（去心）　川升麻　知母　犀角屑　沙参（去芦头）　黄芩　川大黄（锉碎，微炒）　甘草（炙微赤，锉，以上各一两）

右件药，捣筛为散。每服四钱，以水一中盏，煎至六分，去滓，不计时候温服。

治时气心神狂躁，言语无度，宜服此方。

鸡子（二枚，取清）　白蜜（半合）　生地黄汁（一合）　川大黄（半两，锉碎，微炒，杵末）

右件药，相和令匀，顿服之，以利为度。

治时气大热，心狂欲走，宜服白鲜皮散方。

白鲜皮（一两半）　大青　羚羊角屑　玄参　栀子仁　子芩　川大黄

（锉碎，微炒）　甘草（炙微赤，锉）　地骨皮（以上各三分）

右件药，捣筛为散。每服五钱，以水一大盏，煎至五分，去滓，不计时候温服。

又方。

麦门冬（三两，去心）　杏仁（二两，汤浸去皮尖双仁，麸炒微黄）　甘草（一两，炙微赤，锉）　白鲜皮（二两）　生干地黄（二两）　黄芩（一两）

右件药，捣筛为散。每服五钱，以水一大盏，入葱白二茎，煎至五分，去滓，不计时候，温服之。

治时气热毒攻心，言语不定，心狂烦乱，不得睡卧，宜服犀角散方。

犀角屑　龙齿　子芩　沙参（去芦头）　葳蕤　麦门冬（去心）　川升麻　赤茯苓　赤芍药　杏仁（汤浸去皮尖双仁，麸炒微黄，以上各一两）　枳壳（三分，麸炒微黄，去瓤）　大青（三分）　甘草（三分，炙微赤，锉）

右件药，捣筛为散。每服五钱，以水一大盏，煎至五分，去滓，不计时候，温服之。

治时气发狂，叫呼，不识人，宜服此方。

黄连（一两，去须）　秦艽（一两，去苗）　栀子仁（一两）　铁粉（二两）

右件药，捣细罗为散。每服不计时候，以新汲水调下二钱。

又方。

栀子仁（半两）　豉（一合）　葱白（五茎）

右件药，以水二大盏，煎至一盏，去滓，分温二服。

治时气发狂方。

寒水石（一两）　马牙消（一两）

右件药，细研如面，不计时候，以新汲水调下一钱。

又方。

秦艽（半两，去苗）　大青（半两）　甘草（半两，炙微赤，锉）

右件药，捣细罗为散，不计时候，以生地黄汁，调下二钱服。

治时气热盛癫狂，或时昏沉方。

寒水石（半两） 朱砂（一分） 铅霜（一分）

右件药，都研如粉，以软饭和圆，如梧桐子大。每服不计时候，以温水下十圆。

治时气得汗后，心神狂乱方。

铁粉（半两） 野猪粪（半两，烧灰） 生地黄（二两，烧灰）

右件药，都细研为末，以粟米饭和圆，如梧桐子大。不计时候，以人参汤下三十圆。

治时气已得汗，热毒不解，心烦躁闷，言语不定，小便赤涩，大便不通，狂乱欲走，宜服大黄圆方。

川大黄（二两，锉碎，微炒） 黄芩（一两半） 栀子仁（一两半） 大青（二两） 龙胆（一两，去芦头） 苦参（一两，锉） 川朴硝（二两，细研）

右件药，捣罗为末，入朴硝研匀，炼蜜和捣三五百杵，圆如梧桐子大。不计时候，以麦门冬汤下三十圆。

治时气热毒，心神烦躁，狂乱欲走，宜服铁粉圆方。

铁粉（一两，研） 犀角屑（一两） 朱砂（半两，细研） 甘草（二两，锉，生用） 苦参（一两，锉） 川朴硝（一两，细研）

右件药，捣罗为末，入研了药令匀，炼蜜和圆，如梧桐子大。不计时候，以人参汤下三十圆。

又方。

右以蓝靛半大匙，以新汲水一盏，调令匀，顿服之。

治时气发斑诸方

夫时气在表，已发汗未解，或吐下后，热毒气不散，烦躁谬语，此为表虚里实，热气燥于外，故身体发斑如锦文。凡发斑不可用发表药，令疮开泄更增斑烂，表虚故也。

治时气表里不解，热毒在脏，致发斑疮，宜服升麻散方。

川升麻　犀角屑　玄参　秦艽（去苗）　子芩　柴胡（去苗）　杏仁（汤浸去皮尖双仁，麸炒微黄）　甘草（炙微赤，锉，以上各一两）

右件药，捣筛为散。每服五钱，以水一中盏，煎至五分，去滓，不计时候温服。

又方。

玄参（一两）　川升麻（一两）　甘草（一两，炙微赤，锉）

右件药，捣筛为散。每服五钱，以水一大盏，煎至五分，去滓，不计时候温服。

治时气壅毒不退，发斑遍身，烦热，大小便不利，羚羊角散方。

羚羊角屑　栀子仁　麦门冬（去心）　川升麻　川大黄（锉碎，微炒）　玄参　黄芪（锉）　甘草（炙微赤，锉）　赤芍药（以上各一两）

右件药，捣筛为散。每服五钱，以水一大盏，煎至五分，去滓，不计时候温服。

治冬温未即为病，至夏得热，其冬温毒气始出，肌中斑烂，瘾疹如锦文，喘咳，心闷，呕吐清涎，宜服葛根散方。

葛根（一两，锉）　陈橘皮（一两，汤浸去白瓤，焙）　麻黄（一两，去根节）　知母（一两）　黄芩（一两）　甘草（一两，炙微赤，锉）　杏仁（一两，汤浸去皮尖双仁，麸炒微黄）

右件药，捣筛为散。每服五钱，以水一大盏，入生姜半分，煎至五分，去滓，不计时候温服。

治时气赤斑疮出后，胸中恶热疮盛方。

鸡子（二枚，去壳）　酽醋（二合）　猪胆汁（三合）

右件药，相和，煎十余沸，放温，不计时候，分温三服。

治时气热毒在脏腑，欲发赤斑，宜服此方。

地黄汁（五合）　豉（二合）　麝香（一钱，细研）

右件药，于锅中，以成炼了猪脂半斤相和，煎十余沸，滤去滓，入麝香搅令匀。每服二合，尽服之，毒当从肉中为汗出，便愈。

又方。

右以生虾蟆一枚，去肠肚，烂研，以水一大盏，绞取汁，顿服之。或五月五日午时收者，烧灰细研，冷水调服益佳。

治时气发豌豆疮诸方

夫时气发豌豆疮者，是热毒气攻于脏腑，余气流于肌肉，遂于皮肤毛孔之中，结成此疮。其疮所出如豌豆颗，因以名之。但以解热毒之药，其疮即止，脉洪数者，是其候也。

治时气发豌豆疮，出后疼痛，心神烦闷，宜服犀角散方。

犀角屑（半两）　丁香（半两）　薰陆香（半两）　木香（半两）　玄参（一两）　川升麻（一两）　麝香（一分）

右件药，捣细罗为散。每服二钱，以水一中盏，煎至五分，不计时候，和滓温服之。

又方。

黄连（二两，去须）

右捣粗罗为散。每服三钱，以水一中盏，煎至五分，去滓，不计时候，温服之。

治时气发豌豆疮，如爪甲大，赤黑色者，宜用此方。

羊胆（七枚，取汁）　羊脂（三两）

右二味相和，于银锅中煎五七沸，待冷摩敷疮上，日四五用之。

又方。

川芒硝（二两，细研）

右以猪胆汁和，涂于疮上，勿令动着，直候痂落。

治时气发豌豆疮方。

右以好白蜜，通身涂于疮上，亦可数数食蜜，如疮烂痛，可用细研黄土敷之。

治时气热毒攻表，发豌豆疮方。

苦参（二两）

右细锉，以水二大盏，煎至一盏，去滓，分为二服，日三四服之。

治时气发豌豆疮，初觉，宜服此方。

川大黄（半两，锉碎，微炒）

右以水一大盏，煎至七分，去滓，分为二服，日三四服之。

又方。

青黛（半两，细碎）

右以新汲水调服之，日三四服之。

又方。

木香（一两）

右捣碎，以水一大盏，煎至六分，去滓，不计时候，温服之。

治时气发豌豆疮方。

右浓煮黍穰汁洗之，若误使穄穰，即不差。

治时气口疮诸方

夫时气发汗吐下之后，表里俱虚，毒气未散，攻于心脾，上焦热燥，故口舌生疮也。

治时气热盛，口中生疮，宜服升麻散方。

川升麻　木通（锉）　射干　麦门冬（去心）　芦根（锉，以上各一两）　羚羊角屑（一两）

右件药，捣筛为散。每服五钱，以水一大盏，煎至五分，去滓，不计时候，温服之。

治时气咽痛口疮，烦躁头重，宜服大青散方。

大青　黄芩　川升麻　麦门冬（去心，焙）　栀子仁　甘草（炙微赤，锉，以上各一两）

右件药，捣粗罗为散。每服四钱，以水一中盏，入竹叶三七片，煎至六分，去滓，不计时候温服。

治时气热盛，昏昏如醉，及腹胁痛，百节酸疼，舌裂生疮，宜服麦门冬散方。

麦门冬（一两，去心）　川升麻（三分）　柴胡（一两，去苗）　赤

芍药（三分） 石膏（二两） 苦竹叶（三分） 甘草（三分，炙微赤，锉） 豉（二合）

右件药，捣筛为散。每服五钱，以水一大盏，入葱白二茎，煎至五分，去滓，不计时候，温服之。

治时气，心脾脏热毒，舌裂，满口生疮，宜服此方。

川升麻（一两） 黄柏（半两，锉） 苦竹叶（半两） 射干（三分） 大青（半两） 龙胆（半两，去芦头） 玄参（半两） 生干地黄（半两）

右件药，捣筛为散。每服五钱，以水一大盏，煎至五分，去滓，入蜜半合，搅令匀，不计时候，徐徐含咽之。

治时气，心脾脏热毒上冲，遍口生疮，宜服犀角散方。

犀角屑（一两） 玄参（一两） 胡黄连（半两） 川升麻（三分） 甘草（三分，生用） 大青（半两）

右件药，捣筛为散。每服五钱，以水一大盏，煎至五分，去滓，不计时候温服。

治时气兼口舌疮生，宜服黄连散方。

黄连（一两，去须） 川大黄（锉碎，微炒） 大青 川升麻 黄芩 甘草（生锉，以上各三分）

右件药，捣筛为散。每服五钱，以水一大盏，煎至五分，去滓，不计时候，温服之。

治时气壅热，口内生疮方。

黄连（一两半，去须） 甘草（生，锉） 麦门冬（去心，焙） 玄参 柴胡（去苗，以上各一两）

右件药，捣筛为散。每服五钱，以水一大盏，煎至五分，去滓，不计时候温服。

治时气结胸诸方

夫时气结胸者，谓热毒气结聚于心胸也。此由病发于阳，而下之早，热毒之气，乘虚而痞结，按之乃痛，其寸口脉浮，关上沉细是也。脉大不可下，下之即死。脉沉而大下之，为逆。若阳脉浮，关上沉紧者，名为脏结病。舌上白苔滑者，为难治。不往来寒热，其人反静，舌苔滑者，不可攻也。

治时气结胸，心下紧[⑧]实满痛，宜服桂心散方。

桂心（一两）　甘遂（半两，煨令微黄）　人参（一两，去芦头）　栝楼（一枚，取子用）

右件药，捣筛为散。每服三钱，以水一中盏，入枣三枚，煎至五分，去滓，不计时候温服。

治时气结胸，心下满实，烦闷，宜服猪苓散方。

猪苓（一两，去黑皮）　泽泻（一两）　桂心（半两）　赤茯苓（三分）　川朴硝（三两）

右件药，捣细罗为散。每服，不计时候，以粥饮调下二钱。

治时气结胸，心下坚，按之即痛，其脉沉滑，宜服陷胸汤方。

栝楼（一枚，大者取子）　黄连（一两，去须）　半夏（一两，汤洗七遍，去滑）

右件药，捣筛为散。每服五钱，以水一大盏，入生姜半分，煎至五分，去滓，不计时候温服。

治时气结胸，烦闷喘急，宜服槟榔圆方。

槟榔（半两）　马蔺花（一分，微炒）　甜葶苈（半两，隔纸炒令紫色）　猪牙皂荚（半两，去皮，炙令黄焦）

右件药，捣罗为末，炼蜜和圆，如梧桐子大。每服不计时候，以竹叶汤下二十圆。

治时气结胸，热毒在内，宜服苦参圆方。

苦参（半两，锉）　黄连（一两，去须）　黄芩（一两）　栀子仁（半两）　川大黄（一两，锉碎，微炒）

右件药，捣罗为末，炼蜜和圆，如梧桐子大。每服不计时候，以竹叶汤下二十圆。

治时气结胸，热实在内，其脉沉坚，心下痛满，按之如石，宜服陷胸圆方。

川大黄（二两，锉碎，微炒）　甜葶苈（一两，隔纸炒令紫色）　川

芒硝（二两）　杏仁（二[9]两，汤浸去皮尖双仁，麸炒微黄）

右件药，捣罗为末，炼蜜和圆，如弹子大。每服一圆，用甘遂末半钱，蜜一小匙，水一中盏，同煎至七分，温温化圆药，不计时候服之，以利为度。

治时气，热毒在胸膈，六七日，垂死者，宜服此方。

苦参（一两，锉）

右捣碎，以酒二大盏，煎取一盏，去滓，看冷暖得所，不计时候，都为一服。服后当闻苦参气，即吐毒如羊胆汁，便愈。

治时气咳嗽方

夫时气咳嗽者，由热邪客于肺，则上焦有热，心胸烦躁，咽干，头痛，其人必饮水，水停心下，则上乘于肺，故上气咳嗽也。其脉洪数者，是其候也。

治时气心胸痰呕，虚烦咳嗽，时时气促，宜服麦门冬散方。

麦门冬（一两，去心）　人参（三分，去芦头）　葛根（一两，锉）　桔梗（三分，去芦头）　前胡（三分，去芦头）　半夏（三分，汤浸七遍去滑）　贝母（一两，煨微黄）　甘草（三分，炙微赤，锉）

右件药，捣筛为散。每服五钱，以水一大盏，入生姜半分，煎至五分，去滓，不计时候温服。

治时气咳嗽，咽喉不利，心胸烦闷，宜服木通散方。

木通（一两，锉）　桑根白皮（一两，锉）　葛根（三分，锉）　射干（三分）　紫菀（三分，去苗土）　半夏（一两，汤浸七遍去滑）　马兜铃（半两）

右件药，捣筛为散。每服五钱，以水一大盏，入生姜半分，煎至五分，去滓，不计时候温服。

治时气肺虚热壅，气喘，咳嗽，宜服天门冬散方。

天门冬（去心）　紫菀（去苗土）　赤茯苓　甘草（炙微赤，锉）　陈橘皮（汤浸去白瓤，焙）　桑根白皮（锉）　杏仁（汤浸去皮尖双仁，

麸炒微黄）　人参（去芦头，以上各三分）　麻黄（半两，去根节）

右件药，捣筛为散。每服五钱，以水一大盏，入生姜半分，煎至五分，去滓，不计时候温服。

治时气发热，咳嗽烦躁，或时气喘，宜服款冬花散方。

款冬花（一两）　天门冬（三分，去心）　黄芪（一两，锉）　石膏（一两半）　紫菀（一两，去苗土）　杏仁（一两，汤浸去皮尖双仁，麸炒微黄）　甘草（三分，炙微赤，锉）

右件药，捣筛为散。每服五钱，以水一大盏，入生姜半分，煎至五分，去滓，不计时候温服。

治时气头痛，咳嗽烦闷，宜服麻黄散方。

麻黄（一两，去根节）　黄芪（一两，锉）　石膏（一两半）　天门冬（三分，去心）　人参（一两，去芦头）　杏仁（一两，汤浸去皮尖，生用）　甘草（三分，锉，生用）

右件药，捣筛为散。每服五钱，以水一大盏，入生姜半分，煎至五分，去滓，不计时候温服。

治时气壮热，咳嗽，头痛，心闷，宜服前胡散方。

前胡（二两，去芦头）　川升麻（二两）　百合（一两半）　贝母（一两半，煨令微黄）　紫菀（一两半，去苗土）　桔梗（一两半，去芦头）　石膏（三两）　麦门冬（二两，去心）　甘草（半两，炙微赤，锉）　杏仁（一两，汤浸去皮尖双仁，麸炒微黄）

右件药，捣筛为散。每服五钱，以水一大盏，入竹叶二七片，煎至五分，去滓，不计时候温服。

治时气壮热，头痛，咳嗽，石膏散方。

石膏（六两）　葛根（锉）　百合　赤芍药　贝母（煨令微黄）　桔梗（去芦头）　川升麻　栝楼根（以上各二两）　栀子仁（一两）

右件药，捣粗罗为散。每服五钱，以水一大盏，入葱白二茎、豉五十粒，煎至五分，去滓，不计时候温服。

治时气肺热，咳嗽，喉中生疮，宜服生干地黄散方。

生干地黄　川升麻　玄参　赤芍药　紫菀（去苗土）　柴胡（去苗）　天门冬（去心）　麦门冬（去心，以上各二两）　贝母（一两半，煨令微

黄）

右件药，捣筛为散。每服五钱，以水一大盏，煎至五分，去滓，入蜜半匙，更煎一两沸，不计时候温服。

治时气咳嗽，宜服紫菀散方。

紫菀（一两半，去苗土） 贝母（二两，煨令微黄） 甘草（一两，炙微赤，锉） 桑白皮（一两，锉） 麦门冬（一两，去心） 人参（一两，去芦头） 陈橘皮（半两，汤浸去白瓤，焙） 杏仁（一两半，汤浸去皮尖双仁，麸炒微黄）

右件药，捣筛为散。每服五钱，以水一中盏，煎至五分，去滓，不计时候温服。

治时气热势未退，壅滞，虚羸，咳嗽，宜服柴胡散方。

柴胡（去苗） 黄芩 桔梗（去芦头） 玄参 地骨皮（以上各一两） 麦门冬（一两半，去心，焙） 赤茯苓（半两） 人参（半两，去芦头） 紫菀（半两，去苗土） 甘草（半两，炙微赤，锉）

右件药，捣粗罗为散。每服四钱，以水一中盏，煎至五分，去滓，不计时候温服。

治时气肺热，胸膈壅滞，咳嗽不止方。

贝母（一两，煨令微黄） 紫菀（三分，去苗土） 甘草（一分，炙微赤，锉）

右件药，捣粗罗为散。每服五钱，以水一大盏，煎至五分，去滓，不计时候温服。

治时气口干诸方

夫时气热毒攻于心肺，则膈上壅躁，若胃中有热，则津液竭少，咽喉不利，头痛心烦，毒热未除，故口干也。

治时气经下后未退，头疼口干，烦躁恍惚，宜服葛根散方。

葛根（锉） 麦门冬（去心） 黄芩 川升麻 甘草（炙微赤，锉，以上各一两） 石膏（一两半）

右件药，捣筛为散。每服四钱，以水一中盏，煎至六分，去滓，不计时候温服。

治时气胃热口干，烦躁，渴不止，宜服赤茯苓散方。

赤茯苓　栝楼根　麦门冬（去心）　生干地黄（以上各一两）　知母（半两）

右件药，捣筛为散。每服五钱，以水一大盏，入小麦五十粒、淡竹叶三七片，煎至五分，去滓，不计时候温服。

治时气口干，宜服芦根散方。

芦根（二两，锉）　麦门冬（一两，去心）　黄芩（一两）　栝楼根（一两）　甘草（半两，炙微赤，锉）

右件药，捣筛为散。每服三钱，以水一中盏，入竹茹一分，煎至五分，去滓，不计时候温服。

又方。

石膏（二两）　葛根（一两，锉）　人参（二两，去芦头）　麦门冬（去心，一两）

右件药，捣筛为散。每服五钱，以水一大盏，入竹叶二七片，煎至五分，去滓，不计时候温服。

治时气心脾壅热，烦闷，口干，宜服栝楼根散方。

栝楼根　犀角屑　川升麻　麦门冬（去心）　葛根（锉）　甘草（炙微赤，锉）　栀子仁（以上各三分）

右件药，捣筛为散。每服五钱，以水一大盏，煎至五分，去滓，不计时候温服。

治时气口干舌缩，心神烦躁，不得睡卧，宜服此方。

栝楼（一枚，开窍留盖子，去子留瓤）　白蜜（一合）　竹沥（一合）　酥（一合）　生藕汁（一合）

右件药，相和，内于栝楼中，以面裹，煻火烧候面黄熟，即倾入器中，放温。每服半合，不计时候服。

治时气烦热口干，宜服黄连圆方。

黄连（去须）　栝楼根　知母　赤茯苓　（以上各一两）　麦门冬（二两，去心，焙）

右件药，捣罗为末，炼蜜和圆，如梧桐子大。每服不计时候，以牛乳下三十圆。

治时气口干喜唾方。

干枣（二十枚，擘，去核） 乌梅肉（十枚，微炒） 甘草（炙微赤，锉，杵末，三钱）

右件药，入少蜜合捣，令熟。常含如杏核大，咽津。

治时气热毒攻咽喉诸方

夫时气热毒在脏，阴阳隔绝，邪热客于足少阴之络，毒气上熏，攻于咽喉，故令肿痛或生疮也。

治时气热毒上攻，咽喉疼痛，宜服射干散方。

射干 川升麻 麦门冬（去心） 甘草（炙微赤，锉） 犀角屑（以上各三分） 马蔺根（半两）

右件药，捣筛为散。每服三钱，以水一中盏，煎至六分，去滓，不计时候温服。

治时气热毒上攻，咽喉不利，宜服前胡散方。

前胡（一两，去芦头） 天门冬（半两，去心） 川升麻（一两） 赤茯苓（三分） 桔梗（半两，去芦头） 络石（半两） 射干（半两） 犀角屑（半两） 赤芍药（半两） 杏仁（三分，汤浸去皮尖双仁，麸炒微黄） 甘草（半两，炙微赤，锉） 枳壳（半两，麸炒微黄，去瓤）

右件药，捣筛为散。每服五钱，以水一大盏，煎至五分，去滓，不计时候温服。

治时气毒攻咽喉疼痛，妨闷方。

半夏（汤洗七遍，去滑） 桂心 射干 甘草（炙微赤，锉） 麦门冬（去心） 黄药（以上各半两）

右件药，捣筛为散。每服五钱，以水一大盏，入竹叶二七片，煎至五分，去滓，不计时候温服。

治时气热毒攻咽喉，肿塞不通，宜服升麻散方。

川升麻　木通（锉）　射干　赤芍药　羚羊角屑　马蔺根　甘草（炙微赤，锉）　杏仁（汤浸去皮尖双仁，麸炒微黄，以上各一两）

右件药，捣筛为散。每服五钱，以水一大盏，煎至五分，去滓，不计时候温服。

治时气热毒上攻咽喉，噎塞肿痛，宜服玄参散方。

玄参　射干　川升麻　百合　前胡（去芦头）　白蒺藜（微炒，去刺）　犀角屑　枳壳（麸炒微黄，去瓤）　甘草（炙微去[10]，锉）　杏仁（汤浸去皮尖双仁，麸炒微黄）　桔梗（去芦头）　木通（锉）　麦门冬（去心，以上各三分）

右件药，捣筛为散。每服五钱，以水一大盏，煎至五分，去滓，不计时候温服。

治时气热毒上攻，咽喉噎塞，不能下食，宜服此方。

射干　川升麻　人参（去芦头）　陈橘皮（汤浸去白瓤，焙）　半夏（汤洗七遍，去滑）　甘草（炙微赤，锉，以上各一两）

右件药，捣筛为散。每服五钱，以水一大盏，入生姜半分，煎至五分，去滓，不计时候温服。

治时气热毒攻咽喉，宜服含化太阴玄精圆方。

太阴玄精（细研）　川升麻　玄参　射干　寒水石（细研）　甘草（炙微赤，锉，以上各半两）　马牙消（一两，细研）

右件药，捣罗为末，都研令匀，炼蜜和圆，如小弹子大。常含一圆，咽津。

治时气热毒上攻，咽喉疼痛，闭塞，宜服含化升麻圆方。

川升麻　玄参　射干　百合　马兰根　甘草（炙微赤，锉，以上各一分）　马牙消（半两）

右件药，捣罗为末，用牛蒡根捣汁，和圆，如樱桃大。常含一圆，咽津。

治时气毒气攻咽喉，闭塞不通方。

生乌扇（半斤，切）　猪脂（半斤）

右二味相和，煎五七沸，绞去滓，候冷。当取如枣大含咽之。

治时气热毒攻咽喉肿痛方。

右以商陆根切捣令烂，炒热，用手帕子，裹熨咽喉肿处，冷即复换。

治时气呕逆诸方

夫时气胃家有热，谷气入胃，与热相并，气逆，则呕逆也，或吐下后，饮水过多，胃气虚冷，亦为呕逆也。

治时气恶寒壮热，食则呕逆，宜服前胡散方。

前胡（一两，去芦头） 麦门冬（一两，去心） 生干地黄（一两） 陈橘皮（半两，汤浸去白瓤，焙） 甘草（半两，炙微赤，锉） 葛根（一两，锉）

右件药，捣筛为散。每服三钱，以水一中盏，入生姜半分，煎至五分，去滓，不计时候温服。

治时气大下后，胃气虚冷，呕逆不止，宜服人参散方。

人参（一两，去芦头） 麦门冬（一两，去心） 陈橘皮（半两，汤浸去白瓤，焙） 黄芪（半两，锉） 甘草（半两，炙微赤，锉） 草豆蔻（一两）

右件药，捣筛为散。每服三钱，以水一中盏，煎至五分，去滓，不计时候温服。

治时气烦热，呕逆不止，宜服麦门冬散方。

麦门冬（二两，去心） 芦根（一两，锉） 人参（二两，去芦头） 葛根（二两，锉） 陈橘皮（一两，汤浸去白瓤，焙）

右件药，捣筛为散。每服五钱，以水一大盏，煎至五分，去滓，不计时候温服。

治时气腹胁虚胀，心膈壅滞，呕逆，不能食，宜服半夏散方。

半夏（汤洗七遍，去滑） 柴胡（去苗） 黄芪（锉） 赤芍药 人参（去芦头） 桂心 陈橘皮（汤浸去白瓤，焙） 大腹皮（锉，以上各一两）

右件药，捣筛为散。每服五钱，以水一大盏，入生姜半分、枣三枚，煎至五分，去滓，不计时候温服。

治时气心胸妨闷，逆不下食，宜服此方。

人参（去芦头） 前胡（去芦头） 甘草（炙微赤，锉） 黄芩 赤茯苓 芦根（锉，以上各一两） 枳实（半两，麸炒微黄） 木通（半两，锉）

右件药，捣筛为散。每服五钱，以水一大盏，入生芦根半两，煎至五分，去滓，不计时候温服。

治时气头痛壮热，食即呕逆，宜服枇杷叶散方。

枇杷叶（半两，拭去毛，炙微黄） 人参（半两，去芦头） 陈橘皮（半两，汤浸去白瓤，焙） 黄芩（半两） 栀子仁（半两） 石膏（一两）

右件药，捣筛为散。每服五钱，以水一大盏，入生姜半分、枣三枚，煎至五分，去滓，不计时候温服。

治时气壮热，呕逆不下食，宜服陈橘皮散。

陈橘皮（汤浸，去白瓤，焙） 麦门冬（去心） 人参（去芦头） 甘草（炙微赤，锉） 葛根（锉，以上各一两）

右件药，捣筛为散。每服五钱，以水一大盏，入生姜半分、枣三枚，煎至五分，去滓，不计时候温服。

治时气壮热头痛，呕逆不能食，宜服前胡散方。

前胡（一两，去芦头） 芦根（一两） 犀角屑（三分） 葛根（三分，锉） 麦门冬（一两半，去心，焙） 石膏（一两） 人参（三分，去芦头） 陈橘皮（三分，汤浸去白瓤，焙） 甘草（一分，炙微赤，锉）

右件药，捣筛为散。每服五钱，以水一大盏，入竹叶二七片、生姜半分、枣三枚，煎至五分，去滓，不计时候温服。

治时气心胸妨闷，呕逆，不下食，宜服芦根散方。

芦根（一两[11]，锉） 前胡（半两，去芦头） 甘草（半两，炙微赤，锉） 人参（二两，去芦头） 桔梗（一两，去芦头） 枇杷叶（半两，拭去毛，炙微黄）

右件药，捣筛为散。每服五钱，以水一大盏，入竹叶二七片，煎至五分，去滓，不计时候温服。

治时气十日以上，时有呕逆，欲得饮水，此胃中伏热不散，宜服犀角散方。

犀角屑（三分） 麦门冬（一两半，去心，焙） 黄芩（一两） 石膏（二两） 川朴硝（一两） 芦根（一两，锉）

右件药，捣粗罗为散。每服三钱，以水一中盏，入青竹茹一分、生姜半分，煎至六分，去滓，不计时候温服。

治时气呕逆不下食方。

生姜汁（半两） 蜜（一合）

右件药，相和令匀，不计时候，频服。

治时气呕逆不下食方。

半夏（半两，汤洗七遍，去滑） 生姜（一两）

右件药，锉碎，以水一大盏，煎至六分，去滓，分为二服，不计时候温服。

又方。

右以腊月兔头并毛皮，烧令烟尽，捣细为散。每服，以粥饮调下一钱，不计时候，频服。

又方。

枇杷叶（一两，拭去毛，炙微黄）

右件药，捣罗为末。每服二钱，以水一中盏，煎至五分，去滓，不计时候温服。

治时气心腹痞满诸方

夫时气太阳少阴并病，脉浮紧而下之，紧反入里，则作痞，痞者心下满也。病发于阴者不可下之，下之则心下痞，按之自软，但气痞尔，不可复下也。若热毒气乘心，则心下痞满，面赤目黄，狂言恍惚者，此为有实，宜吐下之。

治时气热毒不退，大便秘涩，心腹痞满，食饮不下，精神昏乱，恍惚狂言，脉候洪数，宜服鳖甲散方。

鳖甲（涂醋炙令黄，去裙襕） 赤茯苓 桔梗（去芦头） 人参（去芦头） 槟榔 茵陈 白鲜皮 麦门冬（去心） 川大黄（锉碎，微炒，以上各一两） 陈橘皮（半两，汤浸去白瓤，焙） 枳壳（半两，麸炒微黄，去瓤） 甘草（半两，炙微赤，锉）

右件药，捣筛为散。每服五钱，以水一大盏，入生姜半分，煎至五分，去滓，不计时候温服。

治时气心下痞满，胸膈不利，宜服前胡散方。

前胡（去芦头） 赤芍药 木香 青橘皮（汤浸去白瓤，焙） 槟榔（以上各一两）

右件药，捣筛为散。每服五钱，以水一中盏，煎至六分，去滓，不计时候温服。

治时气，若吐下发汗后，心下痞满，气上冲胸，起即头眩，脉沉紧者，宜服半夏散方。

半夏（汤洗七遍，去滑） 白术 甘草（炙微赤，锉） 赤茯苓 桂心 人参（去芦头） 诃黎勒（用皮） 前胡（去芦头，以上各一两）

右件药，捣筛为散。每服五钱，以水一中盏，入生姜半分、枣三枚，煎至六分，去滓，不计时候温服。

治时气心腹痞满，身体疼痛，烦热，呕逆，宜服前胡散方。

前胡（去芦头） 半夏（汤洗七遍，去滑） 枳壳（麸炒微黄，去瓤） 黄芩 人参（去芦头） 桔梗（去芦头） 槟榔（以上七味各一两） 赤芍药（半两） 甘草（半两，炙微赤，锉）

右件药，捣筛为散。每服五钱，以水一中盏，入生姜半分、枣三枚，煎至五分，去滓，不计时候温服。

治时气已汗下后，脾胃气虚，心下痞满，腹中雷鸣，宜服陈橘皮散方。

陈橘皮（二两，汤浸去白瓤，焙） 人参（半两，去芦头） 甘草（炙微赤，锉） 干姜（炮裂，锉） 半夏（汤洗七遍，去滑） 赤茯苓 桔梗（去芦头） 白术 木香（以上各一两）

右件药，捣筛为散。每服五钱，以水一中盏，煎至六分，去滓，不计时候温服。

治时气心腹痞满，气喘，痰涎不绝，宜桔梗散方。

桔梗（三分，去芦头） 前胡（一两，去芦头） 半夏（三分，汤浸洗七遍，去滑） 旋覆花（半两） 大腹皮（半两，锉） 枳壳（半两，麸炒微黄） 赤茯苓（半两） 甘草（半两，炙微赤，锉）

右件药，捣筛为散。每服四钱，以水一中盏，入生姜半分，去滓，不计时候温服。

治时气，气壅上冲，心腹痞满，坐卧不安，宜服赤茯苓散方。

赤茯苓（三分） 赤芍药（三分） 枳壳（半两，麸炒微黄，去瓤） 大腹皮（半两，锉） 百合（一两） 紫苏茎叶（三分） 甘草（半两，炙微赤，锉） 郁李仁（一两，汤浸去皮尖，微炒）

右件药，捣筛为散。每服四钱，以水一中盏，煎至六分，去滓，不计时候温服。

治时气吃水过多，水结心下，痞满喘急方。

川大黄（一两，锉碎，微炒） 甘遂（一钱，煨令黄） 川朴硝（一两）

右件药，捣细罗为散。每服不计时候，以温水调下一钱，以利为度。

治时气饮水过多，心下痞硬痛方。

芫花（半斤）

右以醋拌令匀，浥浥以慢火炒热，用帛裹熨之。冷即更炒，以效为度。

治时气后宿食不消诸方

夫时气吐下之后，或病新差，脾胃气皆虚，不能化于水谷，致有宿食难消，头目多痛，时发寒热，或心腹烦满，大肠结燥，此皆是其候也。

治时气后，脾胃气虚，心腹虚胀，吃食不消，宜服枳实散方。

枳实（一两，麸炒令微黄） 人参（一两，去芦头） 干姜（半两，炮裂，锉） 白术（三分） 桂心（三分） 甘草（半两，炙微赤，锉）

半夏（半两，汤洗七遍，去滑） 桔梗（三分，去芦头） 木香（半两）

右件药，捣筛为散。每服四钱，以水一中盏，入生姜半分、枣三枚，煎至六分，去滓，食前温服。

治时气后宿食不消，不思饮食，宜服麦蘖散方。

麦蘖（一两，微炒） 前胡（一两，去芦头） 甘草（半两，炙微赤，锉） 白术（一两） 槟榔（一两） 人参（一两，去芦头） 厚朴（一两，去粗皮，涂生姜汁，炙令香熟）

右件药，捣筛为散。每服五钱，以水一大盏，入生姜半分，煎至五分，去滓，食前温服之。

治时气后胃虚，心膈壅闷，时有寒热，宿食不消，宜服人参散方。

人参（二两，去芦头） 大腹皮（一两，锉） 枳实（一两，麸炒微黄） 赤茯苓（一两） 麦门冬（一两半，去心，焙） 甘草（半两，炙微赤，锉） 诃黎勒（一两，用皮） 白术（一两） 桔梗（一两，去芦头）

右件药，捣筛为散。每服五钱，以水一大盏，煎至五分，去滓，食前温服。

治时气后胃虚，宿食不消，心胸壅闷，乍寒乍热，宜服白术散方。

白术 人参（去芦头） 陈橘皮（汤浸去白瓤，焙） 大腹皮 黄芪（锉） 枳壳（麸炒微黄，去瓤） 甘草（炙微赤，锉，以上各一两） 诃黎勒（一两，用皮） 沉香（一两）

右件药，捣粗罗为散。每服五钱，以水一大盏，煎至五分，去滓，食前温服。

治时气后宿食不消，大肠秘涩，宜服大黄散方。

川大黄（一两，锉碎，微炒） 槟榔（半两） 郁李仁（一两，汤浸去皮） 枳壳（一两，麸炒微黄，去瓤） 厚朴（一两，去粗皮，涂生姜汁，炙令香熟） 木香（半两）

右件药，捣粗罗为散。每服五钱，以水一大盏，煎至五分，去滓，食前温服。

治时气后，肠胃虚冷，食不消化，宜服厚朴圆方。

厚朴（一两，去粗皮，涂生姜汁，炙令香熟） 干姜（一两半，炮裂，锉） 白术（一两半） 人参（一两，去芦头） 甘草（半两，炙微赤，锉） 枳壳（一两，麸炒微黄，去瓤） 食茱萸（三分） 桂心（三分） 神曲（一两，炒微黄） 大麦蘖（一两，炒微黄） 杏仁（一两，汤浸去皮尖双仁，麸炒微黄）

右件药，捣罗为散，炼蜜和圆，如梧桐子大。每服，食前以枣汤下三十圆。

治时气后，脾胃气冷，食不消化，宜服白豆蔻圆方。

白豆蔻（三分，去皮） 草豆蔻（三分，去皮） 食茱萸（三分） 白术（三分） 人参（三分，去芦头） 陈橘皮（三分，汤浸去白瓤，焙） 桂心（三分） 干姜（半两，炮裂，锉） 甘草（半两，炙微赤，锉） 神曲（三分，炒微黄）

右件药，捣罗为末，炼蜜和圆，如梧桐子大。每服，食前以姜枣汤下三十圆。

治时气后，脾胃虚冷，宿食不消，宜服木香圆方。

木香（三分） 人参（一两，去芦头） 白术（一两半） 甘草（半两，炙微赤，锉） 枳壳（一两，麸炒微黄，去瓤） 干姜（三分，炮裂，锉） 麦蘖（一两，炒黄熟） 槟榔（一两）

右件药，捣罗为散，炼蜜和圆，如梧桐子大。每服，食前以姜枣汤下三十圆。

【校注】

① 一：永正抄本作“二”。

② 捣：永正抄本作“槌”。

③ 酽醋：浓醋。

④ 两：永正抄本作“握”。

⑤ 捣：永正抄本作“槌”。

⑥ 二：永正抄本作“三”。

⑦ 二：永正抄本作“一”。

⑧ 紧：永正抄本作“坚”，义胜。

⑨ 二：永正抄本作“一”。

⑩ 去：据文义疑作“赤”。

⑪ 两：永正抄本作“握”。

卷第十六

治时气烦躁诸方

夫时气病烦躁者，由阴气少，阳气多，故身热而烦躁也。其毒气在于心，而烦躁者，则令人闷而欲呕，若其人胃内有燥结而烦躁者，或则谬语，时绕脐痛，其腹胀满，皆当察其证候而治之也。

治时气表里未解，烦躁不可忍者，宜服竹叶汤方。

竹叶（二两） 石膏（二两） 麦门冬（半两，去心） 半夏（半两，汤洗七遍，去滑） 人参（半两，去芦头） 甘草（一分，炙微赤，锉） 陈橘皮（一分，汤浸去白瓤，焙） 生姜（半两）

右件药，都细锉和匀。每服半两，以水一盏，煎至五分，去滓，不计时候温服。

治时气头目烦疼，心神躁壅，大小便不利，宜服犀角散方。

犀角屑（半两） 防风（半两，去芦头） 川升麻（一两） 秦艽（一两，去苗） 木通（一两，锉） 白鲜皮（一两） 甘草（半两，炙微赤，锉） 槟榔（一两） 川芒硝（二两）

右件药，捣筛为散。每服五钱，以水一大盏，入生姜半分，煎至五分，去滓，不计时候温服。

治时气表里如火，烦躁欲死，宜服大黄散方。

川大黄（半两，锉碎，微炒） 寒水石（半两） 川芒硝（半两） 石膏（半两） 川升麻（半两） 甘草（半两，炙微赤，锉） 葛根（半两）

右件药，捣细罗为散。每服不计时候，以新汲水调下二钱。

治时气烦躁，头痛壮热，宜服水解散。

麻黄（去根节） 川大黄（锉碎，微炒） 黄芩 桂心 甘草（炙微赤，锉） 赤芍药（以上各一两）

右件药，捣细罗为散。患者先以生熟汤浴后，以暖水调下二钱，厚盖取汗，如人行五里，未汗，再服。

治时气头痛，壮热不解，心神烦躁，宜服大黄散方。

川大黄（半两，锉碎，微炒） 黄连（半两，去须） 麦门冬（一两，去心） 栀子仁（半两，锉） 柴胡（一两，去苗） 甘草（半两，炙微赤，锉）

右件药，捣筛为散。每服五钱，以水一大盏，入豉少半合、葱白二茎，煎至五分，去滓，不计时候温服。

治时气壮热不解，心神烦闷，毒气在胸膈，宜服苦参散方。

苦参（二两，锉） 黄芩（一两） 川升麻（二两）

右件药，捣筛为散。每服五钱，以水一大盏，煎至五分，去滓，不计时候温服。频服，当吐为效。

治时气已五六日，心神烦躁不解方。

竹沥（半小盏） 新汲水（半小盏）

右件药，相和搅令匀，不计时候频服。

又方。

大地龙（二条，破肠去泥，细切）

右以小便一中盏，煮令熟，去滓，不计时候温服。

又方。

鸡子清（一枚） 芒硝末（一钱）

右件药，都以新汲水半盏，调服。

治时气烦渴诸方

夫时气烦渴者，此由热气入于肾脏故也。肾恶燥，令热气盛则肾燥，故渴而引饮也。

治时气头痛，骨肉烦疼，口燥心闷，外寒内热，已自下利，由有虚热未退，烦渴不止，宜服知母散方。

知母　人参（去芦头）　地骨皮　葛根（锉）　甘草（炙微赤，锉，各一两）　石膏（三两）　栝楼根（二两）

右件药，捣筛为散。每服五钱，以水一大盏，入生姜半分，煎至五分，去滓，不计时候温服。

治时气数日不解，心燥渴，小腹胀急，脐下闷痛，宜服赤芍药散方。

赤芍药　知母　黄芩　玄参　麦门冬（去心）　柴胡（去苗）　甘草（炙微赤，锉，以上各三分）　石膏（二两）

右件药，捣筛为散。每服四钱，以水一中盏，入生姜半分、竹叶三七片，煎至六分，去滓，不计时候温服。

治时气心神壅闷，烦渴不止，宜服柴胡散方。

柴胡（一两，去苗）　川升麻（三分）　黄芩（三分）　石膏（二两）　麦门冬（一两，去心）　犀角屑（三分）　葛根（三分，锉）　甘草（三分，炙微赤，锉）

右件药，捣筛为散。每服五钱，以水一大盏，入葱白二茎、竹叶二七片，煎至五分，去滓，不计时候温服。

治时气头痛，虽自时时有汗，烦渴不止，宜服赤茯苓散方。

赤茯苓（二两）　甘草（炙微赤，锉）　泽泻　桂心　葛根（锉，以上各一两）　石膏（二两）

右件药，捣筛为散。每服五钱，以水一大盏，煎至五分，去滓，不计时候温服。

治时气发热，烦渴欲饮水，小便不利，宜服猪苓散方。

猪苓（去黑皮）　赤茯苓　泽泻　阿胶（捣碎，炒令黄燥）　滑石（以上各一两）

右件药，捣筛为散。每服五钱，以水一大盏，煎至五分，去滓，不计时候温服。

治时气壮热烦渴，麦门冬散方。

麦门冬（一两，去心）　五味子（一两）　人参（一两，去芦头）

甘草（一两，炙微赤，锉）　石膏（二两）

右件药，捣筛为散。每服三钱，以水一中盏，煎至六分，去滓，不计时候温服。

治时气大热，心胸烦渴，土瓜根饮子方。

土瓜根（半两）　干枣（五枚）　麦门冬（半两，去心）　甘草（三分，炙微赤，锉）　豉（半合）

右件药，都细锉和匀。每服半两，以水一大盏，煎至五分，去滓，不计时候温服。

治时气烦渴不止方。

地骨皮（半两）　阿胶（半两，捣碎，炒令黄燥）　葱白（三茎，并须）

右件药，细锉和匀。每服半两，以水一中盏，煎至五分，去滓，不计时候温服。

治时气烦渴，身体酸疼，头痛，呕逆，不能下食，宜服此方。

柴胡（二两半，去苗）　赤茯苓（二两）　枳壳（二两，麸炒微黄，去瓤）　麦门冬（二两，去心）　甘草（一两，炙微赤，锉）

右件药，捣筛为散。每服五钱，以水一大盏，入生姜半分，煎至五分，去滓，不计时候温服。

治时气下后，烦渴不止，升麻散方。

川升麻（三分）　知母（三分）　甘草（三分，炙微赤，锉）　石膏（一两半）　葛根（一两，锉）

右件药，捣筛为散。每服五钱，以水一大盏，入竹叶二七片、粳米一百粒，煎至五分，去滓，不计时候温服。

治时气烦渴，饮水即呕吐，心胸不利，宜服葛根散方。

葛根（锉）　猪苓（去黑皮）　赤茯苓　桂心　白术　泽泻　栝楼根（以上各一两）

右件药，捣细罗为散。每服不计时候，以温水调服二钱，令极饮水，小便利者，汗出便愈。

又方。

黄连（一两，去须）　栝楼根（一两）

右件药，捣细罗为末，炼蜜和圆，如梧桐子大。每服不计时候，煎大麦饮，放温，下三十圆。

治时气烦渴不止方。

葛根（二两，锉）　葱白（五茎，切）

右件药，以水二大盏，煎至一大盏，去滓，内白粳米半合、豉半合，以生绢裹煎，良久，候烂，去米豉，放冷，不计时候服。

治时气烦渴不止方。

右取生藕，捣绞取汁一中盏，入生蜜一合，搅令匀，不计时候，分为二服。

治时气鼻衄诸方

夫时气衄血者，由五脏热结所为。心主于血，邪热中于手少阴之经，客于足阳明之络，故衄血也。衄者，血从鼻中出也。

治时气鼻衄，烦躁不止，头痛气逆，宜服石膏饮子方。

石膏（二两，捣碎）　甘草（半两，炙微赤，锉）　赤芍药（一两）　黄芩（一两）　柴胡（一两，去苗）　桂心（半两）　生地黄（三两）　竹茹（二两）

右件药，细锉和匀。每服半两，先以水一大盏半，浸伏龙肝二两，澄取清一大盏，煎至五分，去滓，不计时候温服。

治时气心肺中热，鼻衄不止方。

胡粉（炒令黑，细研）　干姜（炮裂，锉杵为末）　乱发灰（细研）　釜底墨（细研）　伏龙（细研）

右件药，但得一味，吹于鼻中便止。若各吹一大豆许，更效。

治时气鼻衄，心膈躁闷，面赤目黄，起卧不定方。

乌贼鱼骨（二两）　刺蓟（二两）　蒲黄（二两）

右件药，捣细罗为散。每服不计时候，以冷粥饮，调下二钱，频服，以定为度。

治时气鼻衄，诸药无效者，宜用此方。

白马通（七枚，绞取浓汁）　阿胶（半两，杵碎，炒令黄燥为末）

右件药，相和熟搅，以滴鼻中，仍用新汲水微浸足，即止。

治时气鼻衄，日夜不止，面色如金黄方。

右取韭根一握，捣取汁，瓶中盛，以索悬于井中，浸良久，急取出，滴二七滴于鼻中，即止。

治时气卒鼻衄不止方。

右以郁金捣罗为末。每服不计时候，以冷水调下二钱，以定为度。

又方。

熟艾（一鸡子大）　牛皮胶（一片，如手大，杵碎炒令黄燥）

右件药，以豉汁二大盏，煎取一大盏，去滓，分温二服。

治时气热毒攻眼诸方

夫肝开窍于目，肝气虚，热毒气则乘虚上冲于目，故赤疼痛，或生赤翳、白膜、息肉及疮也。

治时气热毒攻于肝脏，目赤涩痛，宜服升麻散方。

川升麻　地骨皮　玄参　甘草（炙微赤，锉）　黄芩　赤茯苓　栀子仁　防风（去芦头）　羌活　桑根白皮（锉）　决明子（以上各半两）　石膏（三两）

右件药，捣筛为散。每服五钱，以水一大盏，入竹叶二七片、黑豆五十粒，煎至五分，去滓，食后温服。

治时气热毒未除，心胸烦闷，毒气上攻，两眼赤肿，宜服栀子仁散方。

栀子仁　黄连（去须）　枳壳（麸炒微黄，去瓤）　龙胆（去芦头）　赤芍药　甘草（炙微赤，锉）　川大黄（锉碎，微炒，以上各半两）

右件药，捣筛为散。每服五钱，以水一大盏，煎至五分，去滓，食后温服之。

治时气肝脏虚热，眼昏赤痛，宜服羚羊角散方。

羚羊角屑　赤茯苓　防风（去芦头）　麦门冬（去心）　甘草（炙微

赤，锉）　地骨皮　枳壳（麸炒微黄，去瓤）　蕤仁　（以上各半两）

右件药，捣筛为散。每服五钱，以水一大盏，煎至五分，去滓，入蜜一茶匙，更煎一两沸，食后温服之。

治时气，热毒攻眼疼痛，心中躁闷，宜服地骨皮散方。

地骨皮　防风（去芦头）　赤芍药　葛根（锉）　羚羊角屑　川大黄（锉碎，微炒，以上各一两）

右件药，捣筛为散。每服五钱，以水一大盏，入豉五十粒、葱白一茎，煎至五分，去滓，食后温服之。

治时气热毒攻眼，不见物方。

川升麻（一两）　决明子（一两）　细辛（半两）　蕤仁（一两）　黄连（一两，去须）　犀角屑（半两）

右件药，捣细罗为散。每服，食后以温浆水调下二钱。

治时气，目赤碜痛，及痒不可忍，宜洗眼竹叶汤方。

竹叶（一百片）　秦皮（三分）　防风（三分）　甘菊花（三分）　葳蕤（三分）　蕤仁（三分）　甘草（一分，生用）

右件药，都细锉，以水二大盏，煎取一盏，以绵滤去滓，避风处洗眼。日三五度差。

治时气热毒攻眼，中有胬肉，睑里有疮，日夜下泪，全不见物，豮猪[①]胆点眼方。

豮猪胆（一枚，汁）　川朴硝（杏仁大，细研）　黄连末（半钱）　龙脑（一豇豆大，研令细）

右件药，都研，与猪胆相和浸一宿，昼夜点眼，若热泪至多，当时便差。

治时气热毒攻眼，肿痛不可忍，洗眼方。

右以水煮蜂窠洗之，日六七度，甚效。

治时气后，因吃葵蒜热面，损眼，暗不见物，昼夜疼痛不可忍，宜用豮猪肝贴眼方。

右以豮猪肝一具，薄切，以清水浸淘，如法贴眼睑上，干即换之，连日及夜贴之。重者不过二日效。

治时气余热不退诸方

夫时气病，其人或未发汗吐下，或经服药以后，而脉洪大实数，肠胃胀满，小便赤黄，大便难，或烦或渴，面色变赤，此为腑脏有结热故也。

治时气余热不退，发渴躁闷，宜服大黄散方。

川大黄（锉碎，微炒）　栀子仁　犀角屑　麦门冬（去心）　黄连（去须）　地骨皮　甘草（炙微赤，锉）　黄芩　柴胡（去苗）　白鲜皮（以上各一两）

右件药，捣筛为散。每服五钱，以水一大盏，煎至五分，去滓，不计时候温服之。

治时气余热不退，心膈时发烦躁，宜服麦门冬散方。

麦门冬（去心）　犀角屑　竹茹　黄芩　石膏　川大黄（锉碎，微炒）　川朴硝　甘草（炙微赤，锉，以上各一两）

右件药，捣筛为散。每服五钱，以水一大盏，煎至五分，去滓，不计时候温服之。

治时气五七日，头痛，余热不解，宜服解肌散方。

葛根（一两，锉）　柴胡（一两，去苗）　麻黄（三分，去根节）　赤芍药（半两）　黄芩（半两）　甘草（半两，炙微赤，锉）　桂心（半两）　石膏（二两）

右件药，捣筛为散。每服五钱，以水一大盏，入生姜半分，煎至五分，去滓，不计时候温服之。

治时气三五日，余热不解，心躁烦渴，宜服知母散方。

知母（三分）　川升麻（三分）　钩藤（一两）　地骨皮（三分）　赤茯苓（三分）　麦门冬（三分，去心）　石膏（一两）　甘草（一分，炙微赤，锉）

右件药，捣筛为散。每服五钱，以水一大盏，入竹叶三七片，煎至五分，去滓，不计时候温服之。

治时气余热不解，心烦躁渴，表实里虚，宜服犀角散方。

犀角屑（一两） 葛根（一两，锉） 麻黄（一两，去根节） 黄芩（三分） 甘草（半两，炙微赤，锉）

右件药，捣筛为散。每服四钱，以水一中盏，煎至六分，去滓，不计时候温服之。

治时气余热不解，身体疼痛，宜服麻黄散方。

麻黄（三分，去根节） 柴胡（一两，去苗） 赤茯苓（三分） 地骨皮（三分） 人参（一两，去芦头） 赤芍药（三分）

右件药，捣筛为散。每服四钱，以水一中盏，煎至六分，去滓，不计时候温服之。

治时气余热不解，心膈壅闷，四肢烦热，宜服麦门冬散方。

麦门冬（一两半，去心） 栀子仁（三分） 枳壳（三分，麸炒微黄，去瓤） 黄芩（三分） 川芒硝（一两） 甘草（半两，炙微赤，锉）

右件药，捣筛为散。每服五钱，以水一大盏，入竹叶七片，煎至五分，去滓，不计时候温服之。

又方。

大青（三分，锉，去根） 枳壳（三分，麸炒微黄，去瓤） 甘草（一分，炙微赤，锉） 川升麻（一两） 黄芩（三分） 川朴硝（一两）

右件药，捣筛为散。每服五钱，以水一大盏，煎至五分，去滓，不计时候温服之。

治时气余热不解，头重，宜服葛根散方。

葛根（一两，锉） 赤芍药（一两） 黄芩（一两） 栀子仁（一两） 豉（二合）

右件药，捣筛为散。每服五钱，以水一大盏，煎至五分，去滓，不计时候温服之。

治时气经十数日，余热不解，或时发寒热，宜服此方。

葳蕤（一两） 柴胡（一两，去苗） 羚羊角屑（三分） 石膏（一两半） 黄芩（一两） 甘草（半两，炙微赤，锉）

右件药，捣筛为散。每服五钱，以水一大盏，入生姜半分，煎至五分，去滓，不计时候温服之，

治时气余热不退，发作有时，宜服栝楼根散方。

栝楼根（一两） 柴胡（三分，去苗） 地骨皮（一两） 枳壳（半两，麸炒微黄，去瓤） 赤茯苓（一两） 鳖甲（一两，涂醋炙令黄，去裙襕）

右件药，捣筛为散。每服四钱，以水一中盏，煎至五分，去滓，入生地黄汁半合，更煎一两沸，不计时候温服之。

治时气余热不退，发歇不定，大便秘涩，宜服大黄圆方。

川大黄（二两，锉碎，微炒） 柴胡（去苗） 黄芩 黄连（去须） 白鲜皮 栀子仁 秦艽（去苗） 龙胆（去芦头） 赤芍药 大麻仁（别杵如膏，以上各一两）

右件药，捣罗为末，炼蜜和圆，如梧桐子大。每服，不计时候，以竹叶汤下三十圆，以利为度。

治时气余热不退，烦躁发歇[②]，四肢无力，不能食饮，柴胡圆方。

柴胡（去苗） 桔梗（去芦头） 子芩 赤芍药 黄芪（锉） 枳壳（麸炒微黄，去瓤） 鳖甲（涂醋炙微黄，去裙襕） 人参（去芦头，以上各一两） 甘草（半两，炙微赤，锉）

右件药，捣筛为散，炼蜜和圆，如梧桐子大。每服不计时候，以温水下三十圆。

又方。

右以牛蒡根捣绞取汁，每服不计时候，服一小盏。

治时气发黄诸方

夫时气病者，因湿毒气盛，蓄于脾胃。有热则新谷郁蒸，不能消化，大小便结涩，故令身面变黄，或如橘色，或如桃枝色也。

治时气壮热，腹满，心下硬，不能食，发黄，宜服秦艽散方。

秦艽（去苗） 柴胡（去苗） 芎䓖 桔梗（去芦头） 葛根 黄芩

甘草（炙微赤，锉）　川大黄（锉碎，微炒）　桑根白皮　（以上各一两）

右件药，细锉和匀。每服半两，以水一大盏，煎至五分，去滓，不计时候温服。

治时气五六日，壮热，骨节烦疼连心，两胁气胀急，硬痛，不能食，变为黄，宜服柴胡散方。

柴胡（去苗）　枳实（麸炒令微黄）　栝楼根　黄芩　栀子仁　茵陈　龙胆（去芦头）　川大黄（锉碎，微炒，各一两）　甘草（半两，炙微赤，锉）

右件药，捣筛为散。每服五钱，以水一大盏，煎至五分，去滓，不计时候温服。

治时气三日外，若忽觉心满坚硬，脚手心热，则变为黄，不疗杀人，宜服栀子散方。

栀子仁　紫草　白鲜皮　黄芩　秦艽（去苗，各一两）　甘草（半两，炙微赤，锉）

右件药，捣筛为散。每服五钱，以水一大盏，煎五分，去滓，不计时候温服。

治时气热毒不解，心胸躁闷，变为黄，宜服茵陈圆方。

茵陈（一两）　川大黄（一两，锉碎，微炒）　豉（一合）　栀子仁（一两）　鳖甲（一两，涂醋炙令黄，去裙襕）　川芒硝（二两）　杏仁（一两，汤浸去皮尖双仁，麸炒微黄）

右件药，捣罗为末，炼蜜和圆，如梧桐子大。每服不计时候，以竹叶汤下三十圆，以利为度。

治时气遍身发黄，心膈烦热，宜服大黄圆方。

川大黄（锉碎，微炒）　黄连（去须）　黄芩　黄柏（锉）　曲衣　栀子仁　（以上各一两）

右件药，捣罗为末，炼蜜和圆，如梧桐子大。不计时候，以温水下三十圆。

治时气发黄，宜服此方。

甜葶苈（三两，隔纸炒令紫色）　川大黄（二两，锉碎，微炒）

右件药，捣罗为末，炼蜜和圆，如梧桐子大。每服不计时候，以温水下二十圆，以利为度。

又方。

右以生小麦苗捣绞取汁，每服一小盏，日三四服，即愈。

治时气三日外，若忽觉心满坚硬，脚手心热，则变为黄，不治杀人，宜服此方。

瓜蒂（七枚）

右捣罗为末，用一大豆许，吹鼻两孔中，令黄水出。残末水调服之，得吐黄水一二升，即差。

又方。

右以萱草根苗捣绞取汁二小盏，分为三服，以利为度。

治时气毒气攻手足诸方

夫时气毒气从脏腑中出，攻于手足，手足则焮热赤肿疼痛也。人五脏六腑，并荣输皆出于手足指，故毒气从内出，而攻于手足也。

治时气毒攻手足，赤肿疼痛欲断方。

豉（半斤）　羊肉（一斤）

右以水一斗同煮，候肉熟，以汁看冷暖得所，以渍手足，日三度。

又方。

右掘地作坑子，深三尺，大小容两足，烧中令热，以酒灌坑中，着屐踞坑上，衣拥勿令泄气，日再作之。

又方。

右以羊肉、桃叶煮取汁渍之，加盐少许尤佳。

治时气热毒攻手足，肿热疼痛欲脱方。

虎杖（三斤，锉）

右以水三斗，煮取二斗，去滓，温渍手足三度。

又方。

苦参（一斤，锉）

右以酒一斗，煮五七沸，去滓，温温渍之，日三四度。

治时气热毒攻手足，焮热疼痛方。

右煮马通汁渍之，日三度。

又方。

右以猪膏和马通涂之，亦佳。

治时气热毒攻手足，肿痛似脱，不可忍方。

右以猪蹄一具，去毛净洗，锉碎，葱白一握切，以水一斗，煮五七沸，去猪蹄等，稍热渍之。

又方。

黄柏（半斤，细锉）

右以水三斗，煮十沸，用渍手足，差。

治时气毒攻手足，肿痛欲脱方。

右以生牛肉裹之，肿消痛止。

治时气下痢诸方

夫时气吐下之后，表里俱虚，热毒乘虚入于肠胃，则下痢黄赤，或下脓血，遍身壮热，脐腹疞痛，其脉弱者自愈，脉沉弦者必下重，脉大者为未止，此皆热毒气所为也。

治时气热毒攻于肠胃，下痢不止，宜服升麻散方。

川升麻　当归（锉，微炒）　黄连（去须，微炒）　甘草（炙微赤，锉）　桂心　赤芍药　黄柏（微炙，锉，各半两）

右件药，捣筛为散。每服半两，以水一大盏，煎至五分，去滓，不计时候温服之。

治时气诸痢不止，宜服龙骨散方。

龙骨　黄连（去须，微炒）　黄柏（微炙，锉）　当归（锉，微炒）　阿胶（杵碎，炒令黄燥，以上各用二两）

右件药，捣粗罗为散。每服五钱，以水一大盏，煎至五分，去滓，不计时候温服。

治时气大肠实热，下血不止，脐下疞痛，宜服槲叶散方。

槲叶（一两）　地榆（三分，锉）　木贼（三分，锉）　当归（三分，锉）　赤芍药（三分）　伏龙肝（三分）

右件药，捣细罗为散。每服不计时候，以粥饮调下二钱。

治时气四五日，大热下痢，宜服黄连散方。

黄连（去须，微炒）　黄柏（微炙，锉）　艾叶（微炒）　黄芩（以上各一两）　龙骨（二两）

右件药，捣细罗为散。每服不计时候，以粥饮调下二钱。

治时气热毒，痢脓血，腹中疼痛，宜服木香散方。

木香（半两）　黄连（一两，去须微炒）　青橘皮（半两，汤浸去白瓤，焙）　栀子仁（一分）　地榆（半两）

右件药，捣细罗为散。每服不计时候，以粥饮调下二钱。

治时气热毒痢，宜服黄连圆方。

黄连（二两，去须微炒）　当归（一两，锉，微炒）　黄芩（一两）　赤石脂（二两）　龙骨（一两）

右件药，捣罗为末，炼蜜和圆，如梧桐子大。每服不计时候，以粥饮下三十圆。

治时气下痢不能食方。

乌梅肉（十枚，微炒）　黄连（二两，去须微炒）

右件药，捣罗为末，炼蜜和圆，如梧桐子大。每服不计时候，以粥饮下三十圆。

治时气热毒下痢方。

当归（二两，锉，微炒）　黄连（二两，去须微炒）　黄柏（二两，锉，炙）

右件药，捣粗罗为散。每服五钱，以水一大盏，煎至五分，去滓，入蜜一茶匙，再煎一两沸，放温，不计时候服。

治时气赤白痢方。

鳖甲（二两，涂醋炙微黄，去裙襕）　阿胶（一两，捣碎，炒令黄燥）　赤小豆（一合，炒熟）

右件药，捣细罗为散。每服不计时候，以粥饮调下三钱。

治时气下部䘌疮诸方

夫时气下部䘌疮者，由毒热结在腹内，谷气衰毒气盛，三虫动作求食，蚀人五脏，多令泄痢，下部生疮，痒不暂止，若唇内生疮，但欲寐者，此虫蚀下部也。重者则肛烂，伤于五脏，即死也。

治时气䘌蚀，下部生疮，宜服雄黄散方。

雄黄（半两，细研）　青葙子（三两）　苦参（三两，锉）　黄连（三两，去须微炒）　杏仁（一两半，汤浸去皮尖双仁，麸炒微黄）

右件药，捣细罗为散。每服，食前以粥饮调下三钱。

又方。

青葙子（一两）　雈[3]芦（一两）　狼牙（三分）　陈橘皮（三分，汤浸去白瓤，焙）　扁竹（三分，锉）

右件药，捣细罗为散。每服，食前以粥饮调下三钱。

治时气下部䘌疮疼痛方。

桂心（二两）　蓝叶（二两）

右件药，捣罗为末，分为三服，以生猪肝半斤，去膜，细切，拌药服，入五味同食，每日早晨一服，当于下部中出虫如发，一合以来便差。

治时气痢脓血，下部生䘌疮虫方。

黄连（三分，去须微炒）　蜡（一两）　乌梅肉（三两，微炒）

右件药，捣罗为末，化蜡和蜜为圆，如梧桐子大。每服，食前以粥饮下三十圆，晚再服之。

治时气下部䘌疮方。

马蹄（烧为灰）

右件药，捣罗为末，以猪脂和涂之，一日可五六遍，即差。

治时气病下部䘌疮，疼痛不止方。

右浓煮桃皮取汁，煎如稠饧，以通下部中，若口中生疮，含之差。

治时气大便不通诸方

夫时气大便不通者，由脾胃有热，发汗太过，则津液竭，津液竭则胃中干燥，结热在内，则大便不通也。

治时气热毒在脏，大肠不通，宜服羚羊角散方。

羚羊角屑（一两） 麦门冬（二两，去心） 大腹皮（一两，锉） 川大黄（一两，锉碎，微炒） 川升麻（一两） 柴胡（一两，去苗） 甘草（半两，炙微赤，锉）

右件药，捣筛为散。每服三钱，水一中盏，煎至六分，去滓，入玄明粉一钱，搅令匀，不计时候温服。

治时气十日以上，腹微满而喘，脐下疠痛，大便不通，宜服大黄散方。

川大黄（二两，锉碎，微炒） 羚羊角屑（一两） 枳实（一两，麸炒微黄） 川芒硝（二两） 桑根白皮（一两）

右件药，捣筛为散。每服五钱，以水一大盏，煎至五分，去滓，不计时候温服，以利为度。

治时气恶寒，头痛，壮热，大便不通，宜服柴胡散方。

柴胡（去苗） 茵陈 木通 土瓜根 白鲜皮 栀子仁（各一两） 川大黄（二两，锉碎，微炒） 川芒硝（二两）

右件药，捣细罗为散。不计时候，以温水调服三钱，少时当利一两行，利后煮葱豉稀粥食之，如热未歇，再服。

治时气胃中壅热，大便不通，宜服大麻仁圆方。

大麻仁（二两，研入） 川大黄（二两） 郁李仁（一两，汤浸去皮尖，研） 犀角屑 川朴硝 枳壳（麸炒微黄，去瓤） 木通 （以上各一两）

右件药，捣细罗为末，入大麻仁等令匀，炼蜜和圆，如梧桐子大。每服不计时候，以温水下二十圆。

治时气十余日不大便，调气圆方。

川芒硝（二两） 枳实（一两，麸炒微黄） 川大黄（二两，锉碎，微炒） 杏仁（二两，汤浸去皮尖双仁，麸炒黄，研如膏）

右件药，捣罗为末，炼蜜和圆，如梧桐子大。不计时候，以温水下三十圆，如未利，再服。

治时气热毒在胃，大便不通方。

川大黄（一两，锉碎，微炒） 川芒硝（一两）

右件药，细锉，以水一大盏，浸一宿，明早煎五七沸，绵滤取汁，不计时候温温顿服。良久，下恶滞物。

治时气小便不通诸方

夫小肠者，心之腑也。心与小肠为表里，心脏壅热，久而不除，汗后津液虚少，不能灌溉，而热毒之气流注小肠，故令不通也。

治时气有时寒热，四肢沉重，口不知味，胸中啰塞，小便不通，宜服赤茯苓散方。

赤茯苓（一两） 前胡（三分，去芦头） 白鲜皮（一两） 蘧麦（一两） 子芩（半两） 栀子仁（半两） 滑石（二两） 川升麻（三分） 木通（一两半，锉）

右件药，捣筛为散。每服三钱，水一中盏，煎至六分，去滓，不计时候温服。

治时气热毒流注小肠，小便不通，宜服贝齿散方。

贝齿（四十九枚） 白鲜皮（一两） 猪苓（一两，去黑皮） 川大黄（一两，锉碎，微炒） 蘧麦（一两）

右件药，捣细罗为散。每服不计时候，以温水一中盏，蜜半匙，调下三钱。良久再服，以得通利为度。

治时气四五日，寒热不解，头痛，心腹烦闷，小便不通，宜服犀角散方。

犀角屑 柴胡（去苗） 赤芍药 蘧麦 黄芩 知母 木通（锉，以上各一两） 川大黄（二两，锉碎，微炒） 滑石（二两）

右件药，捣筛为散。每服五钱，以水一大盏，煎至五分，去滓，不计时候温服，以得通为度。

治时气恶寒壮热，头痛，小便不通，宜服柴胡散方。

柴胡（去苗）　茵陈　川大黄（锉碎，微炒）　黄芩　木通（锉）　川升麻　栀子仁　川芒硝　茅根（锉，以上各一两）

右件药，捣粗罗为散。每服五钱，以水一大盏，煎至五分，去滓，不计时候温服。以得通利为度。

治时气壅毒，心腹胀满，小便不通方。

滑石（二两）　甜葶苈（一两，隔纸炒令紫色）

右件药，捣筛，以水二大盏，煎至一盏，去滓，不计时候温服。以得通为度。

治时气令不相染易诸方

夫时气病者，此皆因岁时不和，温凉失节，人感乖候之气，而生病者，多相染易，故预服药，及为方法以防之也。

治时气相染易者，即须回避，将息饭食之间，不得传吃。**但一人受病，全家不安，有此相染宜服麻黄散方**。

麻黄（三分，去根节）　桔梗（三分，去芦头）　川乌头（一分，炮裂，去皮脐）　人参（三分，去芦头）　细辛（三分）　白术（三分）　桂心（三分）　干姜（三分，炮裂，锉）　防风（三分，去芦头）　吴茱萸（一分，汤浸七遍，焙干，微炒）　川椒（一分，去目及闭口者，微炒出汗）　川大黄（三分，锉碎，微炒）

右件药，捣细罗为散。每服，空心以温酒调下二钱。

治时气转相染易不止，宜服乌头散方。

川乌头（一分，炮裂，去皮脐）　川升麻（三分）　川大黄（三分，锉碎，微炒）　獭肝（一分，酒浸微炙）　龙脑（半分，细研）　柴胡（三分，去苗）　川朴硝（三分，细研）

右件药，捣细罗为散，入龙脑、朴硝同研令匀。每服，空心以温酒调下一钱。

治时气病转相染易，乃至灭门，傍至外人，无有不着者，宜服雄黄圆方。

雄黄（一两，细研） 赤小豆（二两，炒熟） 丹参（二两） 鬼箭羽（二两）

右件药，捣罗为末，炼蜜和圆，如梧桐子大。每服，空心以温水下五圆，可与病人同床传衣，不相染也。

治时气转相染著，延及外人，人不敢视者，朱砂圆方。

朱砂（二两，细研，水飞过） 人参（一两，去芦头） 鬼箭羽（二两） 雄黄（二两，细研，水飞过） 赤小豆（二两，炒熟）

右件药，捣罗为末，炼蜜和圆，如小豆大。每服，空心以温水下五圆，可与病人同床传衣，不相染也。

治时气热毒，令不相染易方。

豆豉（一升） 伏龙肝（三两，细研） 童子小便（三中盏）

右件药，相和，煎取一中盏半，去滓，分为三服。每平旦一服，令人不著瘴疫。

治时气温毒，令不相染易方。

右于正月，取东行桑根，粗如指者，长七寸，以朱砂涂之，悬于门上，又令人带之。

治时气后劳复诸方

夫病新差，血气尚虚，津液未复，因以劳动，更成病焉。若言语思虑则劳于神，梳头澡浴则劳于力，未任劳而强之，则生热，热气还于经络，复为病者，名曰劳复也。

治时气后劳复，虚热不退，四肢沉重，或半起半卧，气力虚羸，宜服人参饮子方。

人参（去芦头，二两） 甘草（一两） 石膏（二两） 赤茯苓（二两） 半夏（汤浸七遍去滑，一两） 前胡（二两） 知母（二两） 黄芩（二两） 小麦（一合） 竹叶（一握）

右件药，细锉和匀。每服半两，以水一大盏，入枣三枚、生姜半分，煎至五分，不计时候温服。

治时气后劳复，发寒热进退，鳖甲饮子方。

鳖甲（涂醋炙令黄，去裙襕） 前胡（去芦头） 人参（去芦头） 甘草（炙微赤，锉，以上各三分） 生姜（一分） 豉心（一分） 葱白（七茎） 雄鼠粪（一十四枚）

右件药，细锉和匀。每服半两，以水一大盏，煎至五分，去滓，不计时候温服。

治时气后数日已解，劳复发者，宜服栀子仁散方。

栀子仁（一两） 葱白（十一茎） 豉（一合） 雄鼠粪（一十四枚） 甘草（半两，炙微赤，锉） 麻黄（一两，去根节） 枳壳（一两，麸炒微黄，去瓤）

右件药，捣粗罗令匀。每服半两，以水一大盏，煎至五分，去滓，不计时候温服。有微汗，便愈。

治时气，热气解后复发，头痛如初病者，宜服此方。

雄鼠粪（三七枚，杵末） 石膏（二两，细研） 葛根（二两，锉） 栀子仁（半两） 葱白（七茎）

右件药，细锉和匀。每服半两，以水一大盏，煎至五分，去滓，不计时候，热服。未汗，再服。

治时气差后，起早，及食多劳复，宜服陈橘皮散方。

陈橘皮（一两，汤浸去白瓤，焙） 甘草（半两，炙微赤，锉） 雄鼠粪（二七枚） 白术（一两） 豉（一合） 槟榔（一两）

右件药，捣粗罗为散。每服三钱，以水一中盏，煎至六分，去滓，不计时候温服。

治时气后，饮食过多，脉候实数，复发如初，宜服豉心散方。

豉心（二合） 雄鼠粪（二七枚） 白术（一两） 川大黄（二两，锉碎，微炒） 栀子仁（一两） 木通（一两，锉）

右件药，捣粗罗为散。每服三钱，以水一中盏，入生姜半分，煎至六分，去滓，不计时候温服。

治时气病差后劳复，发热呕吐，不下食，宜服芦根饮子方。

芦根（二两） 竹茹（二两） 人参（二两，去芦头） 陈橘皮（一两，汤浸去白瓤，焙） 生姜（二两） 石膏（四两，细研）

右件药，都锉和匀。每服半两，以水一大盏，煎至五分，去滓，不计时候温服。

治时气后劳复，身体疼痛壮热方。

雄鼠粪（五枚） 豉（半合） 栀子仁（五枚） 枳实（五枚，麸炒微黄）

右件药，锉碎，以水一大盏半，煮取一盏，去滓，分为二服。不计时候，相次温服之。

治时气劳复，四肢烦疼，宜服薄荷粥方。

薄荷（一握） 阿胶（一两，杵碎，炒令黄燥） 川升麻（一两） 豉心（一合）

右件药，细锉和匀，以水两碗，煮取一碗，去滓，以粳米作稀粥服，厚覆取汗差。

治时气新差，起早劳复，及食饮过多，复发欲死方。

右以鳖甲三两，醋涂炙令黄焦，去裙襕，捣罗为散。每服二钱，以粥饮调下，不计时候服。

又方。

右取所食物，烧作灰，细研。每服，以粥饮调下二钱。

治时气瘴疫诸方

治时气瘴疫，头痛壮热，心如火煎，面目黄黑，四肢沉重，不得睡卧，宜服茵陈散方。

子芩（一两半） 秦艽（二两，去苗） 知母（二两） 大青（一两） 赤芍药（一两） 川芒硝（二两） 土瓜根（二两） 川大黄（二两，锉碎，微炒） 茵陈（二两） 黄连（一两半，去须） 栀子仁（二两）

右件药，捣细罗为散。每服不计时候，以新汲水调下三钱。须臾便吃白粥饮半大盏，以次吃葱茶一碗，腹中稍觉转动，下利，额上似微润，即以衣盖取汗，汗解便差。

治时气瘴疫辟毒，宜服朱砂散方。

朱砂（二两，细研） 川乌头（二两，炮裂，去皮脐） 细辛（半两） 踯躅花（半两，酒拌炒令干） 干姜（半两，炮裂，锉） 白术（半两） 栝楼根（半两）

右件药，捣细罗为散。每服不计时候，以温酒调下二钱，厚覆汗出差。

治时气瘴疫，老君神明白术散方。

白术（一两） 附子（半两，炮裂，去皮脐） 川乌头（半两，炮裂，去皮脐） 桔梗（半两，去芦头） 细辛（半两）

右件药，捣细罗为散。平旦，以新汲水调下三钱。若已得病三日向上者，即以水一大盏，煎至五分，顿服，衣覆取汗差。

治时气瘴疫赤散方。

牡丹（二两） 皂荚（一两，去黑皮，涂酥炙微黄，去子） 细辛 干姜（炮裂，锉） 附子（炮裂，去皮脐） 桂心 真珠 踯躅花（醋拌炒令干，以上各半两）

右件药，捣细罗为散。初觉头强恶寒，便以少许内鼻中吸之，取嚏为候，相次以温酒调服二钱，厚覆取汗愈。

治时气瘴疫，消除恶气鬼魅精邪等，宜用雄黄圆方。

雄黄（五两，细研） 朱砂（五两，细研） 雌黄（五两，细研） 苍术（一两） 虎头骨（一两） 鬼督邮（一两） 鬼箭羽（一两） 鬼臼（一两） 羚羊角屑（一两） 马蹄（一两） 川乌头（一两） 天雄（一两半） 芫荑（一两） 菖蒲（一两） 皂荚（一两） 芎䓖（一两） 麝香（一两，细研）

右件药，捣罗为末，都研令匀，以蜜蜡一斤，青羊脂三两，和圆如弹子大。晨昏烧一圆，去厉鬼辟气毒，以绛袋子盛一圆带之，及悬于门户上。

治时气瘴疫杀鬼圆方。

虎头骨 朱砂（细研） 真珠末 雄黄（细研） 曾青（细研） 鬼

臼　皂荚　桔梗（去芦头）　芎䓖　芜荑　白术　白芷　鬼箭羽　鬼督邮　藜芦（去芦头）　菖蒲　女青　（以上各半两）

右件药，捣罗为末，都研令匀，炼蜜和圆如弹子大。男左女右，以青囊带一圆。

治时气瘴疫百病，宜服犀角圆方。

犀角屑　桂心　羚羊角屑　牛黄（细研）　鬼臼　附子（炮裂，去皮脐）　獭肝（微炙）　麝香（细研）　真珠末　雄黄（细研，水飞过）　朱砂（细研，水飞过，各半两）　巴豆（十粒，去皮心研，纸裹压去油）　蜈蚣（二枚，微炙）　射罔（一分）　贝齿（二两）

右件药，捣罗为末，炼蜜和圆，如梧桐子大。每服不计时候，以温水下五圆。

治时气瘴疫，安息香圆方。

安息香（一两）　朱砂（半两，细研）　硫黄（半两，细研）　雄黄（一两，细研）　阿魏（半两）　松脂（四两）　柏叶（四两）　苍术（四两）　白芷（三两）　干桃叶（三两）

右件药，捣罗为末，炼蜜和圆，如弹子大。时以一圆烧于所居之处，仍亦宜用后方频浴之。

治时气瘴疫浴汤方。

桃枝叶（十两）　白芷（三两）　柏叶（五两）

右件药，捣筛为散。每次三两，煎汤浴之，极良。

治时气瘴疫，杀鬼虎头圆方。

虎头骨（二两）　朱砂（细研）　雄黄（细研）　雌黄（细研）　鬼臼　皂荚　芜荑　（以上各一两）

右件药，捣罗为末，炼蜜和圆，如弹子大。以绛囊盛一圆系上，男左女右，家中悬屋四角，月朔望夜半，中庭烧一圆。

治时气瘴疫黄膏方。

川大黄（锉碎，微炒）　附子（炮裂，去皮脐）　细辛　干姜（炮裂，锉）　川椒（去目及闭口者，微炒去汗）　桂心　（以上各一两）　巴豆（三十枚，去皮心研，纸裹压去油）

右件药，细锉，以醋浸一宿，漉出用腊月猪膏二斤，煎三上三下绞去滓，密器盛之。初觉不安便以热酒服如梧桐子大一圆，未差，再服。又水调三圆热炙手，以摩身体数百遍，并治贼风游走皮肤。

治时气瘴疫，骨热烦闷，宜服獭肝圆方。

獭肝（二两，微炙） 人参（一两，去芦头） 沙参（一两，去芦头） 鬼臼（半两，去毛） 苦参（半两，锉） 甘草（半两，炙微赤，锉）

右件药，捣罗为末，炼蜜和圆，如梧桐子大。每服，以粥饮下二十圆。

治时气瘴疫，宜服鬼臼圆方。

鬼臼（一两，去毛） 雄黄（一两，细研，水飞过） 龙脑（一钱，细研） 麝香（一钱，细研） 朱砂（半两，细研，水飞过） 甘草（半两，炙微赤，锉）

右件药，捣罗为末，炼蜜和圆，如梧桐子大。每服，不计时候，以人参汤下十圆。

治时气瘴疫，辟除毒气，宜用鬼箭羽圆方。

鬼箭羽（一两） 鬼臼（一两，去毛） 赤小豆（半合，炒热） 朱砂（半两，细研，水飞过） 雄黄（半两，细研，水飞过）

右件药，捣罗为末，炼蜜和圆，如豇豆大。如已患者，手掌中水调一圆，涂于口鼻上。又于空腹，温水调下一圆。如未染疾者，但涂口鼻，兼一皂囊盛一圆系肘后，亦宜时烧一圆。忌羊血。

治时气瘴疫，雄黄散方。

雄黄（细研） 雌黄（细研） 白矾 鬼箭羽（各一两） 羚羊角屑（二两）

右件药，捣细罗为散，入雄黄等研令匀，以三角绛囊盛一两，带心前，并门户上。又月旦，以青布裹一钱，中庭烧之，辟瘴疫，病人亦烧一钱熏之，即差。

治时气瘴疫，弹鬼圆方。

雄黄（一两） 朱砂（一两，细研） 石膏（二两） 川乌头（一两） 鼠妇（一两）

右以正月建除日，执厌日亦得，捣罗为末，以白蜡五两，铜器中，火上销，下药搅令凝，圆如楝实大，以赤縠裹一圆，男左女右带之。

治时气瘴疫单行方。

社中西南柏树，东南枝，取曝干，捣罗为末，以水调一钱，日三四服。

又方。

正月上寅日，取女青捣罗为末四两，以三角绛囊盛，系户上帐前。

又方。

正月朔旦，及七日，吞麻子、赤小豆各二七枚，又各以二七枚，投于井中。又以附子三枚，令女子投于井中。

又方。

冬至日，取雄赤鸡作腊，至立春日煮食，令尽，勿令他人知。

又方。

二月二日，取东行桑根，大如指，悬门户上，又令人各带之。

又方。

右以艾灸病人床四角，各一壮，勿令知之。

又方。

右以赤小豆新布囊盛之，置井中，三日取出，举家皆服。男子水下十粒，女人服二十粒。

又方。

桃木中虫粪末，细研，水服一钱。

又方。

鲍鱼头（一枚，烧为灰）　赤小豆（半两）

右件药，捣细为散，空心以温水调下半钱，酒下亦得。

又方。

炒豉一升，和术一斤，酒渍恒将服之。

【校注】

①豮猪：阉割过的猪。

② 歇：永正抄本作“渴”，义胜。

③ 崔：据文义疑作“萑”。

卷第十七

热病论

夫热病者皆伤寒之类也，冬伤于寒，至春变为温病，至夏变为暑病。暑病者，热重于温也。肝热病者，小便赤黄，肿[1]痛多卧，身热，热盛则狂言多惊，两胁满痛，手足热躁，不能安卧。心热病者，先不乐，数日乃热，热盛则卒心痛，烦热欲呕，头痛面赤，无汗。脾热病者，先头重颊痛,心烦欲呕，身热。热盛则腰痛，腹满溏泄。肺热病者，先淅淅然，毛起恶风，舌上黄，身热。热盛则喘咳，胸背不得大息，头痛，不汗出而寒。肾热病者，先腰痛胫酸，大渴，数饮水，身热。热盛则项痛而强，胫寒，足下热，不欲言。肝热病者，左颊赤。心热病者，面先赤。脾热病者，唇先赤。肺热病者，右颊赤。肾热病者，颐先赤。病虽未发，见其色者疗之，名曰治未病。一日汗不出，大灌发者死。二日泄而腹满甚者死。三日目不明，热不已者死。四日，老人、婴儿热而腹满者死。五日汗不出，呕血者死。六日舌本烂，热不已者死。七日咳血而衄，汗出不至足者死。八日髓热者死。九日热而痉者死。凡有此候者，皆不可治也。热病已得汗，脉静者生；脉躁者，难治。热病脉常盛，躁而不得汗者，此阳之极也。得汗者生；不得汗者，难差。热病已得汗，脉尚躁，喘且即复热，喘甚者死。热病七、八日，脉不躁不数，后三日当有汗，若不汗者难治。热病七八日，其脉微小，曰生脉。病舌焦干黑者死。热病已得汗，常热不去，脉静者生，脉躁者难治。热病脉常躁盛，此气之极也，亦死。热病腹满常喘，热不退者死。热病多汗，脉虚小者生，紧实者死矣。

治热病一日诸方

夫热病一日，病在太阳，太阳主表，表谓皮肤也，病在皮肤之间，故头项[2]腰脊皆痛，宜汗之则愈也。

治热病一日，头痛身热，四肢烦疼，宜服解肌散方。

麻黄（一两，去根节）　石膏（二两）　川升麻（一两）　甘草（一两，炙微赤，锉）　赤芍药（一两）　柴胡（一两，去苗）　桔梗（一两，去芦头）　杏仁（一两，汤浸去皮尖双仁，麸炒微黄）

右件药，捣粗罗为散。每服五钱，用水一大盏，入生姜半分，煎至五分，去滓，不计时候，热服，衣覆取汗，未汗再服。

治热病一日，头痛壮热，宜服石膏散方。

石膏（二两）　麻黄（二两，去根苗）　黄芩（一两）　桂心（一两）赤芍药（一两）　柴胡（一两，去苗）

右件药，捣粗罗为散。每服三钱，以水一大盏，入葱白五寸、生姜半分，煎至五分，去滓，不计时候热服。衣覆取汗，未汗再服。

治热病一日，头痛项强，身热如火，宜服葛根散方。

葛根（二两，锉）　赤芍药（二两）　麻黄（二两，去根节）　白芷（一两）　柴胡（一两，去苗）　黄芩（一两）　石膏（二两）　桂心（一两）

右件药，捣粗罗为散。每服四钱，以水一大盏，入葱白五寸、生姜半分，煎至五分，去滓，不计时候热服，衣覆取汗。

治热病一日，头痛，壮热烦闷，宜服柴胡散方。

柴胡（一两，去苗）　赤芍药（一两）　栀子仁（半两）　黄芩（半分[3]）　石膏（二两）　葛根（一两）

右件药，捣筛为散。每服四钱，用水一大盏，入葱白二茎、豉半合，煎至五分，去滓，不计时候温服。

治热病一日，头疼壮热，心中烦闷，宜服栀子散方。

栀子仁（三分） 黄芩（三分） 石膏（一两） 葛根（一两，锉） 柴胡（一两，去苗） 麦门冬（一两，去心，焙）

右件药，捣粗罗为散。每服四钱，以水一中盏，入豉五十粒、葱白二茎，煎至五分，去滓，不计时候温服。

治热病一日，头痛壮热，宜服麻黄散方。

麻黄（一两，去根节） 川大黄（一分，锉碎微炒） 黄芩（半两） 桂心（半两） 甘草（半两，炙微赤，锉） 赤芍药（半两）

右件药，捣细罗为散。每服，不计时候，以新汲水调下三钱。服后盖衣取汗，未汗再服。

治热病一日，壮热头痛，宜服此方。

甘草（一两，炙微赤，锉） 生姜（三分，切） 栝楼（二枚大者，细锉碗中盛之）

右件药，先将甘草、生姜以酒一大盏半，煎至八分，去滓，热投入栝楼碗中，绞取汁，不计时候，分温二服，衣覆取汗。

治热病一日，身体壮热，头痛，骨肉酸楚，背脊强，口鼻干，手足微冷，小便赤黄，宜用桃柳汤浴方。

桃枝并叶（五斤，细锉） 柳枝并叶（五斤，细锉）

右以水一硕④，煮取七斗，去滓，带热避风处淋浴，浴后于密室中刺头，并眼后两边，及舌下，血断，以盐末涂针处，便宜服葛豉粥。

葛豉粥方。

葛根（二两，锉） 葱白（五茎，并须白） 豉（一合） 生姜（一两，切）

右件药，以水三大盏，煎至一盏半，去滓，下粳米二合，煮作粥，乘热须⑤服，衣盖取汗。

治热病一日，宜服发汗麻黄粥方。

麻黄（一两，去根节） 豉（半合）

右件药，用水一大盏半，煎至一盏，去滓，下粳米半合，煮作稀粥，乘热顿服，衣盖取汗。

治热病二日诸方

夫热病二日，阳明受病，病在肌肉，故肉热，鼻干不得眠也。故可摩膏火灸，发汗而愈也。

治热病二日，头痛壮热，肢节不利，宜服麻黄散方。

麻黄（二两，去根节） 川大黄（一两，锉碎，微炒） 葛根（一两，锉） 甘草（半两，炙微赤，锉） 桂心（一两） 柴胡（一两，去苗） 赤芍药（一两）

右件药，捣筛为散。每服五钱，以水一大盏，入生姜半分，煎至五分，去滓，不计时候热服，衣盖取汗。

治热病二日，口苦咽干，头痛壮热，宜服前胡散方。

前胡（一两，去芦头） 葛根（半两，锉） 桂心（半两） 旋覆花（半两） 麻黄（二两，去根节） 杏仁（一两，汤浸去皮尖双仁，麸炒微黄）

右件药，捣粗罗为散。每服五钱，以水一大盏，入生姜半分、葱白五寸，煎至五分，去滓，不计时候热服。衣盖取汗，未汗再服。

治热病二日，头痛壮热，宜服桂枝散方。

桂枝（半两） 葛根（半两） 麻黄（三分，去根节） 石膏（一两） 赤芍药（半两） 甘草（半两，炙微赤，锉） 杏仁（半两，汤浸去皮尖双仁，麸炒微黄）

右件药，捣粗罗为散。每服三钱，以水一中盏，入生姜半分、葱白五寸，煎至六分，去滓，不计时候热服。衣覆取汗，未汗再服。

治热病二日，头痛口苦，虽经发汗未解，可服柴胡散方。

柴胡（一两，去苗） 人参（一两，去芦头） 甘草（一两，炙微赤，锉） 黄芩（一两） 赤茯苓（一两） 半夏（半两，汤洗七遍，去滑）

右件药，捣粗罗为散。每服三钱，以水一中盏，入葱白五寸、生姜半分，煎至六分，去滓，不计时候温服，令自有汗即解。

治热病二日，头痛壮热，宜服黄芩散方。

黄芩（三分）　麻黄（一两，去根节）　川大黄（半两，锉碎，微炒）葛根（半两，锉）　桂心（半两）　赤芍药（半两）　甘草（半两，炙微赤，锉）　川朴硝（半两）　石膏（一两）

右件药，捣细罗为散。每服不计时候，以葱豉汤调下二钱，衣盖取汗，未汗再服。

治热病二日，发汗未解，头痛壮热，宜服此方。

麻黄（一两，去根节）　甘草（一两，炙微赤，锉）　葛根（一两）

右件药，细锉和匀，分为六服。每服，以水一大盏，入生姜半分，煎至五分，去滓，不计时候热服，衣盖取汗。

治热病二日，发汗后不解，头痛体热，宜服此方。

石膏（一两，细研）　麻黄（半两，去根节）　甘草（一分，炙微赤，锉）

右件药，并锉，用水一大盏，煎至五分，去滓，入鸡子白一枚，搅匀，不计时候，乘热顿服。衣盖取汗，未汗再服。

治热病三日诸方

夫热病三日，诸阳传病讫，病犹在表，未入于脏，故胸胁热而耳聋，可发汗而愈也。

治热病三日，未得汗，壮热烦闷，故[6]得饮水，宜服葛根散方。

葛根（一两，锉）　川大黄（一两，锉碎，微炒）　黄芩（一两）麻黄（二两，去根节）　桂心（一两）　赤芍药（一两）　甘草（半两，炙微赤，锉）　柴胡（一两，去苗）　栀子仁（半两）

右件药，捣粗罗为散。每服四钱，以水一中盏，入生姜半分，煎至五分，去滓，不计时候稍热服。令有汗为度。

治热病三日，发汗未解，头痛口干，心胸烦闷，宜服大黄散方。

川大黄（一两，锉碎，微炒）　柴胡（一两，去苗）　秦艽（一两半，去苗）　石膏（二两）　麻黄（一两，去根节）　甘草（半两，炙微

赤，锉）

右件药，捣粗罗为散。每服四钱，以水一中盏，入生姜半分，煎至五分，去滓，不计时候，稍热频服。汗出为度。

治热病三日，头痛口苦，寒热往来，宜服柴胡饮子方。

柴胡（一两半，去苗） 木通（一两半，锉） 赤芍药（一两半） 豉（一合） 石膏（二两半，捣） 甘草（半两，炙微赤，锉）

右件药，都细锉和匀，每服半两，用水一大盏，煎至五分，去滓，不计时候温服。

治热病三日，头疼壮热，宜服麻黄散方。

麻黄（一两，去根节） 知母（一两） 赤芍药（一两半） 葛根（一两） 黄芩（半两） 甘草（半两，炙微赤，锉） 白药（半两） 栀子仁（半两） 细辛（半两） 柴胡（半两，去苗） 石膏（二两）

右件药，捣粗罗为散。每服五钱，以水一大盏，入生姜半分，煎至五分，去滓，不计时候稍热服。衣盖取汗。

治热病三日，表犹未解，壮热，头目四肢不利，宜服发汗桂心散方。

桂心（半两） 柴胡（一两，去苗） 甘草（一分，炙微赤，锉） 葛根（一两，锉） 赤茯苓（半两） 泽泻（半两） 赤芍药（半两） 麻黄（一两，去根节）

右件药，捣粗罗为散。每服五钱，以水一中盏，入薄荷二七叶，煎至六分，去滓，不计时候稍热服。衣盖取汗，未汗再服。

治热病三日，解毒气，苦参散方。

苦参（一两，锉） 黄芩（二两） 甘草（半两，炙微赤，锉）

右件药，捣粗罗为散。每服五钱，以水一大盏，煎至六分，去滓，入生地黄汁一合，搅令匀，不计时候，分温二服。

治热病三日，经发汗，热退后，尚寒热往来，不能饮食，宜服知母散方。

知母（一两） 枳实（一两半，麸炒微黄） 栀子仁（一两半）

右件药，捣筛为散。每服五钱，以水一大盏，入豉少许，煎至五分，去滓，不计时候温服。

治热病四日诸方

夫热病四日，太阴受病，太阴者，三阴之首也。三阳受病讫，传入于阴，故毒气入于胸膈，其病咽喉干，胸膈满，故可吐而愈也。

治热病四日，结胸满痛，壮热，身体疼痛，宜服苦参散令吐方。

苦参（半两，锉） 恒山（半两）

右件药，捣筛为散，以水二中盏，煎至一盏，去滓，不计时候，尽饮之。当吐即愈，未吐再服。

治热病四日，咽喉干而腹满，宜服瓜蒂散吐方。

瓜蒂（一分） 赤小豆（一两）

右件药，捣粗罗为散。每服二钱，以水一中盏，煎至五分，去滓，不计时候温服，以吐为度。

治热病四日，壮热，四肢沉重，吃食不下，宜服柴胡散方。

柴胡（一两，去苗） 葛根（一两，锉） 川大黄（一两，锉碎，微炒） 石膏（一两） 赤芍药（三分） 黄芩（三分） 栀子仁（半两） 川朴硝（一两） 前胡（一两，去芦头） 甘草（半两，炙微赤，锉） 鳖甲（一两，涂醋炙微黄，去裙襕）

右件药，捣粗罗为散。每服五钱，以水一大盏，煎至五分，去滓，不计时候温服。

治热病四日，毒气内攻，身体疼痛，壮热头重，烦渴不止，宜服麻黄散方。

麻黄（一两，去根节） 桂心（半两） 川大黄（三分，锉碎微炒） 茵陈（一两） 细辛（去苗[⑦]） 柴胡（半两，去苗） 甘草（半两，炙微赤，锉） 栝楼根（一两）

右件药，捣粗罗为散。每服五钱，以水一大盏，煎至五分，去滓，不计时候温服。

治热病四日，发汗不差，身体壮热，心膈烦闷，不得睡卧，宜服葛根散方。

葛根（二两，锉） 龙胆（半两，去芦头） 大青（半两） 桂心（半两） 甘草（半两，炙微赤，锉） 麻黄（一两，去根节） 葳蕤

（一两）　赤芍药（一两）　黄芩（一两）　石膏（二两）　川升麻（一两）

右件药，都捣粗罗为散。每服四钱，以水一大盏，煎至五分，去滓，不计时候温服。

治热病四日，头痛胸满，食即呕逆，宜服竹茹散方。

竹茹（一两）　陈橘皮（一两，汤浸去白瓤，焙）　葛根（一两，锉）人参（一两，去芦头）　芦根（一两，锉）　枇杷叶（半两，拭去毛，炙微黄）

右件药，捣粗罗为散。每服五钱，以水一大盏，入粳米一百粒、生姜半分，煎至五分，去滓，不计时候温服。

治热病四日，热毒解后，时来时往，恶寒微热，不能食，宜服人参散方。

人参（一两，去芦头）　知母（一两）　枳实（一两，麸炒令微黄）陈橘皮（一两，汤浸去白瓤，焙）　栀子仁（一两）　槟榔（一两）　豉（三两，微炒变色）　甘草（一两，炙微赤，锉）

右件药，捣粗罗为散。每服五钱，以水一大盏，煎至五分，去滓，不计时候温服。

治热病五日诸方

夫热病五日，少阴受病，毒气入于腹胃，其病口热舌干，渴而引饮，故可下而愈也。

治热病五日，口苦舌干，烦热头痛不解者，宜服大黄散方。

川大黄（一两，锉碎，微炒）　黄连（半两，去须）　甘草（半两，炙微赤，锉）　黄柏（半两，锉）　栀子仁（半两）　石膏（一两）

右件药，捣粗罗为散。每服四钱，以水一中盏，入葱白一茎、豉五十粒，煎至五分，去滓，不计时候温服。

治热病五日，壮热，骨节烦疼，目眩，胁下胀痛，不能饮食，欲变成黄，宜服柴胡汤方。

柴胡（去苗）　枳实（麸炒令黄色）　知母　黄芩　栀子仁　麦门冬

（去心，焙） 龙胆（去芦头） 川大黄（锉碎，微炒） 甘草（炙微赤，锉，以上各一两）

右件药，捣粗罗为散。每服五钱，以水一大盏，煎至五分，去滓，不计时候温服。

治热病五日，头痛壮热，骨节疼痛，宜服黄芩散方。

黄芩（一两） 栀子仁（一两） 前胡（一两，去芦头） 赤芍药（一两） 甘草（半两，炙微赤，锉） 石膏（二两）

右件药，捣筛为散。每服五钱，以水一大盏，入豉少半合，煎至五分，去滓，不计时候温服。

治热病五日，已得汗，毒气不尽，犹乍寒乍热，惛惛如醉，胁下牢满，骨节疼痛，不能下食，舌本干燥，口内生疮，宜服柴胡饮子方。

柴胡（二两，去苗） 川升麻（一两半） 赤芍药（一两） 黄芩（一两半） 甘草（一两，炙微赤，锉） 枳壳（一两半，麸炒微黄，去瓤） 麦门冬（二两，去心） 竹叶（二两） 栀子仁（一两）

右件药，都细锉和匀，每服半两，以水一大盏，入豉五十粒、葱白一茎，煎至五分，去滓，不计时候温服。

治热病五日，头痛身疼，皮肉如火，心膈烦躁，宜服麦门冬散方。

麦门冬（二两，去心，焙） 赤芍药（一两） 黄芩（一两） 石膏（二两） 栀子仁（半两） 犀角屑（一两） 川朴硝（二两） 地骨皮（半两） 甘草（半两，炙微赤，锉）

右件药，捣粗罗为散。每服五钱，以水一大盏，煎至五分，去滓，不计时候温服。

治热病五日未解，头痛壮热，眼睛疼，心腹痛，宜服茵陈散方。

茵陈（二两） 栀子仁（一两） 黄芩（一两） 柴胡（一两，去苗）木通（一两，锉） 川升麻（一两） 赤芍药（一两） 栝楼根（一两） 川大黄（二两，锉碎，微炒）

右件药，捣粗罗为散。每服三钱，以水一中盏，煎至六分，去滓，不计时候温服。

治热病六日诸方

夫热病六日，厥阴受病，毒气入于肠胃，其人烦满而阴缩，故可下而愈也。

治热病六日不解，通身肉热，毒气令人更相染著，宜服大青饮子方。

大青（二两） 石膏（三两） 香豉（二合） 葛根（一两，锉） 栀子仁（一两） 生地黄（二两） 川芒硝（三两） 甘草（半两，炙微赤，锉）

右件药，都细锉和匀，每服半两，以水一大盏，煎至五分，去滓，不计时候温服。

治热病六日，热势弥固，大便秘涩，心腹痞满，食饮不下，精神昏乱，恍惚狂言，其脉洪数，宜服鳖甲散方。

鳖甲（一两，涂醋炙令黄，去裙襕） 羚羊角屑（一两） 杏仁（一两，汤浸去皮尖双仁，麸炒微黄） 甘草（半两，炙微赤，锉） 赤茯苓（一两） 白鲜皮（一两） 枳壳（一两，麸炒微黄，去瓤） 茵陈（一两） 川大黄（一两，锉碎，微炒）

右件药，捣粗罗为散。每服五钱，以水一大盏，煎至五分，去滓，不计时候温服。

治热病六日，胃中瘀热，皮肤赤黄，心神烦闷，大小便不利，宜服栀子散方。

栀子仁（一两） 葛根（一两，锉） 茵陈（一两） 土瓜根（一两）川升麻（一两） 川大黄（一两，锉碎，微炒） 川芒硝（一两） 木通（一两，锉） 甘草（半两，炙微赤，锉）

右件药，捣粗罗为散。每服五钱，以水一大盏，煎至五分，去滓，不计时候温服。

治热病六日不解，壮热头痛，小便赤涩，口内生疮，粥食不下，宜服石膏散方。

石膏（一两） 知母（一两） 柴胡（一两，去苗） 秦艽（一两，

去苗）　栀子仁（三分）　麦门冬（三分，去心）　黄连（三分，去须）　甘草（半两，炙微赤，锉）　木通（一两，锉）

右件药，捣筛为散。每服五钱，用水一大盏，煎至五分，去滓，入蜜一合，搅令匀，更煎一二沸，放温，慢慢含咽之。

治热病七日诸方

夫热病七日，三阴三阳传病讫，病法当愈，令[8]病不除者，欲为再经病也。再经病者，谓经络重受病也。

治热病七日，烦躁而渴，胸中痰热，宜服半夏散方。

半夏（半两，汤洗七遍，去滑）　赤芍药（一两）　前胡（半两，去芦头）　黄芩（半两）　人参（一两，去芦头）　知母（一两）　麦门冬（半两，去心）　栝楼根（半两）　黄芪（一两，锉）　赤茯苓（半两）　甘草（半两，炙微赤，锉）

右件药，捣筛为散。每服五钱，以水一大盏，入粳米、小麦各一百粒、生姜半分，煎至五分，去滓，不计时候温服。

治热病七日不解，寒热往来，胸胁苦满，不思饮食，心烦欲吐，宜服前胡散方。

前胡（一两，去芦头）　半夏（半两，汤洗七遍，去滑）　黄芩（三分）　人参（三分，去芦头）　赤芍药（三分）　桂心（三分）　甘草（半两，炙微赤，锉）

右件药，捣筛为散。每服五钱，以水一大盏，入生姜半分、枣三枚，煎至五分，去滓，不计时候温服。

治热病七日，遍身疼痛，壮热不解，宜服地骨皮散方。

地骨皮（一两）　枳壳（一两，麸炒微黄，去瓤）　川大黄（一两，锉碎，微炒）　赤芍药（半两）　柴胡（一两，去苗）　鳖甲（一两，涂醋炙令黄，去裙襕）　麦门冬（一两，去心，焙）　甘草（半两，炙微赤，锉）

右件药，捣粗罗为散。每服五钱，以水一大盏，煎至五分，去滓，不计时候温服。

治热病七日，或寒或热，来去不定，腹中虚热，毒气不退，心神不安，宜服生地黄煎方。

生地黄汁（半升） 生麦门冬（半升） 蜜（半合[9]） 人参（一两，去芦头） 白术（一两） 桂心（一两） 甘草（一两，炙微赤，锉） 地骨皮（二两） 川升麻（一两） 石膏（三两） 莼菜心（切，半斤）

右件药，都锉，以水三大碗，煮至一碗，绞去滓，下蜜、地黄、麦门冬汁三味，同熬令稀稠得所，放冷。不计时候，每服取半合服之。

治热病七日，四肢疼痛，热毒不退，乍寒乍热，乍剧乍差，发动如疟，宜服鳖甲散方。

鳖甲（一[10]两，涂醋炙令黄，去裙襕） 天门冬（一两，去心） 人参（一两，去芦头） 石膏（二两） 黄芪（一两，锉） 乌梅肉（一两，微炒） 恒山（一两） 牛膝（一两，去苗） 甘草（一两，炙微赤，锉）

右件药，捣筛为散。每服五钱，以水一大盏，入竹叶二七片、豉五十粒，煎至五分，去滓，不计时候温服。

治热病头痛诸方

夫热病三阳受病，犹在于表，邪毒之气攻注于外，循于风府，而入于脑，故令壮热头痛，胸膈壅滞，其脉浮数者，可汗及吐之即愈也。

治热病壮热头痛，百骨酸疼，宜服石膏散方。

石膏（二两） 麻黄（一两，去根节） 葛根（一两，锉） 黄芩[11]（三分） 甘菊花（半两） 栀子仁（三分） 赤芍药（三分） 甘草（半两，炙微赤，锉）

右件药，捣筛为散。每服四钱，以水一中盏，入豉少半合，煎至六分，去滓，不计时候温服。

治热病四肢烦闷，壮热头痛，口舌干燥，宜服犀角散方。

犀角屑（一两） 人参（三分，去芦头） 麦门冬（三分，去心）

甘草（半两，炙微赤，锉）　知母（半两）　赤茯苓（三分）　石膏（二两）

右件药，捣筛为散。每服五钱，以水一大盏，入竹叶二七片，煎至五分，去滓，不计时候温服。

治热病头痛，骨节烦疼，宜服葛根散方。

葛根（一两，锉）　石膏（二两）　赤芍药（一两）　甘草（一分，炙微赤，锉）　甘菊花（一两）　黄芩（一两）　防风（半两，去芦头）

右件药，捣筛为散。每服四钱，用水一大盏，入生姜半分，煎至六分，去滓，不计时候温服。

治热病头痛，四肢烦疼，宜服取吐散方。

人参芦头（半两）　柴胡（一分，去苗）　川大黄（一分，锉碎，微炒）　茵陈（一分）　恒山（半两）　鳖甲（半两，涂醋炙令黄，去裙襕）

右件药，捣筛为散。每服四钱，用水一中盏，入豉五十粒，煎至五分，去滓，不计时候，顿服，取吐为度。

治热病头痛，宜服吹鼻瓜蒂散方。

瓜蒂（一分）　赤小豆（一分，微炒）　麝香（一钱，细研）　丁香（一分）　马牙消（半两）

右件药，捣细罗为散，入麝香，都研令匀。以少许吹入鼻中，当下黄水，即差。

治热病头疼不止方。

石膏（二两）　芎䓖（半两）　马牙消（一两）

右件药，捣粗罗为散。每服三钱，以水一大盏，入生姜半分、细茶末一钱，煎至七分，去滓，不计时候，分温二服。

治热病头痛不可忍方。

地龙（一条，细研）　沙糖（三枣大）

右件药，相和，以水一大盏，调入瓷瓶中盛，悬于井内，去水相近，一炊时出，倾取清者。不计时候，都为一服，勿令患人知。

治热病头疼不可忍，灌顶散方。

马牙消（一分）　苦葫芦子（一分）　地龙（一分，干者）　瓜蒂

（一分） 麝香（半钱，细研）

右件药，捣细罗为散，入麝香同研令匀。吹一字于鼻中，当下脑中恶滞水，便差。

治热病头痛不可忍方。

生马齿苋（一握，切） 川朴硝（一两）

右件药，相和细研，入清麻油，调令如膏，涂于头上，立差。

治热病头痛，发热进退方。

栝楼（一枚大者，取瓤）

右细锉，置瓷碗中，用热酒一盏沃之，盖之良久，去滓，不计时候，顿服。未效再服。

治热病烦躁诸方

夫热病烦躁者，为阳胜于阴，热气独盛，痞结于脏，则三焦隔绝，故身热而烦躁也。

治热病未得汗，体热烦躁，宜服龙胆散方。

龙胆（三分，去芦头） 葛根（一两，锉） 桂心（半两） 葳蕤（三分） 赤芍药（三分） 黄芪（三分，锉） 石膏（一两） 麻黄（三分，去根节） 大青（三分） 川升麻（三分） 甘草（三分，炙微赤，锉）

右件药，捣筛为散。每服四钱，以水一中盏，煎至六分，去滓，不计时候温服。

治热病，热毒在心脾，狂乱烦躁，宜服白鲜皮散方。

白鲜皮（一两） 川大黄（半两，锉碎，微炒） 大青（半两） 麦门冬（一两，去心，焙） 黄芩（半两） 甘草（半两，炙微赤，锉）

右件药，捣粗罗为散。每服四钱，以水一中盏，入竹叶三七片，煎至六分，去滓，不计时候温服。

治热病头痛目疼，心中烦躁，宜服葛根饮子方。

葛根（半两，锉） 赤芍药（半两，锉） 豉（半合） 葱白（三

茎，切）

右件药，都以水一大盏半，煎至一盏，去滓，不计时候服。

治热病，初觉烦躁头疼，腰脚痛，宜服解毒饮子方。

生地黄汁（三合）　黄芩（一分）　生姜（一分）　白蜜（半匙）

右件药，细锉，黄芩、生姜二味，以水一大盏，煎至六分，去滓，次入地黄、蜜，更煎三两沸，不计时候，分温二服。

治热病，经发汗，热不解，心中躁热烦闷，宜服犀角散方。

犀角屑（半两）　天竹黄（一分）　马牙消（一两）　铁粉（一两）　铅霜（一分）　麝香（半钱）

右件药，都细研为散。每服，不计时候，以竹叶汤，温温调下二钱。

治热病，心神烦躁不止，宜服白鲜皮散方。

白鲜皮（一两）　栀子仁（三分）　麦门冬（三分，去心，焙）　川大黄（三分，锉碎，微炒）　郁金（三分）　黄芩（三分）　甘草（三分，炙微赤，锉）　铅霜（一分，细研）

右件药，捣细罗为散，入铅霜同研令匀。每服，不计时候，以热水调下二钱。

治热病，毒热不解，口干烦躁，宜服黄芩散方。

黄芩（一两）　栀子仁（半两）　川大黄（一两，锉碎，微炒）　甘草（一两，炙微赤，锉）　铁粉（半两，细研）　川马牙消（一两）

右件药，捣细罗为散。每服不计时候，以温温蜜水，调下二钱。

治热病狂言诸方

夫热病毒气攻心，则心神烦乱，阳气大盛，遂则狂言，目赤心烦，不得睡卧，精神惊悸，言语失常，毒气不除，肠中结燥，其脉洪数者，是其候也。

治热病已得汗，热犹不解，腹胀，烦躁，狂言不定，可服大柴胡散方。

柴胡（一两，去苗）　川大黄（一两，锉碎，微炒）　黄芩（一两）　赤芍药（一两）　枳实（一两，麸炒微黄）　半夏（半两，汤洗七遍，去

滑） 人参（一两，去芦头） 甘草（半两，炙微赤，锉） 黄芪（一两，锉）

右件药，捣粗罗为散。每服五钱，以水一大盏，入竹茹一分、生姜半分，煎至五分，去滓，不计时候温服。

治热病狂言烦渴，宜服猪苓散方。

猪苓（一两[12]） 白鲜皮（三分） 龙胆（半两，去芦头） 泽泻[13] 赤茯苓（三分） 麦门冬（一两，去心，焙） 黄芩（半两） 人参（三分，去芦头） 甘草（三分，炙微赤，锉）

右件药，捣粗罗为散。每服五钱，以水一大盏，煎至五分，去滓，不计时候温服。

治热病，狂言不止，宜服白鲜皮散方。

白鲜皮（半两） 黄芩（半两） 秦艽（半两，去苗） 犀角屑（半两） 甘草（半两，炙微赤，锉） 麦门冬（半两，去心） 大青（半两）杏仁（半两，汤浸去皮尖双仁，麸炒微黄）

右件药，捣筛为散。每服五钱，以水一大盏，煎至五分，去滓，不计时候温服。

治热病，心肺热壅，狂言不安，宜服龙齿散方。

龙齿（一两） 人参（一两，去芦头） 白鲜皮（三分） 川升麻（三分） 葳蕤（三分） 秦艽（三分，去苗） 川大黄（一两，锉碎，微炒）石膏（一两半） 川芒硝（一两）

右件药，捣筛为散。每服五钱，以水一中盏，煎至六分，去滓，不计时候温服。

治热病，热毒攻心，烦躁狂言，精神不定方。

生地黄汁（三合） 生姜汁（一合） 薄荷汁（一合） 白蜜（一合）地龙（半两，微炒，去土，捣细罗为末）

右件药，以四味汁相和，入地龙末，搅令匀，不计时候，分温二服。

治热病，烦热如火，狂言妄语欲走，宜服此方。

黄芩（一两） 甘遂（一两，煨令黄） 龙胆（一两，去芦头）

右件药，捣细罗为散。每服，不计时候，以温水调服一钱。须臾，令病人饮水三两盏，腹满则吐之。此方疗大热急者，甚效。

治热病五六日，壮热，狂语欲走方。

鸡子（二枚，取清） 川芒硝（半两，细研） 寒水石（半两，细研）

右件药，先以新汲水一小盏，调芒硝等末，次下鸡子清，搅令匀，不计时候，分为二服。

治热病，狂言，心神惊悸，烦热喘促，宜服牛黄圆方。

牛黄（一分，细研） 犀角屑（半两） 人参（半两，去芦头） 茯神（半两） 胡黄连（半两） 龙胆（半两，去芦头） 木香（半两） 羚羊角屑（半两） 朱砂（半两，细研） 地骨皮（半两） 麦门冬（一两，去心，焙） 川升麻（半两） 甘草（半两，炙微赤，锉） 麝香（一分，细研） 龙脑（一钱，细研）

右件药，捣罗为末，都研令匀，炼蜜和圆，如梧桐子大。每服，不计时候，以新汲水下十五圆。

治热病狂语及诸黄，雪煎方。

川大黄（五两，锉碎，微炒）

右件药，捣细罗为散，用腊月雪水五升，煎如膏。每服，不计时候，以冷水调半匙，服之。

治热病烦渴诸方

夫热气入于肾脏，则为烦渴，为肾恶燥也，令热气盛攻于肾，故肾燥，肾燥则渴而引饮也。

治热病，因吐下后，有热毒未解，烦渴不止，宜服麦门冬散方。

麦门冬（一两，去心，焙） 赤芍药（一两） 黄连（一两，去须） 甘草（一两，炙微赤，锉） 知母（一两） 黄芩（一两） 猪苓（一两，去黑皮） 栝楼（一枚）

右件药，捣粗罗为散。每服五钱，以水一大盏，入生姜半分，煎至五分，去滓，不计时候温服。

治热病烦渴，日夜吃水，宜服黄芪散方。

黄芪（一两，锉） 麦门冬（一两，去心） 栝楼根（一两） 甘草

（半两，锉，生用）

右件药，捣筛为散。每服五钱，以水一大盏，煎至五分，去滓，不计时候温服。

治热病，头疼壮热，心燥烦渴，宜服石膏茶方。

石膏（二两，捣碎） 淡竹叶（一握） 荠苨（半两） 木通（半两）

右件药，细锉，以水二大盏，煎至一盏，去滓，分作四度，点腊面茶，不计时候服。

治热病烦渴，饮水无度，宜服犀角饮子方。

犀角屑（三分） 石膏（二两） 知母（三分） 川升麻（三分）

右件药，细锉，用水二大盏，入竹叶三七片、小麦五十粒，煎至一盏，去滓，入土瓜根汁一合、栝楼根汁一合，搅令匀，不计时候，分温二服。

又方。

小麦（一合） 麦门冬（一两，去心） 寒水石（三分） 青竹叶（三分） 知母（三分）

右件药，细锉和匀，分为五服。每服，以水二大盏，煎至一盏，去滓，每渴时，温服半中盏。

治热病，积热攻脾肺，烦躁多渴，饮水无度，小便数，宜服知母散方。

知母（三分） 川大黄（三分，锉，微炒） 黄芩（三分） 麦门冬（三分，去心） 龙胆（三分，去芦头） 甘草（一分，炙微赤，锉）

右件药，捣筛为散。每服四钱，以水一中盏，入生姜⑭根五寸，煎至五分，去滓，不计时候温服。

治热病，烦燥大渴，饮水则逆，宜此方。

木瓜（一分） 生姜（一分） 薄荷（一分）

右件药，都细切，以水一大盏，煎至五分，去滓，入蜜一合，搅匀，不计时候温服。

治热病烦渴不止，兼除劳热，宜服黄芩散方。

黄芩（一两） 黄连（半两，去须） 生干地黄（半两） 川升麻（半两） 知母（半两） 葛根（半两，锉） 栀子仁（一分） 大青

（半两）

右件药，捣筛为散。每服四钱，以水一中盏，煎至五分，去滓，不计时候温服。

治热病，经吐下后，有余热，烦渴不止，宜服人参散方。

人参（三分，去芦头） 黄连（三分，去须） 黄芩（一两） 桂心（半两） 栝楼根（一两） 甘草（三分，炙微赤，锉）

右件药，捣筛为散。每服四钱，以水一中盏，煎至六分，去滓，不计时候温服。

治热病，烦渴不止，宜服麦门冬散方。

麦门冬（一两半，去心，焙） 甘草（一两，炙微赤，锉） 地骨皮（一两） 豉（一合） 知母（一两） 土瓜根（一两）

右件药，粗罗为散。每服五钱，以水一大盏，入葱白二茎、生姜半分，煎至五分，不计时候温服。

治热病，烦渴不止，或时头痛干呕，宜服猪苓散方。

猪苓（三分，去黑皮） 麦门冬（一两，去心） 人参（三分，去芦头） 石膏（一[15]两） 甘草（三分，炙微赤，锉） 茅根（三分，锉）

右件药，捣筛为散。每服五钱，以水一大盏，煎至五分，去滓，不计时候温服。

治热病，毒气在心，烦渴不止，宜服石膏散方。

石膏（四两） 麦门冬（三分，去心） 黄芩（三分） 栀子仁（三分） 地骨皮（三分） 柴胡（三分，去苗） 栝楼根（三分） 葳蕤（三分） 甘草（三分，炙微赤，锉）

右件药，捣筛为散。每服五钱，以水一大盏，入竹叶三七片，煎至五分，去滓，不计时候温服。

治热病，烦渴不止，宜服地骨皮散方。

地骨皮（一两） 泽泻（一两） 麦门冬（一两，去心） 栀子仁（半两） 犀角屑（半两） 黄芩（半两） 甘草（半两，炙微赤，锉）

右件药，捣筛为散。每服五钱，以水一大盏，煎至五分，去滓，不计时候温服。

治热病，发热烦渴，小便不利，宜服猪苓散方。

猪苓（一两，去黑皮）　赤茯苓（一两）　木通（一两，锉）　滑石（　两）　泽泻（　两）

右件药，捣筛为散。每服五钱，以水一大盏，煎至五分，去滓，不计时候温服。

治热病，大热烦渴，心躁不睡，宜服牛黄散方。

牛黄（一分，细研入）　柴胡（一两，去苗）　黄连（一两，去须）　黄芩（一两）　葛根（一两，锉）　甘草（半两，炙微赤，锉）

右件药，捣细罗为散。不计时候，以薄荷水，调下二钱。

治热病烦渴，诸脏不安，宜服三黄圆方。

黄芩（一两）　黄连（一两，去须）　川大黄（一两，锉碎，微炒）

右件药，捣罗为末，炼蜜和圆，如梧桐子大。不计时候，以温水下三十圆。

又方。

右以生地黄，捣绞取汁，每服一合，时时服之。

又方。

右以生栝楼根，捣绞取汁，每服一合，时时服之。

治热病喘急诸方

夫热病，毒气攻于心肺，烦热壅于胸膈，而渴引饮水，必致喘粗，汗下之后，胃气尚虚，热毒不退，渴饮水过多，水停心下，故令喘急也。

治热病气喘，心膈烦闷，或痰壅不能食，宜服前胡散方。

前胡（一两，去芦头）　赤茯苓（一两）　麦门冬（一两半，去心，焙）　甘草（三分，炙微赤，锉）　紫菀（一两，去根土）　陈橘皮（三分，汤浸去白瓤，焙）　大腹皮（一两，锉）　桔梗（一两，去芦头）　枳壳（一两，麸炒微黄，去瓤）

右件药，捣粗罗为散。每服五钱，以水一大盏，煎至五分，去滓，不计时候温服。

治热病，肺壅气喘，膈中不利，宜服大腹皮散方。

大腹皮（一两，锉） 赤茯苓（三分） 枳实（三分，麸炒微黄） 柴胡（三分，去苗） 桑根白皮（三分，锉） 人参（一两，去芦头）

右件药，捣筛为散。每服四钱，以水一大盏，煎至五分，去滓，不计时候温服。

治热病，胸闷[16]烦闷，喘息奔急，宜服杏仁散方。

杏仁（一两，汤浸去皮尖双仁，麸炒微黄） 前胡（一两，去芦头） 甘草（一两，炙微赤，锉） 木通（半两，锉） 桑根白皮（一两，锉） 麦门冬（一两，去心）

右件药，捣筛为散。每服五钱，以水一大盏，煎至五分，去滓，不计时候温服。

治热病，心膈烦热，肺壅喘急，宜服此方。

杏仁（一两，汤浸去皮尖双仁，麸炒微黄） 马兜铃（半两） 麻黄（一两半，去根节） 麦门冬（一两，去心） 五味子（一两半） 桑根白皮（三分）

右件药，捣筛为散。每服五钱，以水一大盏，煎至五分，去滓，不计时候温服。

治热病肺热，上气奔喘，宜服柴胡散方。

柴胡（一两，去苗） 紫苏茎叶（一两） 陈橘皮（一两半，汤浸去瓤，焙） 桑根白皮（一两，锉） 石膏（二两） 麻黄（半两，去根节）杏仁（一两，汤浸去皮尖双仁，麸炒微黄）

右件药，捣筛为散。每服五钱，以水一大盏，煎至五分，去滓，不计时候温服。

治热病，客热在脏，干呕，口中多痰，喘急烦闷，不能饮食，宜服半夏散方。

半夏（一两，汤洗七遍，去滑） 麦门冬（一两，去心） 甘草（半两，炙微赤，锉） 青竹茹（一两） 葛根（一两） 陈橘皮（半两，汤浸去白瓤，焙）

右件药，捣筛为散。每服五钱，以水一大盏，入生姜半分，煎至五分，去滓，不计时候温服。

治热病饮水多，卒上气喘急方。

淡竹叶（一两半） 陈橘皮（半两，汤浸去白瓤，焙） 桑根白皮（一两，锉）

右件药，细锉和匀，分为五服。每服，以水一大盏，煎至五分，去滓，不计时候温服。

治热病，肺壅喘急，宜服皂荚圆方。

皂荚（一两半，去黑皮，涂酥炙微黄） 郁李仁（三分，汤浸去皮尖，研如膏） 甘草（三分，炙微赤，锉） 麻黄（三分，去根节） 甜葶苈（一两，熬令黑，捣如泥）

右件药，捣罗为末，入郁李仁、葶苈，同研令匀，炼蜜和圆，如梧桐子大。每服，不计时候，以粥饮下十圆。

治热病，气喘咳嗽，宜服杏仁煎方。

杏仁（五两，汤浸去皮尖双仁） 黄牛酥（二两） 白蜜（半斤） 生姜汁（二合）

右件药，以酥拌杏仁，炒令黄熟，捣如膏，入蜜姜汁，同煎如稠饧。每服三钱，含咽津，不计时候服。

治热病发狂诸方

夫心者，火也。心主于血，阳气盛则血并于阳，热邪攻于心络，则心神烦乱，或咏或歌，或喜或笑，精神不守，言语失常，惊悸不安，弃衣而走，此皆热毒之气壅滞心胸，致令发狂也。

治热病，伏热在心，精神恍惚，发狂，不得睡卧，宜服犀角散方。

犀角屑（半两） 茵陈（三分） 茯神（二两） 赤芍药（一两） 栀子仁（半两） 麦门冬（一两，去心） 生干地黄（一[17]两） 人参（一两半，去芦头） 白鲜皮（一两）

右件药，捣筛为散。每服五钱，以水一大盏，入竹叶三七片，煎至五分，去滓，不计时候温服。

治热病，壅热发狂，心忪惊悸，宜服人参散方。

人参（三分，去芦头）　犀角屑（半两）　甘草（半两，炙微赤，锉）黄芩（半两）　远志（半两）　秦艽（半两，去苗）　地骨皮（半两）　沙参（半两，去芦头）

右件药，捣筛为散。每服五钱，以水一中盏，煎至五分，去滓，下竹沥一合，搅令匀，不计时候温服。

治热病，发汗后，热毒未尽，因有所惊，发热癫狂，宜服羚羊角散方。

羚羊角屑（半两）　犀角屑（半两）　茯神（半两）　龙齿（一两）铁粉（一两）　黄芩（半两）　甘草（半两，炙微赤，锉）　防风（半两，去芦头）　地骨皮（三分）　人参（一两，去芦头）

右件药，捣粗罗为散。每服五钱，以水一大盏，煎至五分，去滓，不计时候温服。

治热病发狂，心热烦闷，多惊，不得睡卧，宜服茯神散方。

茯神（三分）　犀角屑（半两）　龙齿（一两）　川升麻（半两）麦门冬（一两，去心）　玄参（半两）　甜竹根（一两，锉）　黄芩（三分）黄连（一两，去须）

右件药，捣筛为散。每服三钱，以水一中盏，煎至五分，去滓，下朴硝一钱、地黄汁一合，搅令匀，不计时候温服。

治热病盛发黄，皮肤如金色，小便赤涩，大便不通，口干烦渴，闷乱发狂，宜服大青散方。

大青（半两）　黄药（半两）　川朴硝（半两）　川大黄（半两，锉碎，微炒）　羚羊角屑（半两）　土瓜根（半两）　栀子仁（半两）　秦艽（半两，去苗）　甘草（半两，炙微赤，锉）

右件药，捣细罗为散，不计时候，以冷蜜水调下二钱，以利为度。

治热病已得汗，热不解，腹满胀痛，烦躁发狂，宜服柴胡散方。

柴胡（一两，去苗）　川大黄（三分，锉碎，微炒）　黄芩（三分）赤芍药（三分）　枳壳（半两，麸炒微黄，去瓤）　半夏（三分，汤浸七遍去滑）

右件药，捣筛为散。每服五钱，以水一大盏，入生姜半分，煎至五分，去滓，不计时候温服。

治热病，毒热在脏，心神狂乱，壮热烦躁，不得睡卧，宜服朱砂圆方。

朱砂（一两，细研） 太阴玄精（半两） 牛黄（半两） 紫石英（一两，细研，水飞过） 白石英（一两，细研，水飞过） 天南星（半两，末，生用） 金箔（五十片） 龙脑（一分） 麝香（半两） 不灰木（一两，以牛粪火烧一炊时）

右件药，都研令细，用牛胆汁和，圆如樱桃大。不计时候，以新汲水嚼下一圆。

治热病，心神恍惚，悲喜不恒，发狂欲走，宜服铁粉圆方。

铁粉（半两，细研） 牛黄（半两，细研） 金箔（三大[18]片，细研） 银箔（三大[19]片，细研） 麝香（一分，细研） 远志（半两，去心） 马牙消（三分，细研） 白僵蚕（一分，微炒） 丹参（半两） 茯神（半两） 川升麻（半两） 白附子（一分，炮裂，锉）

右件药，捣罗为散，同研令匀，炼蜜和捣三五百杵，圆如梧桐子大。不计时候，以薄荷汤下二十圆。

治热病发狂，心神恍惚，宜服牛黄圆方。

牛黄（半两，细研） 虎睛（一对，酒浸微炙） 茯神（一两） 石膏（一两，细研） 川升麻（三分） 麦门冬（一两，去心） 玄参（三分）生干地黄（一两） 铁粉（一两，细研）

右件药，捣罗为末，同研令匀，炼蜜和圆，如梧桐子大。不计时候，以荆芥汤下二十圆。

治热病，心气热盛，恍惚不定，发狂，妄有所见，宜服天竹黄圆方。

天竹黄（三分） 牛黄（一分，细研） 朱砂（三分，细研，水飞过） 麝香（一分，细研） 黄连（一两，去须） 铁粉（一两） 远志（三分，去心） 甘菊花（半两） 马牙消（半两，细研） 龙齿（三分） 茯神（半两） 龙脑（一分，细研） 金银箔（各五十片，细研） 甘草（一分，炙微赤，锉）

右件药，捣罗为末，都研令匀，炼蜜和捣三二百杵，圆如梧桐子大。不计时候，以荆芥汤或薄荷汤嚼下十圆。

治热病，热毒攻心胸，躁闷发狂方。

鸡子（二枚，清） 川朴硝（半两）

右件药，相和，以新汲水一小盏，熟调顿服之。

治热病呕逆诸方

夫热病胃中有热，则谷气不和，新谷入与热气相搏，胃气不平，故致呕逆。或吐下以后，脏气虚弱，亦令呕逆也。

治热病，恶寒壮热，食则呕逆，宜服前胡饮子方。

前胡（二两，去芦头） 麦门冬（二两，去心） 竹茹（二两） 陈橘皮（一两，汤浸去白瓤，焙） 甘草（一两，炙微赤，锉） 生地黄（二两） 葛根（二两） 枇杷叶（一两，拭去毛，炙微黄）

右件药，都细锉和匀。每服半两，以水一大盏，煎至五分，去滓，不计时候温服。

治热病壮热，呕逆，不下饮食，宜服人参饮子方。

人参（一两，去芦头） 陈橘皮（一两，汤浸去白瓤，焙） 生姜（一两） 赤茯苓（一两） 葛根（一两） 麦门冬（一两，去心）

右件药，都细锉和匀。每服半两，以水一大盏，煎至五分，去滓，不计时候温服。

治热病，壮热恶寒，食则呕逆，宜服麦门冬散方。

麦门冬（一两，去心） 前胡（一两，去芦头） 陈橘皮（半两，汤浸去白瓤，焙） 甘草（半两，炙微赤，锉） 生干地黄（一两） 人参（半两，去芦头）

右件药，捣筛为散。每服四钱，以水一中盏，入竹茹半鸡子大，煎至六分，去滓，不计时候温服。

治热病，数日未得汗，遍身壮热，呕逆，不下食，宜服柴胡散方。

柴胡（一两，去苗） 麻黄（一两半，去根节） 川升麻（一两） 人参（一两，去芦头） 麦门冬（一两，去心） 甘草（三分，炙微赤，锉）枳实（三分，麸炒微黄） 知母（三分） 栀子仁（三分） 鳖甲（三分，涂醋炙令黄，去裙襕）

右件药，捣筛为散。每服五钱，以水一大盏，入生姜半分，煎至五分，去滓，不计时候温服。

治热病，因服凉药过多，致胃冷呕逆，宜服白茅根饮子方。

白茅根（半两，锉） 陈橘皮（一两，汤浸去白瓤，焙） 桂心（一两） 葛根（一两） 高良姜（半两） 枇杷叶（半两，拭去毛，炙微黄）

右件药，都细锉和匀。每服半两，以水一大盏，入生姜半分，煎至五分，去滓，不计时候稍热服。

治热病烦渴，饮水过多，时有呕逆方。

枇杷叶（一两，拭去毛，炙微黄） 茅根（一两，锉） 葛根（一两，锉）

右件药，捣筛为散，以水三大盏，煎至一盏半，去滓，不计时候，分温三服。

治热病哕候诸方

夫热病哕者，由伏热在于胃间，令人胸满气逆，气逆则哕者，大下后，胃气虚冷，亦致哕也。

治热病未得汗，燥热，饮水过多，腹胀气急，呕哕不止，宜服丁香散方。

丁香（半两） 人参（一两，去芦头） 陈橘皮（半两，汤浸去白瓤，焙） 枇杷叶（半两，拭去毛，炙微黄） 前胡（半两，去芦头） 茅根（一两，锉） 葛根（半两，锉）

右件药，捣粗罗为散。每服三钱，以水一中盏，入生姜半分，煎至六分，去滓，不计时候温服。

治热病，毒气攻胃，呕哕不止，宜服甘草饮子方。

甘草（一两，炙微赤） 陈橘皮（一两，汤浸去白瓤，焙） 川升麻（一两） 生姜（一两） 葛根（一两） 人参（一两，去芦头）

右件药，都细锉和匀。每服半两，以水一大盏，煎至五分，去滓，不计时候温服。

治热病，腹胃虚胀，心膈壅滞，呕哕不能食，宜服半夏散方。

半夏（三分，汤浸七遍去滑） 柴胡（一两，去苗） 黄芩（半两）

赤芍药（三分） 甘草（一分，炙微赤，锉） 桂心（半两） 陈橘皮（三分，汤浸去白瓤，焙） 大腹皮（三分，锉）

右件药，捣粗罗为散。每服五钱，以水一大盏，入生姜半分，煎至五分，去滓，不计时候温服。

治热病，烦热呕哕，不欲饮食，宜服麦门冬散方。

麦门冬（一两半，去心） 柴胡（一两，去苗） 芦根（一两半，锉）人参（三分，去芦头） 葛根（一两，锉）

右件药，捣筛为散。每服四钱，以水一中盏，入竹茹一分，煎至六分，入生地黄汁少半合，更煎一沸，不计时候温服。

治热病，胃中有热，谷气入则胃气逆，逆则哕，不下食，宜服前胡散方。

前胡（一两，去芦头） 黄芪（一两，锉） 人参（一两，去芦头） 麦门冬（半两，去心） 陈橘皮（半两，汤浸去白瓤，焙） 甘草（一分，炙微赤，锉） 生干地黄（三分）

右件药，捣筛为散。每服五钱，以水一大盏，入竹茹一分，煎至五分，去滓，不计时候温服。

治热病，往来寒热，胸胁满闷，哕逆，宜服赤芍药散方。

赤芍药（三分） 前胡（半两，去芦头） 人参（三分，去芦头） 桂心（半两） 犀角屑（半两） 陈橘皮（三分，汤浸去白瓤，焙） 赤茯苓（三分） 大腹皮（半两） 芦根（半两）

右件药，捣筛为散。每服三钱，以水一大盏，煎至五分，去滓，不计时候温服。

治热病，邪热已退，胃气未和，哕不能食，宜服白术散方。

白术（三分） 芦根（三分，锉） 草豆蔻（三分，去皮） 人参（三分，去芦头） 陈橘皮（三分，汤浸去白瓤，焙） 枇杷叶（三分，拭去毛，炙微黄） 厚朴（三分，去粗皮，涂生姜汁，炙令香熟）

右件药，捣筛为散。每服五钱，以水一大盏，煎至五分，去滓，不计时候温服。

治热病，哕逆不下食，宜服白茅根散方。

白茅根（一两，锉） 百合（一两） 陈橘皮（一两，汤浸去白瓤，焙） 葛根（一两，锉） 人参（一两，去芦头）

右件药，捣筛为散。每服五钱，以水一大盏，煎至五分，去滓，不计时候温服。

治热病未得汗，呕哕不止方。

麦门冬（一两半，去心，焙） 芦根（一两） 人参（一两，去芦头）

右件药，捣罗为散。每服半两，以水一大盏，入生姜半分，煎至五分，去滓，不计时候温服。

治热病汗后余热不退诸方

夫热病，其人或未发汗吐下，或经服药以后，而脉洪大实数，腹胃胀满，小便赤黄，大便难，或烦或渴，面色变赤，此为腑脏有结热故也。

治热病得汗后，余热不退，头痛心烦，宜服石膏散方。

石膏（二两） 麦门冬（一两，去心，焙） 知母（半两） 人参（半两，去芦头） 黄芩（三分） 柴胡（半两，去苗） 犀角屑（半两） 甘草（半两，炙微赤，锉）

右件药，捣粗罗为散。每服五钱，以水一大盏，入葱白两茎，豉五十粒，煎至五分，去滓，不计时候温服。

治热病汗后，余热不除，寒热往来，头重体痛，宜服此方。

葛根（一两，锉） 黄芪（一两，锉） 黄芩（三分） 栀子仁（一两） 地骨皮（三分） 柴胡（一两，去苗） 石膏（一两） 甘草（半两，炙微赤，锉）

右件药，捣粗罗为散。每服三钱，以水一中盏，入豉三十粒，煎至五分，去滓，不计时候温服。

治热病汗后，余热不解，头项出汗，身上无汗，瘀热在内，渴欲饮水，小便不利，宜服茵陈散方。

茵陈（半两） 柴胡（一两，去苗） 栀子仁（三分） 猪苓（半两，去黑皮） 川大黄（三分，锉碎，微炒） 秦艽（三分，去苗） 桑根白皮（半两，锉） 木通（半两，锉） 甘草（半两，炙微赤，锉）

右件药，捣筛为散。每服五钱，以水一大盏，煎至五分，去滓，不计时候温服。

治热病汗后，余热不解，往来寒热不定，宜服葛根散方。

葛根（三分，锉） 麻黄（一两，去根节） 柴胡（一两，去苗） 大青（半两） 葳蕤（半两） 赤芍药（三分） 黄芩（半两） 麦门冬（一两，去心） 甘草（半两，炙微赤，锉）

右件药，捣筛为散。每服四钱，以水一中盏，煎至六分，去滓，不计时候温服。

治热病后，余热不解，身体沉重，宜服黄芩散方。

黄芩（一两） 川升麻（一两） 黄连（三分，去须） 石膏（一两）栀子仁（一分） 麻黄（一两，去根节） 甘草（一分，炙微赤，锉）

右件药，捣粗罗为散。每服四钱，以水一中盏，煎至六分，去滓，不计时候温服。

治热病汗后，余热不退，头痛唇干，宜服犀角散方。

犀角屑（一两） 知母（一两） 川升麻（一两） 黄连（三分，去须） 麦门冬（一两，去心） 黄芩（一两） 葛根（一两，锉） 甘草（半两，炙微赤，锉） 石膏（二两）

右件药，捣筛为散。每服四钱，以水一中盏，煎至六分，去滓，不计时候温服。

治热病汗后，余热不解，宜服此方。

川升麻（三分） 黄芩（三分） 黄连（一两，去须） 恒山（一两）

右件药，捣筛为散。每服四钱，以水一中盏，煎至六分，去滓，空心温服。得吐即止，未吐再服。

治热病已得汗，余热未退，宜服石膏散方。

石膏（一两半） 知母（一两） 人参（一两，去芦头） 葳蕤（一两） 甘草（三分，炙微赤，锉）

右件药，捣粗罗为散。每服五钱，以水一大盏，入生姜半分，煎至五分，去滓，不计时候温服。

治热病汗后，余热不除，烦躁，恍惚不安，宜服人参散方。

人参（一两，去芦头）　栀子仁（一两）　蓝叶（一两）　甘草（一两，炙微赤，锉）　白鲜皮（一两）　大青（一两）

右件药，捣筛为散。每服四钱，以水一中盏，煎至六分，去滓，不计时候温服。

治热病心腹胀满诸方

夫热病服冷药，及饮冷水过多，结在心下，故心腹胀痛，此为脏虚，先有旧澼故也。或吐下以后病不解，内外有热，亦心腹胀满，此为有实也。

治热病，心腹胀满，四肢烦闷，不欲饮食，宜服槟榔散方。

槟榔（一两）　白术（一两）　枳壳（一两，麸炒微黄，去瓤）　人参（一两，去芦头）　陈橘皮（一两，汤浸去白瓤，焙）　麦蘖（一两，麸炒微黄）　川大黄（三分，锉碎，微炒）　甘草（三分，炙微赤，锉）

右件药，捣粗罗为散。每服三钱，以水一中盏，入生姜半分，煎至六分，去滓，不计时候温服。

治热病，心腹胀满，或时疼痛，饮食全微，宜服赤芍药散方。

赤芍药（半两）　柴胡（半两，去苗）　桔梗（半两，去芦头）　木通（三分，锉）　赤茯苓（半两）　鳖甲（半两，涂醋炙令黄，去裙襴）　郁李仁（半两，汤浸去皮尖，微炒）

右件药，捣筛为散。每服四钱，以水一中盏，煎至六分，去滓，不计时候温服。

治热病，心腹胀满，不能饮食，四肢羸乏，宜服诃黎勒散方。

诃黎勒（二分，去核生用）　赤茯苓（一两半）　陈橘皮（一两，汤浸去白瓤，焙）　人参（一两，去芦头）　甘草（半两，炙微赤，锉）　白术（一两）　槟榔（一两）

右件药，捣筛为散。每服三钱，以水一中盏，入生姜半分，煎至六分，去滓，不计时候温服。

治热病出汗后，心腹胀满，呕逆少气，宜服人参散方。

人参（半两，去芦头） 木香（半两） 白术（三分） 半夏（半两，汤浸七遍去滑） 甘草（半两，炙微赤，锉） 陈橘皮（三分，汤浸去白瓤，焙）

右件药，捣筛为散。每服三钱，以水一中盏，入生姜半分、枣三枚，煎至六分，去滓，不计时候温服。

治热病伤冷太过，腹胀呕逆，不纳饮食，宜服厚朴散方。

厚朴（一两，去粗皮，涂生姜汁，炙令香熟） 半夏（一两，汤洗七遍，去滑） 藿香（三分） 人参（一两，去芦头） 陈橘皮（半两，汤浸去白瓤，焙） 甘草（半两，炙微赤，锉） 诃黎勒皮（三分）

右件药，捣筛为散。每服三钱，以水一中盏，入生姜半分、枣三枚，煎至六分，去滓，不计时候温服。

治热病，得汗后，热不解，心腹胀满，宜服柴胡散方。

柴胡（一两，去苗） 白术（半两） 枳壳（三分，麸炒微黄，去瓤）黄芩（三分） 赤芍药（一两） 诃黎勒皮（三分） 槟榔（半两） 桔梗（半两，去芦头） 甘草（半两，炙微赤，锉）

右件药，捣筛为散。每服三钱，以水一中盏，入生姜半分，煎至六分，去滓，不计时候温服。

治热病得汗后，心腹胀满，疼痛，宜服木香圆方。

木香（一两） 桂心（半两） 槟榔（一两） 诃黎勒皮（一两） 桃仁（半两，汤浸去皮尖双仁，麸炒研入） 枳壳（半两，麸炒微黄，去瓤）

右件药，捣细罗为末，炼蜜和圆，如梧桐子大。每服，以生姜汤下二十圆。

【校注】

① 肿：永正抄本作"腹"，义胜。

② 项：永正抄本作"项"。

③ 分：永正抄本作"两"。

④ 硕：通"石"。容量单位。

⑤ 须：永正抄本作"顿"，义胜。

⑥ 故：永正抄本作"欲"，义胜。

⑦ 去苗：永正抄本作“半两”。

⑧ 令：永正抄本作“今”，义胜。

⑨ 合：永正抄木作“升”。

⑩ 一：永正抄本作“二”。

⑪ 苓：人卫本作“芪”，据文义疑为“芩”。

⑫ 两：其下永正抄本有“去黑皮”三字，此处疑脱。

⑬ 泻：其下永正抄本有“一分”二字，此处脱文。

⑭ 姜：永正抄本作“芦”

⑮ 一：永正抄本作“二”。

⑯ 闷：永正抄木作“膈”，义胜。

⑰ 一：永正抄本作“二”。

⑱ 大：永正抄本作“七”。

⑲ 大：永正抄本作“七”。

卷第十八

治热病咳嗽诸方

夫热病邪热客于肺，则上焦烦壅，其人必饮水，水停心下则肺浮，肺主于嗽，水气乘之，故咳嗽也。

治热病，壮热咳嗽，头痛心闷，宜服前胡散方。

前胡（一两，去芦头） 川升麻（一两） 贝母（一两半，煨微黄） 紫菀（一两半，洗去苗土） 石膏（二两半） 麦门冬（二两，去心，焙） 甘草（半两，炙微赤，锉） 地骨皮（一两） 杏仁（一两，汤浸去皮尖双仁，麸炒微黄）

右件药，捣粗罗为散。每服五钱，以水一大盏，入竹叶三七片，煎至五分，去滓，不计时候温服。

治热病，壮热，头痛，咳嗽，宜服麦门冬散方。

麦门冬（一两半，去心，焙） 葛根（三分，锉） 柴胡（一两，去苗） 贝母（三分，煨微黄） 百合（半两） 川升麻（半两） 栀子仁（一分） 甘草（一分，炙微赤，锉）

右件药，捣粗罗为散。每服四钱，用水一中盏，入豉半合，葱白二茎，煎至六分，去滓，不计时候温服。

治热病，毒气攻肺，咳嗽，喉中生疮，宜服生地黄饮子方。

生地黄（二两，切） 川升麻（一两） 玄参（一两） 川大黄（一两，生用） 柴胡（二两，去苗） 贝母（一两，煨令微黄） 麦门冬（一两，去心） 百合（一两） 甘草（一两，炙微赤，锉）

右件药，细锉和匀。每服半两，以水一大盏，煎至五分，去滓，入蜜一小匙，更煎一沸，放温，不计时候服。

治热病，心肺烦热，上气咳嗽，不得睡卧，时时渴欲饮水，遍身浮肿，宜服郁李仁散方。

郁李仁（一两，汤浸，去皮尖） 麻黄（一两，去根节） 贝母（一两，煨令微黄） 杏仁（一两，汤浸去皮尖双仁，麸炒微黄） 桑根白皮（一两半，锉） 赤茯苓（一两） 猪苓（一两，去黑皮） 栝楼子仁（一两） 汉防己（一两）

右件药，捣筛为散。每服五钱，用水一大盏，煎至五分，去滓，不计时候温服。

治热病，心肺热盛，小便黄赤，上气咳嗽，宜服百合散方。

百合（一两半） 杏仁（一两，汤浸去皮尖双仁，麸炒微黄） 木通（一两，锉） 麦门冬（三分，去心） 甘草（三分，炙微赤，锉） 麻黄（半两，去根节） 紫菀（半两，洗去苗土） 甜葶苈（三分，炒令紫色） 黄芩（一两）

右件药，捣筛为散，每服五钱，用水一大盏，煎至五分，去滓，不计时候温服。

治热病咳嗽，喘息促，不得睡卧，宜服桑白皮散方。

桑根白皮（一两，锉） 木通（三分，锉） 天门冬（一两，去心） 紫苏茎叶（ 两） 款冬花（ 两） 皂荚根皮（ 两，锉） 川大黄（一两，锉碎，微炒） 甘草（半两，炙微赤，锉）

右件药，捣筛为散。每服五钱，以水一大盏，煎至五分，去滓，不计时候温服。

治热病咳嗽不止，心胸烦闷，上气喘促，宜服麻黄散方。

麻黄（三分，去根节） 大麻仁（一两） 前胡（三分，去芦头） 桑根白皮（一两，锉） 麦门冬（一两半，去心，焙） 柴苏子（三分） 甘草（半两，炙微赤，锉） 杏仁（一两，汤浸去皮尖双仁，麸炒微黄）

右件药，捣粗罗为散。每服五钱，以水一大盏，煎至五分，去滓，不计时候温服。

治热病八九日，胸满喘促，咳嗽，坐卧不安，宜服杏仁散方。

杏仁（一两，汤浸，去皮尖双仁） 枳壳（半两，麸炒微黄，去瓤）

大腹皮（半两，锉）　天门冬（一两，去心）　款冬花（半两）　川大黄（一两，锉碎，微炒）　桑根白皮（三分，锉）　甘草（三分，炙微赤，锉）　黄芩（一两）　麻黄（三分，去根节）

右件药，捣筛为散。每服五钱，以水一大盏，入灯心一大束，煎至五分，去滓，不计时候温服。

治热病，胸中烦满，咳嗽不止，宜服木通散方。

木通（一两，锉）　栀子仁（三分）　川升麻（三分）　紫苏茎叶（一两）　杏仁（三分，汤浸去皮尖双仁，麸炒微黄）　赤茯苓（一两）　贝母（一两，煨令黄）　桑根白皮（一两，锉）　枳壳（三分，麸炒微黄）

右件药，捣筛为散。每服五钱，以水一大盏，煎至五分，去滓，不计时候温服。

治热病咽喉肿痛诸方

夫热病咽喉肿痛者，是脾肺积热不散，致使然也。何者，胃为水谷之海，通于咽门，肺主于气，居于膈上，其气贯于喉咙，邪热伏留于脾肺，故令咽喉肿痛也。

治热病，胸中烦闷，咽喉肿痛，噎塞不通，宜服射干散方。

射干（一两）　川升麻（一两）　络石叶（一两）　前胡（一两，去芦头）　百合（一两）　枳壳（一两，麸炒微黄，去瓤）　黄药（一两）　杏仁（半两，汤浸去皮尖双仁，麸炒微黄）　甘草（半两，炙微赤，锉）

右件药，捣粗罗为散。每服五钱，以水一大盏，入生姜半分，煎至五分，去滓，不计时候温服。

治热病，咽喉肿塞，连舌根疼痛及干呕头疼，不下食，宜服川升麻散方。

川升麻（一两）　羚羊角屑（半两）　白药（一两）　玄参（三分）　麦门冬（一两半，去心，焙）　前胡（一两，去芦头）　石膏（一两）　川朴硝（二两）　甘草（半两，炙微赤，锉）

右件药，捣粗罗为散。每服五钱，以水一大盏，入竹茹二分，煎至五分，去滓，不计时候温服。

治热病，咽喉闭塞，连舌肿疼，宜服马蔺根散方。

马蔺根（一两）　川升麻（一两）　川大黄（三分，锉，生用）　射干（三分）　犀角屑（半两）　木通（半两，锉）　玄参（一两）　棘针（半两）　甘草（半两，炙微赤，锉）

右件药，捣筛为散。每服五钱，以水一大盏，煎至五分，去滓，不计时候温服。

治热病，喉中热毒，闭塞肿痛，宜服露蜂房散方。

露蜂房（半两，微炙）　甘草（半两，炙微赤，锉）　射干（半两）　川升麻（半两）　川朴硝（半两）　玄参（半两）

右件药，捣粗罗为散。每服三钱，以水一中盏，煎至五分，去滓，不计时候温服。

治热病，咽喉肿痛不利，宜服铅霜散方。

铅霜（一分，研）　川升麻（半两）　黄药（半两）　硼砂（一分，研）　地龙（半两，微炒）　马牙消（一分，研）　寒水石（半两，研）　蛇蜕皮（半两，烧为灰）　牛黄（半分，研）　太阴玄精（半两，研）　甘草（半两，炙微赤，锉）

右件药，捣细罗为散，入研了药令匀。每服不计时候，以新汲水调下一钱。

治热病，心脾虚热，肺气暴壅，喉中肿痛，口舌干燥，咽津有妨，不下饮食，宜服含化犀角圆方。

犀角屑（半两）　射干（三分）　黄药（半两）　子芩（半两）　郁金（半两）　川大黄（半两，锉碎，微炒）　天门冬（一两，去心，焙）　玄参（半两）　川升麻（半两）　络石叶（三分）　甘草（半两，炙微赤，锉）　马牙消（一两）

右件药，捣罗为末，入马牙消，研令匀，炼蜜和捣三二百杵，圆如小弹子大。每服，不计时候，常含一圆咽津。

治热病，脾肺壅热，咽喉肿塞，连舌根痛，宜服含化射干圆方。

射干（一两）　川升麻（一两）　硼砂（半两，研）　甘草（半两，炙微赤，锉）　豉心（二合，微炒）　杏仁（半两，汤浸去皮尖双仁，麸炒微黄，细研）

右件药，捣罗为末，入研了药令匀，炼蜜和捣三二百杵，圆如小弹子大。每服，含一圆咽津。

治热病，热毒攻咽喉肿痛，连舌根生疮，宜服地黄煎方。

生地黄汁（半升） 牛蒡根汁（三合） 蜜（三合） 黄丹（一两） 杏仁（二两，汤浸去皮尖双仁，细研入） 铅霜（一分，研） 太阴玄精（半两，研）

右件药，合和令匀，入银器内重汤煮，用槐枝子搅，不得住，看色紫，即倾入瓷盒中盛。每服，不计时候，取如小弹子许大，含咽津。

治热病，毒气攻咽喉肿痛，宜服此方。

太阴玄精（一两） 马蔺子（半两，为末） 硼砂（一分）

右件药，都研令细。每服，不计时候，以蜜水调下一钱。

又方。

黄药（一两） 地龙（一两，微炙） 马牙消（半两）

右件药，捣细罗为散。每服，不计时候，以蜜水调下一钱。

治热病口干诸方

夫热病口干者，由毒热在于脾胃故也。口为脾之外候，其脏若有积热，则津液枯少，故令口干也。

治热病口干，烦热，宜服芦根散方。

芦根（二两，锉） 地骨皮（一两） 茅根（一两，锉） 甘草（三分，炙微赤，锉） 葛根（一两，锉） 麦门冬（一两半，去心，焙） 黄芩（一两） 川升麻（一两）

右件药，捣粗罗为散。每服四钱，以水一中盏，入竹茹一分，煎至六分，去滓，不计时候温服。

治热病，毒气在心脾，口干烦闷，宜服犀角散方。

犀角屑（一两） 栝楼根（一两） 川升麻（一两） 麦门冬（二两，去心，焙） 寒水石（一两） 葛根（一两） 胡黄连（一两） 生干地黄（一两） 甘草（半两，炙微赤，锉）

右件药，捣细罗为散。每服一钱，以新汲水调下，不计时候服。

治热病心脾壅热不退，口干烦渴，时发躁闷，宜服黄芩圆方。

黄芩（一两）　栀子仁（一两）　铁粉（一两，细研）　栝楼根（一两）　马牙消（一两，研）　寒水石（一两，研）

右件药，捣罗为末，入研了药令匀，炼蜜和捣三二百杵，圆如梧桐子大。每服，不计时候，以温浆水下三十圆。

治热病，心脾积热，致口干烦渴，宜服栝楼圆方。

栝楼根（一两）　黄连（一两，去须）　桑根白皮（三分，锉）　犀角屑（三分）　人参（三分，去芦头）　地骨皮（三分）　铁粉（三分）　黄芩（三分）　茯神（一两）　麦门冬（一两半，去心，焙）　甘草（半两，炙微赤，锉）

右件药，捣罗为末，炼蜜和捣三二百杵，圆如梧桐子大。每服，不计时候，以小麦汤，温下五十圆。

治热病，心胸烦热，口干，皮肉黄，宜服生地黄煎方。

生地黄汁（五合）　生栝楼根汁（五合）　蜜（二合）　生麦门冬汁（五合）　酥（一两）　生藕汁（一合）

右件药，一处相和，于锅中熬令稍稠。每服，不计时候，抄服半匙。

治热病，余热未退，口干烦渴，宜服此方。

知母（一两半）　甘草（三分，炙微赤，锉）　石膏（一两半）

右件药，捣粗罗为散。每服五钱，以水一大盏，入糯米五十粒，煎至五分，去滓，不计时候温服。

治热病，毒气未解，烦躁壮热，口干闷乱，宜服此方。

葱白（五茎，拍破）　豉（二合）　甘草（半两，炙微赤，锉）

右件药，以水一大盏半，煎至一盏，去滓，入生地黄汁、生牛蒡汁各二合，微暖，不计时候，分为三服。

治热病鼻衄诸方

夫热病鼻衄者，心脏伤热所为也。心主血，肺主气，肺开窍于鼻，邪热与血气并，故衄也。

治热病，头痛壮热，鼻衄及吐血，心中紧硬，遍身疼痛，四肢烦闷，宜服刺蓟饮子方。

刺蓟（一两）　生地黄（一两）　鸡苏（半两）　生姜（半两）　赤茯苓（半两）　青竹茹（一分）　生麦门冬（一两，去心）

右件药，并细锉，以水三大盏，煎至一盏半，去滓，不计时候，分温三服。

治热病鼻衄，去五脏热气，黄龙汤方。

伏龙肝（半两）　当归（三分，锉，微炒）　甘草（三分，炙微赤，锉）　赤芍药（三分）　黄芩（三分）　川朴硝（三分）　川升麻（三分）　生干地黄（一两半）

右件药，捣粗罗为散。每服五钱，以水一大盏，入竹茹一分，煎至五分，去滓，不计时候温服。

治热病，鼻衄不止，此是阳毒伤肺，宜服阿胶散方。

阿胶（三分，捣碎，炒令黄燥）　伏龙肝（三分）　黄芩（三分）　葱白连须（二茎）　豉（一合）　地骨皮（三分）

右件药，并细锉令匀，都以水一大盏半，煎至一盏，去滓，入生地黄汁二合，搅令匀，不计时候，分温三服。

治热病鼻衄不止，宜服黄芩散方。

黄芩（一两）　川大黄（一两，锉碎，微炒）　栀子仁（半两）　刺蓟（一两）　蒲黄（半两）

右件药，捣筛为散。每服四钱，以水一中盏，煎至六分，去滓，不计时候温服。

治热病鼻衄出多，面无颜色，昏闷虚困，熟干地黄散方。

熟干地黄（三分）　白芍药（三分）　黄芪（一两半，锉）　阿胶（半两，捣碎，炒令黄燥）　当归（半两，锉，微炒）　人参（三分，去芦头）　天竺黄（三分）

右件药，捣细罗为散。每服不计时候，以黄芪汤调下二钱。

治热病鼻衄不止，贝母散方。

贝母（一两，煨微黄色）　刺蓟（一两）　蒲黄（一两）

右件药，捣细罗为散。每服，不计时候，以新汲水调下一钱。

治热病鼻衄不止方。

蛤粉（一钱）　黄丹（半钱）　香墨末（一钱）

右件药，相和令匀，以新汲水调，顿服。

治热病鼻衄，诸药无效者，宜服此方。

赤马通（二枚，绞取汁）　阿胶（三片，炙令微黄，捣末）

右件药，二味相和，熟搅令匀，每用少许滴鼻中，仍以新汲水略蘸足即止。

治热病衄血，日夜无度，身面如金黄方。

右以韭根一握，捣绞取汁，以罐索投于井中深处，良久，急取出，沥水相和，滴二七滴于鼻中，差。

治热病鼻衄，血下数升去，宜服此方。

好松烟墨（二两）

右捣细罗为末，用鸡子白和，圆如梧桐子大。每服，以生地黄汁下二十圆。如人行五里，再服，以差为度。

治热病口疮诸方

夫热病，发汗吐下之后，表里俱虚，毒气未除，伏热在脏，热毒乘虚，攻于心脾，上焦烦壅，头痛咽干，故口舌生疮也。

治热病口疮，心神烦躁，大小便壅滞，宜服犀角散方。

犀角屑（半两）　黄连（一两，去须）　川升麻（三分）　川大黄（一两，锉碎，微炒）　黄芩（一两）　川朴硝（一两）　麦门冬（一两半，去心，焙）　甘草（半两，炙微赤，锉）

右件药，捣粗罗为散。每服三钱，以水一中盏，煎至六分，去滓，温服。如人行十余里，再服，以利为度。

治热病口疮，壮热头痛，心神烦躁，宜服川升麻散方。

川升麻（一两）　玄参（一两）　黄连（一两，去须）　大青（一两）　柴胡（一两半，去苗）　知母（一两）　黄芩（一两）　甘草（三

分，炙微赤，锉）　地骨皮（三分）

右件药，捣粗罗为散。每服三钱，以水一中盏，入淡竹叶三七片，煎至六分，去滓，不计时候温服。

治热病，心脏壅热，口内生疮，宜服大青散方。

大青（一两）　沙参（一两，去芦头）　川升麻（一两）　川大黄（一两，锉碎，微炒）　黄芩（半两）　枳壳（半两，麸炒微黄，去瓤）　生干地黄（二两）　川朴硝（三分）

右件药，捣筛为散。每服四钱，以水一中盏，煎至六分，去滓，不计时候温服。

治热病，咽喉赤肿，口内生疮，不能下食，宜服犀角煎方。

犀角屑（一两）　川升麻（一两）　川大黄（一两，锉碎，微炒）　马牙消（半两）　黄柏（半两，锉）　黄药（一两）

右件药，捣筛为散，以水四大盏，煎至一大盏，去滓，入蜜三合相和，更煎一两沸，放温，徐徐含咽。

治热病，口疮发歇，疼痛不可忍，宜涂龙胆煎方。

龙胆（一两，去芦头）　黄连（一两，去须）　川升麻（一两）　槐白皮（一两，锉）　大青（一两）　竹叶（二两）　蔷薇根（二两，锉）

右件药，细锉，都以水五大盏，煎至一大盏，去滓，入蜜三合，慢火煎成膏，涂于疮上，有涎吐之。

治热病口疮，洗心除热，去喉中喝[①]，宜服石膏煎方。

石膏（半斤，切研）　蜜（一中盏）　地黄汁（一中盏）

右以水三大盏，先煮石膏取一盏，乃内蜜及地黄汁，复煎取一盏，去滓。每服抄一匙，含咽。

治热病口疮久不愈方。

天门冬（一两半，去心，焙）　川升麻（一两）　玄参（一两）

右件药，捣罗为末，炼蜜和圆，如弹子大。每服，以新绵薄裹一圆，含咽津。

又方。

川升麻（一两）　黄药（一两）　川大黄（一两半，锉碎，微炒）　黄丹（半两）

右件药，捣罗为末，炼蜜和圆，如弹子大。每服，以新绵薄裹一圆，含咽津。

治热病口疮赤肿，疼痛不可忍方。

黄柏（一两，末） 腻粉（一钱） 马牙消（一分，米[2]）

右件药，相和令匀。每取少许，贴于疮上，有涎吐却，日三两上用。

治热病，口疮赤肿疼痛方。

蔷薇根（二两，锉） 黄柏（一两半，锉） 马牙消（一两）

右件药，都以水二大盏半，煎至一盏半，去滓，温含冷吐。

治热病口疮不歇方。

牛膝（一两，去苗） 角蒿（一两） 黄柏（半两，锉）

右件药，细锉，都以水二大盏，煎取一盏半，去滓，温含冷吐。

治热病口疮方。

黄连（一分，去须） 槐白皮（半两） 甘草根（半两）

右件药，细锉，用水一大盏，煎至半盏，去滓，温含冷吐。

治热病，口舌生疮，石胆散方。

石胆（半钱） 马牙消（一两） 黄连（半两，去须） 龙脑（一钱） 黄柏（一分，锉） 角蒿（一分）

右件药，捣细罗为散，入龙脑、石胆、马牙消等，更研令细。每取半钱，用新棉薄裹，含良久，有涎即吐之。

治热病，热盛，口中生疮，酥蜜煎方。

酥（三合） 蜜（三合） 大青（一合）

右件药，先将大青捣罗为末，入酥蜜中，搅和令匀，慢火煎三两沸，入净器盛，不计时候，含一茶匙。

治热病吐血诸方

夫诸阳受病，不发其汗，热毒入深，结于五脏，内有瘀积，故令吐血也。

治热病发汗，而汗不发，致内有积瘀，故吐血不止，宜服生干地黄散方。

生干地黄（一两） 赤芍药（一两） 牡丹（三分） 犀角屑（半

两）　刺蓟（一两）　柏叶（三分）

右件药，捣筛为散。每服四钱，以水一中盏，煎至六分，去滓，不计时候温服。

治热病吐血不止，心神烦闷，宜服大黄散方。

川大黄（三分，锉碎，微炒）　犀角屑（一两）　赤芍药（一两）　黄芩（一两）　生干地黄（一两）　甘草（三分，炙微赤，锉）

右件药，捣筛为散。每服四钱，以水一中盏，煎至六分，去滓，不计时候温服。

治热病，吐血，并鼻衄不止，头面俱热，宜服刺蓟散方。

刺蓟（一两）　川升麻（一两）　子芩（一两半）　大青（三分）　紫苏茎叶（一两）　赤芍药（一两半）　犀角屑（三分）　川朴硝（一两）　生干地黄（二两）　甘草（三分，炙微赤，锉）

右件药，捣筛为散，每服四钱，以水一中盏，煎至六分，去滓，不计时候温服。

治热病，吐血，兼鼻衄不止，宜服竹茹散方。

青竹茹（一两半）　子芩（一两）　蒲黄（二钱）　伏龙肝（二钱，末）　生藕汁（二合）

右件药，先以水一大盏半，煎竹茹、子芩至一盏，去滓，下蒲黄等三味，搅令匀，不计时候，分为三服。

治热病，毒气未解，心肺积热，吐血不止，心中壅闷，宜服犀角散方。

犀角屑（半两）　栀子仁（半两）　地骨皮（半两）　子芩（半两）　川大黄（半两，锉碎，微炒）　麦门冬（三分，去心）　甘草（半两，炙微赤，锉）　茯神（半两）　川升麻（半两）　生干地黄（一两）　茅根（半两，锉）　芦根（半两，锉）

右件药，捣筛为散。每服四钱，以水一中盏，煎至六分，去滓，不计时候温服。

治热病吐血，心胸不利，宜服红蓝花散方。

红蓝花（一两）　川大黄（一两，锉碎，微炒）　诃黎勒皮（三分）　羚羊角屑（三分）　黄芩（三分）　刺蓟（三分）

右件药，捣粗罗为散。每服五钱，以水一大盏，煎至五分，去滓，下赤马通汁半合，更煎一两沸，不计时候温服。

又方。

右以生地黄，捣绞取汁，每服一小盏，频三五服，即差。

又方。

右以生藕捣绞取汁，每服一小盏，入生蜜一匙，搅令匀，服之，频服即止。

又方。

右以生刺蓟捣绞取汁，每服一小盏，入生蜜一匙，搅令匀服之，频服即止。

又方。

右以伏龙肝，水浸取清，每取一小盏服之。

治热病热毒攻眼诸方

夫热病毒气攻眼者，由伏热在脏，心膈壅滞，热毒熏蒸于肝，上冲于目故也。肝气通于目，目者肝之窍，若为邪热所攻，则赤肿疼痛，或生翳瘼[3]也。

治热病，热毒气攻眼，赤涩肿痛，宜服犀角散方。

犀角屑（半两） 麦门冬（一两，去心，焙） 防风（半两，去芦头） 黄芩（半两） 川升麻（半两） 石膏（半两） 川大黄（半两，锉碎，微炒） 黄连（半两，去须） 大青（半两） 甘菊花（半两） 栀子仁（半两） 甘草（半两，炙令微赤，锉）

右件药，捣粗罗为散。每服三钱，以水一中盏，入淡竹叶三七片，煎至六分，去滓，不计时候温服。

治热病，热毒攻眼[4]，额角遍痛，两眼涩肿，心神烦闷，宜服玄参散方。

玄参（半两） 甘菊花（半两） 地骨皮（半两） 川升麻（半两） 黄连（半两，去须） 麦门冬（一两，去心，焙） 栀子仁（半两） 柴胡（半两，去苗） 甘草（半两，炙微赤，锉）

右件药，捣粗罗为散。每服三钱，以水一中盏，煎至六分，去滓，不计时候温服。

治热病，热毒攻眼，生翳膜，宜服青葙子圆方。

青葙子（一两） 枸杞子（一两半） 泽泻（一两半） 麦门冬（一两半，去心，焙） 生干地黄（一两半） 防风（一两，去须） 细辛（三分） 枳壳（一两，麸炒微黄，去瓤） 石决明（一两半） 车前子（二两） 黄连（三分，去须） 茺蔚子（三分）

右件药，捣罗为末，炼蜜和捣三二百杵，圆如梧桐子大。每服，以清粥饮下三十圆，不计时候服。

治热病，毒气攻两眼，赤肿疼痛，宜用洗眼黄柏汤方。

黄柏（半两） 黄连（半两） 当归（半两） 甘草（半两，生用） 灯心（三大束） 黄芩（半两） 杏仁（一分，汤浸去皮尖双仁，生用） 蕤仁（一分） 枣仁（五枚）

右件药，细锉，都以水三大盏，煎取一大盏半，以绵滤去滓，看冷暖，避风处洗眼，日三五度用。

治热病，热毒气攻眼，生赤脉翳膜，疼痛，怕见光明，宜用洗眼栀子汤方。

栀子仁（半两） 黄柏（半两） 黄芩（半两） 蕤仁（一分） 黄连（半两） 秦皮（半两，锉） 决明子（半两，微炒） 枣（五颗）

右件药，细锉，都以水二大盏，煎取一大盏，以绵滤去滓，避风处，看冷暖，洗眼，日三五度用。

治热病，毒气攻眼，赤肿疼痛，宜服洗眼黄连汤方。

黄连（一两） 甘草（一两，生用） 黄柏（二两） 秦皮（一两） 秦艽（一两，去苗）

右件药，细锉，都以水三大盏，煎至二大盏，去滓，温温洗眼，日三五度用。

治热病，毒气攻眼肿痛，点眼方。

黄连（半两，捣碎） 马牙消（一分） 人乳汁（半小盏）

右件药，将黄连、马牙消等，入于乳汁中，浸经一宿，滤过取清，点眼，日五七度。

治热病发斑诸方

夫热病在表，或未发汗，或已发汗吐下之后，表证未解，毒气不散，烦热而渴，得水不能饮，表虚里实，故身体发斑状如锦文也。

治心肺脏，热毒攻于皮肤，遍生赤斑重者，其色紫黑，宜服解毒香豉饮子方。

香豉（二两）　石膏（三两）　栀子仁（一两）　大青（一两）　川升麻（一两）　川芒硝（一两）　甘草（半两，生用）　川大黄（一两，锉碎，微炒）

右件药，细锉拌和令匀。每服半两，用水一大盏，入生姜半分、葱白七寸，煎至五分，去滓，不计时候温服。

治热病目赤，烦躁狂语，坐卧不得，身生赤斑，宜服犀角散方。

犀角屑（半两）　川大黄（三分，锉碎，微炒）　龙胆（半两，去芦头）　黄芩（一两）　人参（半两，去芦头）　甘草（半两，生用）　不灰木（一两，以羊粪火烧为灰，细锉）

右件药，捣粗罗为散。每服三钱，以水一中盏，入竹叶二七片，煎至六分，去滓，不计时候温服。

治热病发斑，宜服茵陈散方。

茵陈（二两）　川大黄（一两，锉碎，微炒）　玄参（一两）　栀子仁（一分）　甘草（半两，生用）

右件药，捣筛为散。每服四钱，以水一中盏，煎至六分，去滓，不计时候温服。

治热病发斑，解毒，宜服牛黄散方。

牛黄（半两，细研）　人参（一两，去芦头）　栀子仁（三分）　川升麻（半两）　甘草（三分，生用）　川大黄（一两，锉碎，微炒）　槟榔（半两）　木香（一分）　犀角屑（一分）　羚羊角屑（一分）

右件药，捣细罗为散。每服，不计时候，煎竹叶汤调下二钱。

治热病，温毒大疫发斑，宜服生地黄膏方。

生地黄（半斤，切）　豉（一升）　雄黄（二钱，细研）　麝香（二钱，细研）

右件药，以猪膏一斤[⑤]，慢火煎地黄并豉三分，煎至二分，绞去滓，入雄黄、麝香，搅令匀，以瓷盒内贮之。每服，不计时候，以温水调下半匙。服此药后，其毒皆从皮肤中出即差。

治热病，毒气外攻，皮肤斑出，狂乱燥热，宜服解毒犀角散方。

犀角屑（一两）　黄芩（一两）　栀子仁（半两）　大青（一两）　牛黄（半两，细研）　马牙消（一两）　天竹黄（半两，细研）　赤茯苓（半两）　麦门冬（一两半，去心，焙）　黄连（半两，去须）　麝香（一钱，细研）　甘草（半两，生用）

右件药，捣细罗为散。每服，不计时候，煎竹叶汤调下二钱。

治热病发赤斑，心神烦躁，宜服升麻散方。

川升麻（一两）　川大黄（一两，锉碎，微炒）　甘草（半两，生用）　人参（一两，去芦头）　犀角屑（一两）　玄参（一两）

右件药，捣细罗为散。每服，以新汲水调下二钱，日四五服。

治热病，温毒中人，斑出，赤者，五死一生，黑者，十死一生，大疫难救，并宜服此黑奴圆。

麻黄（三分，去根节）　川大黄（半两，锉碎，微炒）　川芒硝（一两）　黄芩（一两）　伏龙肝（一两）　灶突中墨（一两）　梁上尘（一两）

右件药，捣罗为末，炼蜜和捣三二百杵，圆如弹子大。每服，不计时候，以新汲水研下一圆。如渴，但饮水，须臾当寒，寒定便汗出即解。如未解，更服一圆。

治热病，热毒斑出，头面遍身，大青散方。

大青（二两）　阿胶（半两，捣碎，炒令香燥）　豉（一合）

右件药，都以水一大盏半，煎至一盏，去滓，内胶令消，不计时候，分温二服。

治热病，斑疮发头面及身，皆戴白浆方。

右取好蜜，通身摩疮上，亦以蜜煎升麻，数涂之。

又方。

右以水浓煮升麻，绵滤洗之。

治热病斑发，须臾遍身，皆戴白浆，此热毒气盛方。

右煮葵菜叶，及韭薤，啖之则止。

又方。

右以鲜羊血，服三二合即止，初患急服之。

治热病生热毒疮诸方

夫脏腑虚实不调，则生于客热，表有风湿，与热气相搏，则身体生疮，痒痛而脓汁出，此风热所为也。

治热病，遍身生热毒疮，痒痛，有脓水，宜服玄参散方。

玄参（一两） 羚羊角屑（一两） 黄芪（一两，锉） 川升麻（一两） 大青（一两） 漏芦（二两） 地骨皮（一两） 川大黄（一两，锉碎，微炒） 甘草（半两，炙微赤，锉）

右件药，捣筛为散，每服三钱，以水一中盏，煎至六分，去滓，不计时候温服。

治热病，毒气攻皮肤，生疮痒痛，宜服漏芦散方。

漏芦（一两半） 木通（一两） 蓝叶（一两） 犀角屑（一两） 栀子仁（一两） 玄参（一两） 川升麻（一两） 川朴硝（一两） 甘草（半两，炙微赤，锉）

右件药，捣筛为散。每服三钱，水一中盏，煎至六分，去滓，入生地黄汁半合，不计时候温服。

治热病，毒气不散，遍身生热毒疮，宜服白鲜皮散方。

白鲜皮（半两） 川升麻（半两） 黄芩（半两） 玄参（半两） 麦门冬（一两，去心，焙） 犀角屑（半两） 栀子仁（半两） 赤芍药（半两） 川大黄（半两，锉碎，微炒） 甘草（半两，炙微赤，锉） 杏仁（半两，汤浸去皮尖双仁，麸炒微黄）

右件药，捣粗罗为散。每服四钱，以水一中盏，煎至六分，去滓，不计时候温服。

治热病，累发汗，毒气不尽，攻于头面及身体，发疮如豆，头白根紫，为毒气盛，宜服葛根散方。

葛根（一两，锉） 川升麻（一两） 犀角屑（一两） 知母（一两） 黄芩（一两） 甘草（一两，炙微赤，锉） 郁金（一两） 川大黄（一两，锉碎，微炒）

右件药，捣细罗为散。每服二钱，用鸡子一枚，取清，以新汲水半盏，同调药，不计时候服。

治热病，毒气壅为疮肿，宜涂半夏散方。

半夏（一两） 川大黄（一两） 乳香（一两）

右件药，捣细罗为散，以葱白三两，细切，入诸药，同捣为膏。用涂肿上，可厚三分巴[6]来，干即重换。

治热病，经五七日后，毒气攻皮肤，生疮肿，宜服消肿退壅毒方。

生油（一合） 胡荽汁（一合） 鸡子白（二枚）

右件药，相和令匀，空腹顿服，如未止，再服之。

又方。

川大黄（二两） 腻粉（半两）

右件药，相和细研，用生麻油调如膏，涂。

又方。

右以精猪肉，薄切，冷水浸，裛干，搨于疮上，热即换之。

治热病，热毒发疮，头面及身，须臾周匝，状如火疮，皆带瘭浆，或没或生方。

葵菜烂煮，以蒜齑同食之，即止。

右件药，初患，急宜食之。若不早治，极者多死。若病差后，疮瘢色黑，经岁方灭者，此是恶毒时气也。永徽四年，此疮从西东流，遍于海内，若有此疾，但依方煮食，必效。

治热病发疱疮诸方

夫热病，表虚里实，热毒气多发此疮，其疮包[7]白或赤，发于皮肤，头作浆戴白脓者，其毒则轻，有紫黑色作根，隐隐在肌肉里，其毒则重，甚者五内七窍皆有疮，其疮形如豌豆，故以为名也。

治热病，胃中热毒生疱疮，如豌豆，宜服大黄散方。

川大黄（二两，锉碎，微炒）　黄连（一两半，去须）　川升麻（一两）　黄芩（三分）　漏芦（三分）　玄参（三分）　甘草（三分，炙微赤，锉）

右件药，捣筛为散。每服五钱，以水一大盏，煎至五分，去滓，不计时候温服。

治热病，热毒盛，疱疮出，头黑者为难治，宜服蓝叶散方。

蓝叶（一两）　犀角屑（一两半）　木香（一分）　川升麻（一两半）　玄参（一两）　蘧麦（一两）　甘草（半两，炙微赤，锉）

右件药，捣筛为散。每服五钱，以水一大盏，煎至五分，去滓，不计时候温服。

治热病，疱疮出，心烦热盛，宜服犀角散方。

犀角屑（一两）　川升麻（一两）　木香（一两）　紫草（一两）　麦门冬（一两，去心）　漏芦（一两）　麝香（一分，研）　甘草（半两，炙微赤，锉）

右件药，捣筛为散。每服三钱，以水一中盏，煎至六分，去滓，不计时候温服。

治热病生疱疮，心神烦躁，宜服地骨皮散方。

地骨皮（一两）　黄芩（一两）　黄连（一两，去须）　川大黄（一两，锉碎，微炒）　木香（一两）　羚羊角屑（一两）　甘草（半两，炙微赤，锉）

右件药，捣筛为散。每服四钱，以水一中盏，煎至六分，去滓，不计时候温服。

治热病生疱疮，状如豌豆，宜服栀子饮子方。

栀子仁（一两）　蘧麦（半两）　木通（半两，锉）　苦竹叶（半两）　黄芩（一两）　甘草（半两，炙令微赤）　豉（一合）

右件药，细锉和匀，每服半两，以水一大盏，煎至五分，去滓，不计时候温服。

治热病壮热头痛，发疱疮如豌豆方。

石膏（二两）　柴胡（一两，去苗）　虎杖（一两，锉）　知母（半两）　赤芍药（一两）　栀子仁（三分）　犀角屑（半两）　甘草（半两，炙微赤，锉）

右件药，捣筛为散。每服四钱，以水一中盏，煎至六分，去滓，不计时候温服。

治热病发疱疮，形如豌豆，宜服发毒气木香散方。

木香（一分）　豉（一合）　葱白（三茎）　麻黄（一两，去根节）　干薄荷（一分）

右件药，细锉，都以水一大盏半，煎至一盏，去滓，不计时候，分温二服。衣盖取汗。

治热病毒气盛，生疱疮如豌豆方。

苦竹叶（二两）　小麦（二两）　石膏（三两，捣碎）

右件药，以水三大盏，煎至一盏半，去滓，不计时候，分温三服。

又方。

胡荽（一握，细切）　生地黄（三两，细切）

右件药，相和，捣绞取汁，空心顿服。

又方。

紫草（二两，并根）

右件药，细锉，以水二大盏，煎至一盏，去滓，不计时候，分温二服。

治热病发黄诸方

夫热病发黄，一身面目俱黄，遍体疼痛，心烦壮热，小腹胀满，眼睛赤涩，肩项疼强，腰背拘急。此由寒气在表，则热蓄于脾胃，腠理不开，瘀热在内，宿谷郁蒸，不得消化，则大小便不通，故身体面目皆变黄色。凡发黄，其寸口近掌无脉，口鼻气冷，并不可疗，必死之候也。

治热病，黄疸热渴及患酒劳，胸满气促，皮肤渐黄如金色，宜服犀角散方。

犀角屑（一两） 葛根（三分，锉） 通草（一两） 知母（三分） 人参（一两，去芦头） 柴胡（一两，去苗） 蓝叶（三分） 桔梗（三分，去芦头） 桑根白皮（三分，锉） 赤茯苓（三分） 秦艽（三分，去苗）

右件药，捣筛为散。每服四钱，以水一中盏，煎至五分，去滓，入竹沥一合，搅令匀，不计时候温服。

治热病黄疸，目黄如金，小便如血，心烦躁闷，口苦头痛，宜服茵陈散方。

茵陈（三分） 木通（一两，锉） 栀子仁（二[⑧]分） 甘草（半两，炙微赤，锉） 栝楼根（一两） 麦门冬（一两半，去心） 柴胡（一两，去苗） 秦艽（一两，去苗）

右件药，捣筛为散。每服五钱，以水一大盏，入竹叶三七片，煎至五分，去滓，不计时候温服。

治热病黄疸，热渴，额上汗出，手足热，小便赤涩，宜服龙胆散方。

龙胆（一两，去芦头） 川升麻（半两） 麦门冬（三分，去心） 犀角屑（一两） 甘草（半两，炙微赤，锉） 栀子仁（半两）

右件药，捣罗为散。每服五钱，以水一大盏，入生姜半分，煎至五分，去滓，入生地黄汁一合，更煎一两沸，不计时候温服。

治热病，面目俱黄，心腹坚满，气急，精神恍惚，语多倒错，宜服麦门冬散方。

麦门冬（一两半，去心，焙） 茵陈（一两） 栀子仁（半两） 川升麻（半两） 黄芩（半两） 川大黄（半两，锉碎，微炒） 大青（半两） 川芒硝（一两）

右件药，捣粗罗为散。每服四钱，以水一中盏，煎至六分，去滓，不计时候温服。

治黄疸，遍身面目悉黄，宜服黄连散方。

黄连（一两，去须） 大青（三[⑨]两） 栀子仁（一两） 茵陈（一两） 柴胡（一两，去苗） 地骨皮（一两） 黄芩（一两） 川芒硝（一两） 川大黄（二两，锉碎，微炒） 甘草（一两，炙微赤，锉）

右件药，捣粗罗为散。每服四钱，以水一中盏，煎至六分，去滓，不计时候温服。

治黄疸，通身并黄，宜服茵陈散方。

茵陈（二两） 栝楼根（二两） 川升麻（二两） 龙胆（二两，去芦头） 寒水石（三两） 甘草（一两，炙微赤，锉）

右件药，捣粗罗为散。每服五钱，以水一大盏，煎至五分，去滓，入生地黄汁半合，更煎一沸，不计时候温服。

治心黄热毒攻舌，急眼黄，宜服犀角饮子方。

犀角屑（半两） 茵陈（三分） 黄芩（半两） 栀子仁（半两） 川升麻（半两） 甜竹叶（一握） 川大黄（三分，锉碎，微炒） 川芒硝（三分） 甘草（三分，炙微赤，锉）

右件药，细锉，拌令匀。每服半两，以水一大盏，煎至五分，去滓，不计时候温服。

治遍身黄如橘色，心胁满急，宜服栀子仁散方。

栀子仁（一两） 黄芩（一两） 柴胡（一两，去苗） 川升麻（一两） 龙胆（一两，去芦头） 川大黄（二[10]两，锉碎，微炒） 栝楼（一枚，干者） 川芒硝（二两） 甘草（半两，炙微赤，锉）

右件药，捣粗罗为散。每服四钱，以水一中盏，入葱白两茎，煎至六分，去滓，不计时候温服。

治热病多有内瘀，即成黄疸，若用瓜蒂散吹鼻中，令黄汁出后，多差。忽然振寒，便发黄，皮肤如黄尘出，小便赤少，大便时闭，气力有异，食饮不妨，余热不除，久黄者，宜服苦参散方。

苦参（半两，锉） 黄连（半两，去须） 甜葶苈（半两，隔纸炒令紫色） 瓜蒂（一分） 黄芩（半两） 黄柏（一分，锉） 川大黄（半分，锉碎，微炒）

右件药，捣细罗为散。每服，以粥饮调下二钱，不计时候服。

治热病发黄病，宜服茵陈圆方。

茵陈（半两） 恒山（一分） 栀子仁（一两） 鳖甲（一两，涂醋炙令微黄，去裙襕） 川朴硝（一两） 川大黄（一两，锉碎，微炒） 木香（一两） 犀角屑（一两） 川升麻（半两） 巴豆（一分，去皮心研，纸裹压去油） 杏仁（一两，汤浸去皮尖双仁，麸炒微黄，别研如膏）

右件药，捣罗为末，入杏仁、巴豆，同研令匀，炼蜜和捣三二百杵，圆如梧桐子大。每服，空心煎乌梅汤下三圆，如人行十里，或利或汗或吐为效，如未应，即再服三圆。

治热病诸黄，猪膏发煎方。

猪膏（八两） 乱发（如鸡子大二枚）

右安猪膏等于铛中，煎令发消尽，研绞去滓，不计时候，分为四服。如人行五里，再服，服尽，则病从小便出。

治热病毒热，通贯脏腑，深入骨髓之间，或为黄疸、黑疸、赤疸、白疸、谷疸、马黄等疾，喘急须臾不绝，瓜蒂散方。

瓜蒂（二七枚） 赤小豆（二七枚，炒熟） 秫米（二七粒）

右件药，捣细罗为散，取如大豆粒，吹于鼻中，当有黄水出，为效。

又方。

瓜蒂二七枚，捣碎，以水一中盏，煎至五分，去滓，温服。

治热病后脾胃虚不思饮食诸方

夫热病毒气盛时，心胸烦躁，多服冷药，及过于转泻，或饮冷水过多，水停心下，伤于胃口，病折以后，热势既退，脾胃乃虚，不能摧伏五谷，故不思饮食也。

治热病后，脾胃虚，不思饮食，胁下有气，腹肚不调，宜服人参散方。

人参（一两，去芦头） 枳壳（半两，麸炒微黄，去瓤） 甘草（半两，炙微赤，锉） 沉香（一两） 黄芪（半两，锉） 厚朴（二两，去粗皮，涂生姜汁，炙令香熟）

右件药，捣筛为散。每服三钱，以水一中盏，入生姜半分、枣三枚，煎至六分，去滓，食前温服。

治热病后，脾胃气虚，四肢疼痛，不思饮食，宜服白术散方。

白术（一两） 麦门冬（半两，去心） 黄芪（三分，锉） 人参（三分，去芦头） 前胡（三分，去芦头） 陈橘皮（一两，汤浸去白瓤，焙） 桂心（半两） 白芍药（半两） 白茯苓（一两） 当归（半

两）　半夏（半两，汤浸七遍去滑）　甘草（半两，炙微赤，锉）

右件药，捣筛为散。每服五钱，以水一大盏，入生姜半分、枣三枚，煎至五分，去滓，食前温服。

治热病后，脾胃气不和，不思饮食，宜服温中和气丁香散方。

丁香（一两）　甘草（半两，炙微赤，锉）　木香（半两）　诃黎勒（一两，煨，用皮）　人参（半两，去芦头）　陈橘皮（半两，汤浸去白瓤，焙）

右件药，捣筛为散。每服五钱，以水一大盏，入生姜半分、枣三枚，煎至五分，去滓，食前温服。

治热病后，脾胃气虚，冷痰滞，不思饮食，宜服白茯苓散方。

白茯苓（半两）　人参（半两，去芦头）　柴胡（半两，去苗）　草豆蔻（一分，去皮）　半夏（半两，汤洗七遍，去滑）　枇杷叶（半两，拭去毛，炙令微黄）　厚朴（半两，去粗皮，涂生姜汁，炙令香熟）

右件药，捣筛为散。每服五钱，以水一大盏，入生姜半分、枣三枚，煎至五分，去滓，食前温服。

治热病后，脾胃气虚，四肢乏力，骨节烦疼，口苦舌干，不思食饮，宜服黄芪散方。

黄芪（一两，锉）　人参（一两，去芦头）　白茯苓（一两）　陈橘皮（一两，汤浸去白瓤，焙）　枳壳（一两，麸炒微黄，去瓤）　诃黎勒（一两，煨，用皮）　甘草（半两，炙微赤，锉）　白术（一两）　五味子（一两）

右件药，捣筛为散。每服五钱，以水一大盏，入生姜半分、枣三枚，煎至五分，去滓，食前温服。

治热病后，脾胃虚冷，不思饮食，宜服人参圆方。

人参（一两，去芦头）　白术（半两）　木香（半两）　陈橘皮（一两，汤浸去白瓤，焙）　五味子（一分）　厚朴（半两，去粗皮，涂生姜汁，炙令香熟）

右件药，捣罗为末，煮枣肉和圆，如梧桐子大。每服，食前生姜汤下二十圆。

治热病后，脾胃气冷，不思饮食，宜服草豆蔻圆方。

草豆蔻（一两，去皮） 白术（半两） 当归（一两，锉，微炒） 陈橘皮（半两，汤浸去白瓤，焙） 黄芪（三分，锉） 甘草（半两，炙微赤，锉） 吴茱萸（一分，汤浸七遍，焙干，微炒） 高良姜（半两，锉） 厚朴（半两，去粗皮，涂生姜汁，炙令香熟）

右件药，捣细罗为末，以面糊和圆，如梧桐子大。每服，食前以粥饮下三十圆。

治热病大便不通诸方

夫热病经发汗，汗出多则津液少，津液少则胃中干结，热在胃，所以大便不通。又有腑脏自生于热者，此由三焦否隔，脾胃不和，蓄热在内，亦大便不通也。

治热病，恶寒壮热，大便不通，宜服犀角散方。

犀角屑（一两） 大麻仁（一两） 麦门冬（一两半，去心） 黄芩（一两） 土瓜根（一两） 白鲜皮（一两） 栀子仁（一两） 川大黄（二两，锉碎，微炒） 甘草（半两，炙微赤，锉）

右件药，捣筛为散。每服四钱，以水一中盏，煎至六分，去滓，不计时候温服。

治热病，大便涩滞，妄语心烦，宜服大黄散方。

川大黄（一两，锉碎，醋炒） 枳实（半两，麸炒令黄色） 羚羊角屑（一两） 川朴硝（一两） 黄芩（一两） 甘草（半两，炙微赤，锉）

右件药，捣粗罗为散。每服五钱，用水一大盏，煎至六分，去滓，不计时候温服。

治热病，肠胃壅热，大便不通，宜服羚羊角散方。

羚羊角屑（一两） 麦门冬（一两半，去心） 栀子仁（一两） 土瓜根（一两） 川大黄（一两半，锉碎，微炒） 甘草（半两，炙微赤，锉）

右件药，捣筛为散。每服四钱，以水一中盏，煎至六分，去滓，不计时候温服。

治热病大便不通，宜服大麻仁圆方。

大麻仁（二两，研入） 郁李仁（一两，汤浸去皮，研入） 川大黄（二两，锉碎，微炒） 羚羊角屑（一两） 木通（一两，锉）

右件药，捣细罗为末，入研了药令匀，炼蜜和圆，如梧桐子大。每服，不计时候，以温水下三十圆。

治热病，若十余日不大便者，服承气圆方。

川大黄（一两，锉碎，微炒） 郁李仁（一两，汤浸去皮，别研） 枳实（一分，麸炒令黄色） 川芒硝（二两） 大麻仁（一两，研入）

右件药，捣罗为末，炼蜜和捣三二百杵，圆如梧桐子大。每服，不计时候，以温水下三十圆，未利再服。

治热病壅热，大便不通，宜服三黄圆方。

黄连（一两，去须） 川大黄（一两，锉碎，微炒） 黄芩（一两）

右件药，捣罗为末，炼蜜和圆，如梧桐子大。每服，不计时候，以温水下三十圆。

治热病后，风气壅滞，胸膈聚痰，大便不通，宜服牵牛子圆方。

牵牛子（八两，四两生，四两微炒，捣罗取末四两） 木通（一两，锉） 青橘皮（半两，汤浸，去白瓤） 桑根白皮（三分，锉）

右件药，捣罗为末，入牵牛子末，都研令匀，炼蜜和捣三二百杵，圆如梧桐子大。每服，不计时候，以温水下三十圆，以得通为度。

治热病小便不通诸方

夫热病毒气未除，表里不解，热在膀胱，则流于小肠，热盛则脾胃干，津液少，故小便不通也。

治热病，热毒气壅，心腹胀满，小便不通，宜服滑石散方。

滑石（二两） 甜葶苈（一合，隔纸炒令紫色） 汉防己（一两） 木通（半两，锉） 猪苓（一两，去黑皮） 甘草（半两，炙微赤，锉）

右件药，捣粗罗为散。每服四钱，以水一中盏，煎至六分，去滓，不计时候温服。

治热病，小便不通，或淋沥疼痛，宜服木通散方。

木通（一两，锉） 枳实（半两，麸炒微黄色） 琥珀（一两） 赤芍药（半两） 茅根（半两，锉） 甘草（半两，炙微赤，锉）

右件药，捣筛为散。每服四钱，以水一中盏，煎至六分，去滓，不计时候温服。

治热病，小便不通，小肠中疼痛，宜服当归散方。

当归（三分，锉，微炒） 子芩（半两） 葵子（半两） 车前子（半两） 榆白皮（半两，锉）

右件药，捣细罗为散。每服，用暖生地黄汁一小盏，调下二钱，不计时候服。

治热病，小便不通，心神烦躁，小腹满闷，宜服赤茯苓散方。

赤茯苓（一两） 赤芍药（一两） 葵子（一两） 蘧麦（一两） 木通（一两，锉） 川芒硝（一两）

右件药，捣粗罗为散。每服四钱，以水一中盏，入葱白二茎，煎至六分，去滓，不计时候温服。

治热病，小便不通，宜服石韦散方。

石韦（一两，去毛） 木通（半两，锉） 蘧麦（一两） 甘草（半两，炙微赤，锉） 葵子（三合） 子芩（半两）

右件药，捣筛为散。每服四钱，以水一中盏，煎至六分，去滓，不计时候温服。

治热病，小便赤涩不通，宜服冬葵子散方。

冬葵子（二两） 滑石（二两） 赤茯苓（一两） 木通（一两，锉） 茅根（一两，锉） 石韦（一两，去毛） 子芩（一两） 川朴硝（一两）

右件药，捣筛为散。每服四钱，以水一中盏，煎至六分，去滓，不计时候温服。

治热病，小便不通，淋沥如血方。

大麻根（二两） 乱发灰（二钱）

右件药，先将麻根以水一大盏，煎至六分，去滓，下发灰，调令匀，顿服。

又方。

生干地黄（三分） 蒲黄（半两） 郁金（半两）

右件药，捣细罗为散。每服，浓煎葵根汤，调下二钱，不计时候温服。

又方。

滑石（一两） 石燕（一两）

右件药，捣细罗为散，研令细。每服，不计时候，葱白汤调下一钱。

治热病痢下脓血诸方

夫热病，热毒气盛，攻于肠胃，内乘于血，血性得热则流散，因其大肠虚，血渗入肠，内与津液相搏，积热蕴结，血化为脓，故成脓血痢也。

治热病，毒气不解，日晚即壮热，便痢解[11]血，痢无期度，不下饮食，宜服犀角散方。

犀角屑（一两） 黄连（二[12]两，去须） 地榆（一两半） 茜根（一两，锉） 黄芩（一两） 栀子仁（半两）

右件药，捣粗罗为散。每服四钱，以水一盏，入薤白二茎，煎至六分，去滓，不计时候温服。

治热病，便痢无度，烦愦不安，宜服黄连饮子方。

黄连（一两，去须，微炒） 栀子仁（二十枚，捶碎） 豉（二合） 薤白（二合，切）

右都以水二大盏，煎至一盏三分，去滓，不计时候，分温三服。

治热病热毒，痢下赤白，腹中疞痛，宜服当归散方。

当归（二两，锉，炒） 甘草（一两，炙微赤，锉） 黄连（二两，去须，微炒） 黄柏（一两，微炙，锉） 干姜（一两，炮裂，锉） 阿胶（二两，捣碎，炒令黄燥） 醋石榴皮（二两）

右件药，捣粗罗为散。每服五钱，以水一大盏，煎至五分，去滓，不计时候温服。

治热病，毒气攻肠胃，大便或时泻血，烦闷妄语，升麻散方。

川升麻（一两） 川大黄（半两，锉碎，微炒） 地榆（半两，锉） 当归（三分） 赤芍药（半两） 枳壳（半两，麸炒微黄，去瓤） 黄芩（半两） 甘草（半两，炙微赤，锉）

右件药，捣粗罗为散。每服三钱，以水一中盏，煎至五分，去滓，不计时候温服。

治热病，下痢脓血不止，宜服茜根散方。

茜根（一两） 黄芩（三分） 栀子仁（一分） 阿胶（半两，捣碎，炒令黄燥）

右件药，捣筛为散。每服四钱，以水一中盏，煎至六分，去滓，不计时候温服。

治热病后，热毒入肠胃，下黄赤汁及烂肉等方。

赤石脂（二两，捣碎） 豉（一合） 薤白（三茎，切） 栀子仁（七枚）

右以水二大盏，煎至一盏三分，去滓，不计时候，分温二服。

治热病，卒下脓血无度方。

黄连（二两，去须，微炒） 鼠尾草（一两） 地榆（二两，锉）

右件药，捣粗罗为散。每服四钱，以水一中盏，煎至六分，去滓，不计时候温服。

治热病下痢脓血，宜服石脂散方。

白石脂（一两，烧过） 乌梅肉（半两，微炒） 黄连（半两，去须，微炒） 胡粉（半两，炒令微黄） 槟榔（半两） 诃黎勒（半两，煨，用皮） 甘草（半两，炙微赤，锉）

右件药，捣细罗为散。每服，以粥饮调下二钱，不计时候服。

治热病六七日后，毒气不散，下脓血不止，宜服鹿角胶散方。

鹿角胶（一两，捣碎，炒令黄燥） 黄芩（半两，去须，微炒） 黄连（半两，去须，微炒） 胡粉（半两，炒令色微黄） 栀子仁（一两） 龙骨（半两） 甘草（半两，炙微赤，锉）

右件药，捣细罗为散。每服，以冷粥饮调下二钱，不计时候服。

治热病毒痢，下脓血，腰脐下痛，宜服黄连散方。

黄连（一两，去须，微炒） 龙骨（一两） 当归（一两，锉，微炒） 牛黄（一两，细研） 麝香（一钱，细研）

右件药，捣细罗为散。每服，以粥饮调下二钱，不计时候服。

治热病，壮热头痛，四肢烦疼，下痢黄赤色，日夜十余行及呕吐不下食，宜服地榆散方。

地榆（一两） 龙骨（一两） 陈橘皮（一两，汤浸去白瓤，焙） 人参（一两，去芦头） 醋石榴皮（一两） 黄芩（一两） 厚朴（二两，去粗皮，涂生姜汁，炙令香熟）

右件药，捣细罗为散。每服，以粥饮调下二钱，不计时候服。

治热病，热毒攻脏腑，痢下杂脓血，烦渴不止，宜服犀角散方。

犀角屑（三分） 黄连（三分，去须，微炒） 赤芍药（三分） 黄芩（三分） 侧柏叶（三分） 阿胶（三分，捣碎，炒令黄燥） 乌梅肉（三分，微炒） 甘草（三分，炙微赤，锉）

右件药，捣罗为散。每服，以粥饮调下二钱，不计时候温服。

治热病，卒痢脓血无度方。

黄连（三两，去须） 龙骨（四两） 阿胶（二两，捣碎，炒令黄燥）

右件药，捣细罗为散。每服，以粥饮调下一钱，不计时候服。

治热病，热毒攻肠胃，下黄赤汁及烂肉，壮热腹痛方。

栀子仁（三七枚） 豉（二合） 薤白（一握，切）

右件药，以水二大盏，煎至一盏，去滓，不计时候，分为二服。

治热病后虚劳诸方

夫热病新差，脏腑犹虚，血气未复，若食过度，喜怒无恒，澡浴梳头，言语思虑，则生寒热，四肢不举，口苦舌干，心烦盗汗，不能饮食，肌体羸瘦，此由劳动太早，不能节宣，寒热之气，入于经络，传于脏腑，变动多端，故成虚劳之候也。

治热病后，体气尚虚，用力太早，遂生寒热，四肢乏力，宜服鳖甲饮子方。

鳖甲（半两，涂醋炙令微黄，去裙襕） 柴胡（一两，去苗） 人参（一分，去芦头） 甘草（半两，炙微赤，锉） 豉（一合） 白术（一分） 雄鼠粪（七枚，微炒，别研）

右件药，细锉，拌令匀，分为二服。每服，以水二大盏，入生姜一分、葱白三茎，煎至一盏，去滓，入研了鼠粪搅匀，不计时候，分温二服。

治热病后，体虚成劳，气力羸弱，或寒或热，状如疟，四肢烦闷，宜服黄芪散方。

黄芪（三分，锉） 知母（半两） 桑根白皮（半两） 鳖甲（一两，涂醋炙令黄，去裙襕） 甘草（一分，炙微赤，锉） 陈橘皮（三分，汤浸去白瓤，焙） 白术（三分） 豉（一合）

右件药，捣筛为散。每服五钱，以水一大盏，入葱白三茎，生姜半分，煎至三分，去滓，不计时候温服。

治热病后，虚劳烦热，四肢疼痛，小便赤黄，不欲饮食，宜服柴胡散方。

柴胡（一两，去苗） 生干地黄（一两） 黄连（一两，去须） 地骨皮（一两） 枳壳（一分，麸炒微黄，去瓤） 赤茯苓（一两） 甘草（半两，炙微赤，锉） 鳖甲（三分，涂醋炙令微黄，去裙襕） 知母（半两）

右件药，捣筛为散。每服五钱，以水一大盏，煎至五分，去滓，不计时候温服。

治热病后，虚劳气发，作寒热，乍进乍退，头痛，眼睛疼，口苦，不思食，宜服虎头骨散方。

虎头骨（一两半，涂醋炙令黄） 白茯苓（一两） 白术（一两） 人参（三分，去芦头） 麦门冬（一两半，去心） 赤芍药（半两） 桂心（半两） 黄芪（一两，锉） 柴胡（一两，去苗） 陈橘皮（三分，汤浸去白瓤，焙） 当归（半两） 沉香（一两） 五味子（半两） 甘草（半两，炙微赤，锉） 桃仁（一两半，汤浸去皮尖双仁，麸炒微黄）

右件药，捣筛为散。每服五钱，以水一大盏，入生姜半分，煎至五分，去滓，不计时候温服。

治热病后，虚劳盗汗，口苦，不得睡卧，四肢烦疼，舌干卷涩，宜服人参散方。

人参（一两，去芦头）　麦门冬（一两半，去心，焙）　赤芍药（一两）　柴胡（一两，去苗）　白茯苓（一两）　黄芪（一两，锉）　牡蛎（一两，烧为粉）　甘草（半两，炙微赤，锉）　鳖甲（一两，涂醋炙令微黄，去裙襕）

右件药，捣粗罗为散。每服四钱，以水一中盏，煎至六分，去滓，不计时候温服。

治热病后虚劳，四肢无力，或时寒热盗汗，心中虚悸，不能饮食，日渐瘦羸，宜服黄芪圆方。

黄芪（一两，锉）　人参（一两，去芦头）　知母（三分）　白芍药（三分）　茯神（三分）　牡蛎（一两，烧过）　鬼箭羽（半两）　木香（三分）　白术（一两）　陈橘皮（三分，汤浸去白瓤，焙）　五味子（二分）　地骨皮（二分）　麦门冬（一两半，去心，焙）　沉香（一两）　甘草（半两，炙微赤，锉）　牛黄（半两，细研）　麝香（半分，细研）　鳖甲（半两，涂醋炙令黄，去裙襕）

右件药，捣罗为末，入牛黄麝香，研令匀，炼蜜和捣三二百杵，圆如梧桐子大。每服，食前，以温酒下三十圆，如不饮酒，用粥饮下亦得。

治热病后，虚劳，及骨蒸，日渐黄瘦，四肢羸瘁，不思饮食，獭肝圆方。

獭肝（一两，微炒）　柴胡（三分，去苗）　川升麻（半两）　黄连（二分，去须）　天灵盖（一两，涂酥炙令微黄）　枳壳（三分，麸炒微黄，去瓤）　犀角屑（一两）　金箔（五十片，细研）　银箔（五十片，细研）　牛黄（半分，细研）　麝香（半分，细研）　柏脂（三分，细研）

右件药，捣罗为末，入金银箔、牛黄、麝香、柏脂等，炼蜜和捣三二百杵，圆如梧桐子大。每服，食前以童子小便三合，浸豉取汁，下二十圆。

【校注】

① 喝：永正抄本作"鸣"，义胜。
② 米：永正抄本作"末"，义胜。
③ 瘼：病。
④ 眼：永正抄本作"睛"。
⑤ 斤：永正抄本作"升"。
⑥ 巴：永正抄本作"已"，义胜。
⑦ 包：永正抄本作"色"。
⑧ 二：永正抄本作"三"。
⑨ 三：永正抄本作"一"。
⑩ 二：永正抄本作"一"。
⑪ 解：永正抄本作"鲜"。
⑫ 二：永正抄本作"三"。

卷第十九

中风论

夫风者，天地山川之气也。所发远近有二焉，一者，天地八方四时五行之气，为近风。春秋冬夏各依其时，从东西南北天涯地际八卦之乡来者，为远风。温凉寒暑，从微至盛，各随其孟中季，以顺十二月周一岁也。温凉寒暑之气，是风也，动则靡靡[①]然，静则含含[②]尔，是天地之风也。经曰：诸邪风者，非是时行乘节之风，亦非山川鼓振之风，是人间庭巷门户窗牖之径气尔，夫无风之日，其恒有径气，人长居其间，日月积久，乃能虚人肤肉，入人百脉，流注五脏六腑则致生病焉。凡四时风者，春九十日名曰清风，伤人为肝风。夏九十日名曰阳风，伤人为心风。秋九十日名曰凉风，伤人为肺风。冬九十日名曰寒风，寒人为肾风。其分布八方，亦异名也。太一之神，随其节，居其乡，各王四十五日，风云皆应之。东北方艮之气，立春王，名为条风，一名凶风，王四十五日。东方震之气，春分王，名为明庶风，一名婴儿风，王四十五日。东南方巽之气，立夏王，名为清明风，一名弱风，王四十五日。南方离之气，夏至王，为景风，一名大弱风，王二十七日，合仲夏也。仲夏中央之气，戊时王十八日，合夏至都四十五日，王皆同在，此仲夏者，非孟仲之仲也，是天地之正中，五行之所会，四季之所同。其一节而火土二气王之，分夏数为二位，故为仲夏也。西南方坤之气，立秋王，名为凉风，一名谋风，王四十五日。西方兑之气，秋分王，名为阊阖风，一名刚风，王四十五日。西北方乾之气，立冬王，名为不周风，一名折风，王四十五日。北方坎之气，冬至王，名为广莫风，一名大刚风，王四十五日。此由四风之变而生八风，八风者，八方之风也。若从其乡来者，主长养万物，则人少病。若不从其乡来，而从所胜来者，为贼邪害于万物，则人多病。是故圣人云：避风如避矢。然风之伤人，或为热中，或为寒中，或为疠风，或为偏枯，或为摊缓，或角弓反张。风者喜行而数变，其病各异，其名不同。若腠理开，开则洒然寒。腠理闭，闭则热而闷。其寒也，则衰食饮，其热也，则消肌肉。凡人体肥者有风，肉厚则不得外泄，喜为热，目中黄。其人瘦者有风，肌肉薄则恒外行，身中寒，目泪出，风邪入脏，寒气客于中，使人暗、哑、缓、纵、噤、痉。风入阳经则狂，入阴经则癫。风邪客于皮肤之中则痒成疹。风邪入深，寒气相搏则肉枯。风邪客于半身，真气去者则偏枯。风邪客于筋则挛急。风邪客于骨节则疼痛，风邪入诸阳脉俞，散于分肉之间，与卫气相搏，其道不行，故其肉不仁也。风邪循风府而上，则为脑风，风入脑而引目系，则为目风。饮酒中风，则为漏风。入房汗出中风，则为内风。新沐中风，则为首风。久风入中，则为肠风。风外在腠理，则为泄风。中五脏六腑之俞，为脏腑之风，各随其门户所中也。凡中风，言不变，智不乱，病在分腠之间，温卧取汗，益其不足，损其有余，力可复也。是以风者，百病之长，至其变化乃为他病也。

治中风失音不语诸方

夫喉咙者，气之所以上下也。喉厌者，音声之门户也。舌者，声之机。口者，声之扇也。风寒客于喉厌之间，故卒然无音，皆由风邪所伤，故致失音不语也，又醉卧当风，令人失音也。

治中风失音不语。两目不开。短气欲死。宜服防风散方。

防风（一两，去芦头）　羚羊角屑（一两）　独活（一两）　赤箭（一两）　当归（一两）　杏仁（一两，汤浸去皮尖双仁，麸炒微黄）秦艽（半两，去苗）　麻黄（二两，去根节）　桂心（一两）　前胡（半

两，去芦头）　甘草（半两，炙微赤，锉）

右件药，捣筛为散。每服四钱，以水一中盏，入生姜半分，煎至六分，去滓，不计时候温服。

治中风失音不语，气厥无脉，手足拘急，宜服附子散方。

附子（一两，炮裂，去皮脐）　细辛（一两）　干姜（一两，炮裂，锉）　甘草（一两，炙微赤，锉）　麦门冬（二两，去心）　桂心（一两）　独活（一两）　当归（一两）　白术（一两）

右件药，捣筛为散。每服四钱，以水一中盏，煎至六分，去滓，不计时候温服。

治中风失音不语，宜服羌活饮子方。

羌活（一两）　人参（半两，去芦头）　附子（半两，炮裂，去皮脐）　甘草（一分，炙微赤，锉）　荆沥（一大盏）　竹沥（一大盏）　生地黄汁（一大盏）

右件药，细锉，以三味汁煎诸药至一大盏半，去滓，不计时候，分温四服。

治中风失音不语，昏沉不识人，宜服竹沥饮子方。

竹沥（二合）　荆沥（二合）　消梨汁（二合）　陈酱汁（半合）

右件药，相和，微暖，细细嚯口中，即差。

治中风失音不语，手脚转动不得，宜服荆沥饮子方。

荆沥（三合）　生葛根汁（二合）　蜜（一匙）　竹沥（三合）

右件药，相和令匀，不计时候，温服二合。

治中风失音不语，烦热头痛，宜服乌金煎方。

黑豆（二升，净淘过）　羌活（二两）　独活（二两）　荆芥（二两）

右件药，捣罗为末，先以水五大碗，煮黑豆令烂，去豆取汁，入诸药末，慢火煎十余沸，次渐入无灰酒一升，煎为膏，盛于瓷器中，每服不计时候，以温酒调下半匙头。

治中风失音不语，宜服桂心散方。

桂心（一两）　羌活（二两）　防风（二两，去芦头）　附子（一两，炮裂，去皮脐）　赤箭（一两）　羚羊角屑（一两）　酸枣仁（一

两）　甘草（半两，炙微赤，锉）

右件药，捣筛为散。每服四钱，以水一中盏，煎至五分，去滓，入竹沥一合，更煎　两沸，不计时候温服。

治中风失音不语，四肢强直，宜服独活散方。

独活（一两）　防风（一两，去芦头）　桂心（半两）　秦艽（一两，去苗）　荆芥穗（一两）　白术（一两）　甘草（半两，炙微赤，锉）　葛根（一两，锉）　附子（一两，炮裂，去皮脐）

右件药，捣粗罗为散。每服四钱，以水一中盏，入生姜半分，煎至六分，去滓，不计时候温服。

治中风失音不语，手足不遂，宜服天麻散方。

天麻（一两）　桂心（三分）　附子（三分，炮裂，去皮脐）　麻黄（三分，去根节）　防风（半两，去芦头）　当归（半两，锉，微炒）　羌活（二分）　独活（三分）　木香（半两）　细辛（半两）　芎䓖（半两）　羚羊角屑（半两）

右件药，捣筛为散。每服四钱，以水、酒各半盏，煎至六分，去滓，不计时候温服。

治中风筋脉拘急，腰背强直，失音不语，宜服此方。

黑铅（半两）　水银（半两，与铅同结为砂子，细研）　天南星（半两，炮裂）　白附子（半两，炮裂）　犀角屑（半两）　朱砂（半两，细研）　牛黄（一分，细研）

右件药，捣罗为末，入研了药，更研令匀，用软饭和圆，如绿豆大。每服，不计时候，以消梨汁下五圆。

又方。

乱发（一两烧为灰）　桂心（一两）

右件药，捣细罗为散。每服，不计时候，以暖酒调下二钱，日四五服。

治中风失音，立效方。

桂心（一两，捣令碎）

右以水二大盏，煎至一盏，去滓，不计时候，分温三服。

又方。

大豆（二升，淘令净）

右以水五升，煮令烂，去豆，熬取汁如膏，少少含咽津，频服效。

又方。

豆豉煮取浓汁，放温，稍稍服之。

治中风口噤不开诸方

夫中风口噤者，为诸阳经筋，皆在于头，三阳之筋，并结入颔两颊，夹于口也。诸阳为风寒所客，则筋急，故口噤不开也。

治中风口噤不开，筋脉拘急，体热烦闷，宜服汉防己散方。

汉防己（三两） 葛根（三两，锉） 桂心（二两） 麻黄（二两，去根节） 甘草（一两，炙微赤，锉） 防风（一两，去芦头） 赤芍药（一两） 独活（一两） 羚羊角屑（一两）

右件药，捣筛为散。每服四钱，以水一中盏，入生姜半分，煎至六分，去滓，放温，不计时候，拗[③]开口灌之。

治中风心闷，口噤不开，宜服羚羊角散方。

羚羊角屑（一两） 防风（一两，去芦头） 葛根（一两，锉） 甘菊花（一两） 木通（一两，锉） 人参（一两，去芦头） 细辛（一两） 当归（一两，锉，微炒） 桂心（一两） 甘草（二两，炙微赤，锉） 附子（一两，炮裂，去皮脐） 赤茯苓（一两） 汉防己（一两） 枳壳（一两，麸炒微黄，去瓤）

右件药，捣筛为散。每服四钱，以水一中盏，煎至五分，去滓，入竹沥一合，更煎一两沸，放温，不计时候，拗开口灌之。

治中风口噤不开，心胸满闷，宜服枳壳散方。

枳壳（一两，麸炒微黄） 防风（二两，去芦头） 甘草（二两，炙微赤，锉） 汉防己（一两） 麻黄（一两，去根节） 人参（一两，去芦头） 羚羊角屑（一两） 细辛（一两） 茵芋（一两） 秦艽（一两，去苗） 桂心（一两） 附子（一两，炮裂，去皮脐）

右件药，捣筛为散。每服四钱，以水一中盏，煎至五分，去滓，入竹沥一合，更煎一两沸，放温，不计时候，拗开口灌之。

治中风口噤不开，烦热闷乱，宜服防风散方。

防风（一两，去芦头）　赤芍药（一两）　葛根（一两，锉）　独活（一两）　茵芋（一两）　甘草（一两，炙微赤，锉）　芎䓖（一两）　细辛（一两）　白术（一两）　麻黄（一两，去根节）　羚羊角屑（一两）　人参（一两，去芦头）　石膏（二两）　汉防己（一两）　川乌头（一两，炮裂，去皮脐）

右件药，捣筛为散。每服四钱，以水一中盏，入生姜半分，煎至五分，去滓，入竹沥一合，更煎一两沸，放温，不计时候，拗开口灌之。

治中风口噤不开方。

独活（二两）　桂心（一两）

右件药，捣碎，以酒水各一大盏半，煎取两盏，去滓，放温，不计时候，分为五服，拗开口灌之。

治中风口噤不开，筋脉拘急，疼痛，宜服独活散方。

独活（二两）　黑豆（一合，锉，炒熟）　天南星（半两，炮裂）　生姜（半两）　防风（一两，去芦头）

右件药，细锉，以清酒五大盏，煎取三大盏半，入于瓶中，密盖良久，去滓，放温，不计时候，拗开口，灌半中盏，频频服，以效为度。

治中风口噤不开，心膈壅闷，宜服消梨饮子方。

消梨（三颗，绞取汁）　酒（一合）　薄荷汁（一合）　生姜汁（一合）　竹沥（一合）

右件药，相和，煎三两沸，分温三服，不计时候，拗开口灌之，服尽立效。

治中风口噤不开，不知人事欲死者，宜服此方。

干蝎（一枚，尾全者，微炒）　瓜蒂（七枚）　赤小豆（三七枚）

右件药，捣细罗为散。每服半盏，不计时候，用粥饮调，拗开口灌之，当吐，如未吐，即再服。

治中风口噤不开方。

附子（一两，生，去皮脐）　甘草（半两，生，锉）　桂心（半两）

右件药，捣罗为末，炼蜜和圆，如皂荚子大。每服，不计时候，以暖酒研下一圆，拗开口灌之，立效。

治中风口噤不开，备急膏方。

川乌头（半两，烧为灰） 腻粉（一分） 龙脑（一分）

右件药，都研令匀，以黄牛胆汁调成膏，以瓷器盛。每服，不计时候，以温酒调一钱，拗开口灌之，续以豆淋酒投之。

又方。

独活（一两，捣碎） 黑豆（二合，炒熟）

右件药，以酒二大盏，煎至一盏三分，去滓，分为三服，放温，不计时候，拗开口灌之。

治中风不得语诸方

夫中风不得语者，由心脾受于风邪故也。脾脉络于胃，夹咽连舌根，散于舌下，心之别脉系于舌本，今二经俱为风毒所搏，故令舌强不得语也。

治中风，身体缓弱，口眼不正，舌强难语，奄奄忽忽，神情闷乱，宜服麻黄散方。

麻黄（一两，去根节） 汉防己（一两） 黄芩（一两） 桂心（一两） 赤芍药（一两） 甘草（半两，炙微赤，锉） 防风（一两，去芦头） 人参（一两，去芦头） 附子（一两，炮裂，去皮脐）

右件药，捣筛为散。每服四钱，以水一中盏，入生姜半分，煎至六分，去滓，不计时候温服。

治中风不得语，身体拘急疼痛，宜服独活散方。

独活（二两） 桂心（二两） 防风（一两，去芦头） 当归（一两，锉，微炒） 赤芍药（一两半） 附子（一两，炮裂，去皮脐） 甘草（半两，炙微赤，锉）

右件药，捣筛为散。每服四钱，以水一中盏，入生姜半分，煎至六分，去滓，不计时候温服。

治中风不得语，宜服醋石榴饮子方。

醋石榴皮（一枚，锉） 生姜（一两，折碎） 青州枣（十四枚，擘去核） 黑豆（二合）

右件药，以淡浆水三大盏，煎至一盏半，去滓，入牛乳三两，好梨二颗绞取汁，和令匀，不计时候，温服一合。

治中风不语，舌根强硬，宜服生地黄汁饮子方。

生地黄汁（一合） 独活（二两，锉） 附子（一枚，炮裂，去皮脐） 淡竹沥（一合）

右件药，先以水三大盏，煮独活、附子，取汁一盏半，去滓，内生地黄汁及竹沥，更煎一两沸，不计时候，温服半中盏。

治中风不能语，四肢强，宜服天麻散方。

天麻（一两） 干蝎（一两，微炒） 乌蛇（二两，酒浸，炙微黄，去皮骨） 天南星（三分，炮裂） 白附子（一分，炮裂） 天雄（半两，炮裂，去皮脐） 白僵蚕（三分，微炒） 槟榔（半两） 干姜（三分，炮裂，锉） 人参（三分，去芦头） 芎䓖（半两） 麻黄（一两，去根节）

右件药，捣细罗为散。每服，不计时候，以热酒调下一钱，顿三服，以厚衣盖，汗出为度。

治中风不语，宜服桑枝饮子方。

桑枝（一握，东引者） 黑豆（一分，布袋盛于药） 独活（一两） 生姜（一分） 羌活（一两）

右件药，细锉，以水两大盏，煎至一盏三分，去滓，入竹沥一合，又煎一两沸，不计时候，分温三服。

中风不语，筋脉拘急，疼痛，宜服天南星散方。

天南星（一两，炮裂） 白附子（一两，炮裂） 桑螵蛸（一两，微炒） 白僵蚕（一两，微炒） 藿香（一两） 干蝎（二两，微炒） 朱砂（三分，细研） 麝香（一分，细研） 腻粉（三钱）

右件药，捣罗为散，入后三味，更研令匀。每服，不计时候，以温酒调下一钱。

治中风舌强不语，筋骨拘急，饮食不得，翕翕发热，形神如醉，宜服牛黄圆

方。

牛黄（半两，细研） 麝香（半两，细研） 白附子（三分，炮裂） 天麻（一两） 白僵蚕（一两，微炒） 乌蛇（二两半，酒浸，炙微黄，去皮骨） 附子（一两，炮裂，去皮脐） 羌活（一两） 天南星（半两，炮裂） 干姜（三分，炮裂，锉） 桂心（三分） 芎䓖（三分）

右件药，捣罗为末，研了药令匀，炼蜜和捣三二百杵，圆如梧桐子大。每服，不计时候，以薄荷酒下十圆。

治卒中风不语，返魂丹方。

生玳瑁（半两） 朱砂（半两） 雄黄（半两） 白芥子（半两）

右件药，同研如面，于银器中，酒煎安息香一两为膏，和圆如绿豆大。每服，不计时候，以童子小便下五圆，兼疗厕上冲恶不语，亦服五圆。

治卒中风不语，舌根强硬，宜服此方。

陈酱（五合，三季者妙） 人乳汁（五合）

右件药，相和研，以生布绞取汁，不计时候，少少与服，良久当语。

治风癔诸方

夫风邪之气，若先中于阴，病发于五脏者，其状奄忽不知人，喉里噫噫然者声，舌强不能言，发汗身软，眼下、鼻、人中左右有白者可治。一黑一赤，吐沫者，不可治。汗不出体而直强者，皆死也。

治风癔，舌强不能言，四肢拘急，心神恍惚，不识人，宜服麻黄散方。

麻黄（二两，去根节） 石膏（二两） 当归（一两，锉，微炒） 芎䓖（一两） 甘草（半两，炙微赤，锉） 茯神（一两） 桂心（一两） 黄芩（一两） 杏仁（五十枚，汤浸去皮尖双仁，麸炒微黄）

右件药，捣粗罗为散。每服半两，以水一大盏，煎至七分，去滓，不计时候温服。

治风癔，咽喉作声，言语謇涩，心胸不利，宜服桂心散方。

桂心（三分） 防风（三分，去芦头） 前胡（一两，去芦头） 枳

壳（一两，麸炒微黄，去瓤）　羚羊角屑（三分）　射干（一两）　甘草（半两，炙微赤，锉）　独活（三分）　细辛（半两）

右件药，捣粗罗为散。每服半两，以水一大盏，煎至七分，去滓，不计时候温服。

治风癔，舌强不能言，四肢拘急，迷闷不识人，宜服防风散方。

防风（二两，去芦头）　麻黄（二两，去根节）　白术（一两）　黄芩（一两）　赤芍药（一两）　桂心（一两）　汉防己（一两）　芎䓖（一两）　人参（一两，去芦头）　甘草（一两，炙微赤，锉）　附子（一两，炮裂，去皮脐）　杏仁（一两，汤浸去皮尖双仁，麸炒微黄）

右件药，捣筛为散。每服四钱，以水一中盏，入生姜半分，煎至六分，去滓，不计时候温服，服后有汗，宜避风为妙。

又方。

独活（二两）　甘草（一两，炙微赤，锉）　桂心（二两）　羚羊角屑（一两）　茯神（一两）　酸枣仁（一两，微炒）　赤芍药（一两）　麻黄（二两，去根节）　葛根（二两，锉）

右件药，捣筛为散。每服四钱，以水一中盏，入生姜半分，煎至六分，去滓，不计时候温服。

治风癔，咽中作声，舌强语涩，心膈不利，宜服羚羊角散方。

羚羊角屑（一两）　前胡（一两，去芦头）　桂心（一两）　芎䓖（一两）　麻黄（一两，去根节）　秦艽（一两，去苗）　防风（一两，去芦头）　附子（一两，炮裂，去皮脐）　赤箭（一两，微炙）　天南星（一两，炮裂）　蝉壳（半两）　独活（一两）　茯神（一两）　槟榔（一两）　枳壳（一两，麸炒微黄，去瓤）　桑螵蛸（半两，微炒）　干蝎（半两，微炒）　牛黄（一钱，研入）　朱砂（半两，细研）　麝香（一钱，细研）　铅霜（一分，研入）

右件药，捣细罗为末，入研了药，重研令匀。每服，不计时候，以温酒调下一钱。

治风痓诸方

夫风痓者，口噤不开，背强而直，如发痫之状。其重者，耳中策策痛，卒然身体痓直者，死也。此由风邪伤于太阳之经，复遇寒湿则发痓也。诊其脉如似弦直上下者，是风痓也。

治风痓，口噤身体强直，不知人事，宜服羚羊角散方。

羚羊角屑（一两） 麻黄（一两半，去根节） 附子（一两，炮裂，去皮脐） 当归（一两，锉，微炒） 桂心（一两） 独活（一两半） 防风（一两，去芦头） 阿胶（一两，捣碎，炒令黄燥） 天麻（一两半）

右件药，捣粗罗为散。每服四钱，以水、酒各一中盏，煎至一盏三分，去滓，不计时候，分温二服。

治风痓，身体强直，口噤不能言，神思昏闷，宜服麻黄散方。

麻黄（三分，去根节） 羌活（三分） 桂心（半两） 黄芩（半两） 防风（三分，去芦头） 羚羊角屑（半两） 附子（三分，炮裂，去皮脐） 赤茯苓（三分） 甘草（半两，炙微赤，锉） 芎䓖（三分） 蔓荆子（半两） 酸枣仁（半两）

右件药，捣筛为散。每服四钱，以水一中盏，煎至五分，去滓，入淡竹沥一合，更煎一两沸，不计时候温服，衣覆汗出避风。

治风痓摇头口噤，身体强直，宜服当归散方。

当归（一两，锉，微炒） 细辛（一两） 防风（一两，去芦头） 桂心（一两） 独活（二两） 麻黄（二两，去根节） 附子（一两，炮裂，去皮脐） 薏苡仁（一两） 芎䓖（一两）

右件药，捣粗罗为散。每服四钱，以水、酒各半中盏，入生姜半分，煎至五分，去滓，不计时候温服。

治风痓口噤，腰背强直，不可转侧，宜服天麻散方。

天麻（一两半） 当归（一两，锉，微炒） 防风（一两，去芦头） 独活（一两半） 麻黄（一两半，去根节） 桂心（一两） 细辛（一两） 附子（一两，炮裂，去皮脐） 蔓荆子（一两）

右件药，捣粗罗为散。每服四钱，以水、酒各半中盏，入生姜半分，煎至五分，去滓，不计时候温服。

治风痓口噤，身体强直，迷闷不识人，宜服白附子圆方。

白附子（一两，炮裂） 白僵蚕（一两，微炒） 腻粉（一分） 天南星（三分，炮裂） 白花蛇（二两，酒浸，炙微黄，去皮骨） 防风（一两，去芦头） 麻黄（一两，去根节） 赤箭（二两） 麝香（一两，细研） 白术（半两） 羚羊角屑（三分）

右件药，捣罗为末，入麝香、腻粉，研令匀，以糯米粥和捣三二百杵，圆如梧桐子大。每服，不计时候，以温酒研下十圆。

治风痉，四肢强硬，口噤不开，宜服天麻圆方。

天麻（二两） 乌蛇（二两，酒浸，炙微黄，去皮骨） 白僵蚕（三分，微炒） 干蝎（三分，微炒） 附子（一两，炮裂，去皮脐） 干姜（半两，炮裂，锉） 桂心（三分） 防风（三分，去芦头） 蝉壳（三分） 川乌头（三分，炮裂，去皮脐） 白附子（三分，炮裂） 羌活（三分） 细辛（三分） 独活（三分） 麻黄（一两半，去根节） 天南星（半两，炮裂） 羚羊角屑（一两）

右件药，捣罗为末，炼蜜合捣三五百杵，圆如酸枣大。每服，不计时候，以温酒研下一圆。

治风痉，身体强直，牙关紧急，心神昏昧，宜服牛黄圆方。

牛黄（一分，细研） 麝香（一分，细研） 朱砂（三分，细研，水飞过） 龙脑（一分，细研） 白僵蚕（半两，微炒） 鹿角胶（半两，捣碎，炒令黄燥） 白花蛇（二两，酒浸，炙微黄，去皮骨） 白附子（一两，炮裂） 天麻（一两） 白蒺藜（一两，微炒，去刺） 赤茯苓（一两） 白芷（一两） 羌活（一两） 独活（一两） 蔓荆子 麻黄（一两，去根节） 汉防己（一两） 木香（一两） 槟榔（一两） 藁本（一两） 防风（一两，去芦头） 干蝎（一两，微炒） 当归（一两，锉，微炒）

右件药，捣罗为末，入研了药令匀，炼蜜和捣三二百杵，圆如梧桐子大。每服，不计时候，以温酒研下十圆。

治风痱诸方

夫风痱之状，身体无痛处，四肢不收，神智不乱，若时能言者即可治，不能言者，不可治也。

治风痱，身体不收，不能言语，冒昧不识人，宜服麻黄散方。

麻黄（三两，去根节） 汉防己（二两） 桂心（二两） 独活（一两） 秦艽（一两，去苗） 细辛（一两） 芎䓖（一两） 干姜（半两，炮裂，锉） 黄芩（一两） 杏仁（一两，汤浸去皮尖双仁，麸炒微黄） 当归（一两） 甘草（半两，炙微赤，锉）

右件药，捣筛为散。每服四钱，以水一中盏，煎至六分，去滓，不计时候，稍热频服，以汗出为度。

治风痱，四肢缓弱无力不收，烦闷语涩，宜服芎䓖散方。

芎䓖（二两） 独活（二两） 赤芍药（二两） 赤茯苓（二两） 防风（二两，去芦头） 当归（二两） 石膏（二两） 人参（一两，去芦头） 葛根（一两，锉） 桂心（一两） 羚羊角屑（一两） 甘草（一两，炙微赤，锉） 汉防己（二两） 麦门冬（一两，去心） 白术（一两） 磁石（二两，捣碎，水淘去赤汁）

右件药，捣筛为散。每服四钱，以水一中盏，入生姜半分，煎至五分，去滓，入生地黄汁半合，更煎一两沸，不计时候温服。

治风痱，言语不转，四肢缓弱，上焦烦壅，心气不利，宜服葛根散方。

葛根（一两，锉） 麻黄（一两，去根节） 赤芍药（一两） 防风（一两，去芦头） 黄芩（一两） 汉防己（一两） 桂心（一两） 白术（一两） 人参（一两，去芦头） 独活（一两） 芎䓖（一两） 川升麻（一两） 牛膝（一两，去苗） 石膏（二两） 陈橘皮（一两，汤浸去白瓤，焙） 羚羊角屑（一两） 五加皮（一两）

右件药，捣筛为散。每服四钱，以水一中盏，入生姜半分，煎至五分，去滓，入淡竹沥一合，更煎一两沸，不计时候温服。

治风痱，心热烦闷，四肢不仁，宜服独活散方。

独活（三分） 汉防己（一两） 秦艽（三分，去苗） 黄芪（半两，锉） 赤芍药（半两） 人参（半两，去芦头） 茯神（半两） 白术（半两） 芎䓖（半两） 远志（半两，去心） 石膏（一两） 川升麻（半两） 防风（三分，去芦头） 丹参（半两） 甘草（半两，炙微赤，锉） 天门冬（半两，去心） 薏苡仁（半两） 羚羊角屑（三分）

五加皮（半两） 生干地黄（三分） 麻黄（一两，去根节） 地骨皮（半两）

右件药，捣筛为散。每服四钱，以水一中盏，入生姜半分，煎至五分，去滓，不计时候温服。

治风痱，筋脉缓弱，言语謇涩，宜服羚羊角散方。

羚羊角屑（一两） 川升麻（一两半） 桂心（一两） 枳壳（一两半，麸炒微黄，去瓤） 茯神（一两） 独活（一两半） 麻黄（一两，去根节） 葛根（一两，锉） 附子（一两，炮裂，去皮脐） 当归（一两，锉，微炒） 酸枣仁（一两） 五加皮（一两）

右件药，捣粗罗为散。每服四钱，以水一中盏，入生姜半分，煎至五分，去滓，不计时候温服。

治风痱，四肢缓弱，心神烦闷，不能言，宜服白鲜皮散方。

白鲜皮（一两） 附子（一两，炮裂，去皮脐） 麻黄（一两，去根节） 白芷（一两） 白术（一两） 防风（一两，去芦头） 葛根（一两，锉） 独活（一两） 汉防己（一两） 人参（一两，去芦头） 茯神（一两） 甘草（一两，炙微赤，锉） 当归（一两，锉，微炒） 石膏（三两） 桂心（一两） 杏仁（一两，汤浸去皮尖双仁，麸炒微黄）

右件药，捣粗罗为散。每服四钱，以水一中盏，入生姜半分，煎至五分，去滓，不计时候温服。

治风痱，四肢不收，言语謇涩，不能转动，宜服天麻散方。

天麻（二两） 蝉壳（半两） 阿胶（一两，捣碎，炒令黄燥） 地骨皮（一两） 麦门冬（一两半，去心，焙） 薏苡仁（一两） 独活（二两） 白鲜皮（一两） 羚羊角屑（一两） 防风（一两，去芦头） 附子（一两，炮裂，去皮脐） 人参（一两，去芦头） 牛蒡子（一两，微炒） 赤芍药（一两） 甘草（一两，炙微赤，锉） 桑根白皮（一两，锉）

右件药，捣细罗为散。每服，不计时候，以温酒调下二钱。

治风痱，卒不能语，手足不能自收方。

伏龙肝（三两）

右捣罗为细散，以新汲水一大盏，浸良久，澄取清。每服，不计时候，温服二合。

治中风口面㖞斜诸方

夫风邪入于足阳明手太阳之经，遇寒则筋急引颊，故使口面㖞僻，言语不正，而目不能卒视，诊其脉浮而迟者，可治。养生方云："夜卧当耳，勿得有窍风入耳中，多令口㖞也。"

治中风口面㖞僻，手足不遂，风入于脏，则语不得转，心神昏闷，宜服防风散方。

防风（一两，去芦头）　羌活（二两）　川升麻（一两）　桂心（一两）　芎䓖（二两）　羚羊角屑（三分）　麻黄（一两，去根节）　杏仁（二两，汤浸去皮尖，双仁麸炒微黄）　薏苡仁（一两）

右件药，捣筛为散。每服四钱，以水一中盏，煎至五分，去滓，入竹沥一合，重煎一两沸，不计时候稍热服。如人行五七里，再服，以衣盖之，汗出为度。

治中风，口面不正，四肢拘急，语涩，宜服羌活散方。

羌活（一两）　枳壳（三分，麸炒微黄，去瓤）　蔓荆子（一两）　细辛（三分）　桂心（三分）　当归（三分，锉，微炒）　芎䓖（三分）　羚羊角屑（三分）　白鲜皮（三分）

右件药，捣筛为散。每服四钱，以水一中盏，煎至五分，去滓，入竹沥一合，更煎一两沸，不计时候温服。

治中风，口面㖞斜，筋脉拘急，宜服麻黄散方。

麻黄（一两，去根节）　芎䓖（一两）　川升麻（一两）　防风（一两，去芦头）　汉防己（一两）　桂心（一两）　羚羊角屑（一两）　酸枣仁（一两）　秦艽（半两，去苗）

右件药，捣筛为散。每服四钱，以水一中盏，煎至五分，去滓，入竹沥一合，更煎一两沸，不计时候温服。

治偏风口眼不正，言语謇涩，四肢拘急，茵芋散方。

茵芋（一两半）　枳壳（一两，麸炒微黄，去瓤）　当归（一两，

锉，微炒） 荆芥（一两） 细辛（三分） 桂心（三分） 独活（一两半） 天麻（一两） 羚羊角屑（一两）

右件药，捣筛为散，每服四钱，以水一中盏，入生姜半分，煎至六分，去滓，不计时候温服。

治中风，口面㖞斜，手脚不遂，风入脏腑，昏闷不语，腰脊如解，难以俯仰，骨痹冷疼，心惊不定，宜服独活散方。

独活（一两） 羌活（一两） 芎䓖（三分） 桂心（三分） 赤茯苓（一两） 附子（一两，炮裂，去皮脐） 羚羊角屑（三分） 白僵蚕（一两，微炒） 天麻（一两） 麻黄（一两，去根节） 丹参（三分） 干蝎（一两，微炒）

右件药，捣筛为散。每服，不计时候，以薄荷热酒调下二钱。

治中风，倒仆不识人及口面㖞斜，宜服天麻散方。

天麻（一两） 麒麟竭（一两） 白僵蚕（一两，微炒） 干蝎（一两，微炒） 防风（一两，去芦头） 犀角屑（一两） 麝香（二钱，细研）

右件药，捣细罗为散。每服，不计时候，以温酒调下二钱。

治中风口面偏斜，痰毒头疼，宜服酸枣仁散方。

酸枣仁（一两，微炒） 羚羊角屑（一两） 丹参（一两） 防风（一两，去芦头） 汉防己（一两） 甘菊花（一两） 麻黄（一两，去根节） 羌活（一两） 石膏（二两，细研）

右件药，捣细罗为散。每服，不计时候，以温酒调下二钱。

治中风口眼㖞斜，言语不正，宜服天麻圆方。

天麻（一两） 芎䓖（一两） 白僵蚕（一两，微炒） 白附子（一两，炮裂） 天南星（一两，炮裂） 防风（三分，去芦头） 羚羊角屑（半两） 麻黄（三分，去根节） 干蝎（一分，微炒） 牛黄（一分，细研） 麝香（一分，细研） 腻粉（半两）

右件药，捣罗为末，入研了药令匀，炼蜜和圆如梧桐子大。每服，不计时候，以温酒调下十圆。

治中风著人面，引口偏，著人耳，牙车急，舌不转方。

牡蛎（一两，烧为粉） 白矾（一分，烧令汁尽） 附子（一两，炮

裂，去皮脐）　灶中黄土（一分）

右件药，捣研令细，以三岁雄鸡冠血和药，傅其急处，预安照子在前照之，才欲复故，便速洗去其药，不速去之，便过，不复正也。

治中风，口眼㖞斜方。

树东南枝上蝉壳（七月七日收，不限多少）

右细研如粉，入寒食面，用醋调为糊，如左斜涂右口角，右斜涂左口角，候口正，急以汤水洗去其药。

又方。

右以栝楼绞取汁，和大麦面，和作饼子，炙令热，熨正便止，勿令太过。

又方。

右以蜘蛛子，摩其偏急处，叩齿候正则止，亦可向火摩之。

又方。

鳖甲（一两）　川乌头（一两）

右以二味生用，捣罗为末，以醋调涂之，欲正便拭去之。

治中风口面㖞斜，肉桂熨法。

肉桂（一两半，刮去粗皮，捣罗为末）

右用酒一大盏，调肉桂令匀，以慢火煎成膏，去火良久，用匙摊在一片帛上，贴在腮上，频频更，用热瓦子熨令热透，专看正，即去却桂膏。患左贴右，患右贴左。

治中风，吹著口偏方。

右取蓖麻东西枝上子，各七粒，研碎，手心中涂，用热水一瓷碗，安在手心上，良久，看口正便住。患左治右，患右治左。

治中风，口㖞立效方。

右取巴豆七枚，去皮烂研，㖞左涂右手心，㖞右涂左手心，仍以暖水一盏，安向手心，须臾即正，便洗去药，并频抽掣中指，立效。

治风痹诸方

夫痹者，为风寒湿三气共合而成痹也。其状，肌肉顽厚，或则疼痛，此由人体虚，腠理开，则受于风邪也。病在阳曰风，在阴曰痹，阴阳俱病曰风痹。其以春遇痹者为筋痹，筋痹不已，又遇邪者，则移入于肝也，其状夜卧则惊，饮食多，小便数。夏遇痹者，为脉痹，则血脉不流，令人萎黄，脉痹不已又遇邪者，则移入于心，其状心下鼓气，卒然逆喘不通，咽干喜噫。仲夏遇痹为肌痹，肌痹不已，后遇邪者，则入于脾，其状四肢懈惰，发咳呕吐。秋遇痹者为皮痹，则皮肤无所知觉，皮痹不已，则入于肺。其状气奔喘痛。冬遇痹者为骨痹，骨重不可举，不遂而痛。骨痹不已，又遇邪者，则移入于肾，其状喜胀，诊其脉大涩者为痹，脉来急者为痹，脉涩而紧者为痹也。

治中风痹，头目昏闷，肢节疼痛，宜服细辛散方。

细辛（一两） 赤茯苓（一两） 白术（一两） 芎䓖（一两） 柴胡（一两，去苗） 当归（一两，锉，微炒） 麻黄（二两，去根节） 干姜（一两半，炮裂锉） 附子（一两，炮裂，去皮脐） 防风（一两半，去芦头） 独活（一两半） 石膏（二两） 杏仁（一两，汤浸去皮尖双仁，麸炒微黄） 甘草（一两，炙微赤，锉） 桂心（一两）

右件药，捣粗罗为散，每服四钱，以水一中盏，入生姜半分，煎至六分，去滓，不计时候温服。

治风痹，四肢懈惰，不能自举，宜服麻黄散方。

麻黄（一两，去根节） 防风（一两，去芦头） 附子（一两，炮裂，去皮脐） 芎䓖（一两） 桂心（一两） 黄芩（一两） 赤芍药（一两） 人参（一两，去芦头） 秦艽（一两，去苗） 茵芋（一两） 甘草（一两，炙微赤，锉）

右件药，捣粗罗为散。每服四钱，以水一中盏，入生姜半分，煎至六分，去滓，不计时候温服。

治风痹，关节不利，手足顽麻，宜服白花蛇散方。

白花蛇（二两，酒浸，炙微黄，去皮骨） 白附子（一两，炮裂） 磁石（一两，烧酒淬七遍，细研） 天麻（半两） 狗脊（半两，去苗） 侧子（半两，炮裂，去皮脐） 萆薢（半两，锉） 白僵蚕（半两，微炒） 细辛（半两） 防风（半两，去芦头） 白芷（半两） 芎䓖（半两） 白鲜皮（半两） 羌活（半两） 蔓荆子（半两）

右件药，捣细罗为散，入磁石同研令匀。每服，不计时候，以温酒调下一钱。

治风痹，手脚不仁，宜服羌活散方。

羌活（一两） 汉防己（一两） 荆芥（一握） 薏苡仁（二两） 防风（一两，去芦头） 麻黄（一两半，去根节） 酸枣仁（一两） 黄松节（二两） 附子（一两半，炮裂，去皮脐） 芎䓖（一两） 天麻（一两半） 道人头（一两）

右件药，捣细罗为散。每服，不计时候，以温酒调下二钱。

治风痹，身体不举，常多无力，宜服独活散方。

独活（三分） 萆薢（一两） 防风（一两，去芦头） 细辛（一两） 人参（一两，去芦头） 干姜（一两，炮裂，锉） 天雄（一两，炮裂，去皮脐） 丹参（三分） 牛膝（一两，去苗）

右件药，捣细罗为散。每服，不计时候，以温酒调下二钱。

治虚损伤风，手足无力，肢体干燥，风痹不仁，宜服天麻圆方。

天麻（一两） 木香（半两） 人参（半两，去芦头） 赤茯苓（半两） 白芷（半两） 羌活（半两） 天蓼木（半两） 芎䓖（半两） 当归（半两，锉，微炒） 麻黄（一两，去根节） 乌蛇（二两，酒浸，炙微黄，去皮骨） 白附子（半两，炮裂） 龙骨（一分） 鹿角胶（半两，捣碎，炒令黄燥） 甘菊花（半两） 生干地黄（半两） 细辛（半两） 牛黄（一分，细研） 麝香（一分，细研）

右件药，捣罗为末，炼蜜和捣五七百杵，圆如梧桐子大。每服，不计时候，以温酒下十圆。

治风寒入于肌肉，气血不宣，肢体不仁，牵引腰背，风痹疼痛，宜服蛜蝌圆方。

蛜蝌（一两，炒，去足） 虎胫骨（三分，酒浸去④黄） 川乌头（三分，炮裂，去皮脐） 白蒺藜（一两，微炒，去刺） 安息香（三分） 槟榔（三分） 麻黄（一两，去根节） 芎䓖（三分） 狗脊（三分，去毛） 赤茯苓（三分） 白花蛇（二两，酒浸，炙令黄，去皮骨） 肉桂（三分，去皴皮） 赤箭（三分） 枳实（三分，麸炒微黄） 防风（三分，去芦头）

右件药，捣罗为末，炼蜜和捣三二百杵，圆如梧桐子大。每服，不计时候，以薄荷酒下十圆。

治风痹，手足缓弱，不能伸举，宜服乌蛇圆方。

乌蛇（三两，酒浸炙微黄，去皮骨） 天南星（一两，炮裂） 干蝎（一两，微炒） 白附子（一两，炮裂） 羌活（二两） 白僵蚕（一两，微炒） 麻黄（一两，去根节） 防风（三分，去芦头） 桂心（一两）

右件药，捣细罗为末，炼蜜和捣三二百杵，圆如梧桐子大。每服，不计时候，以热豆淋酒下十圆。

治风痹，营卫不行，四肢疼痛，宜服羌活圆方。

羌活（一两） 天麻（一两） 附子（一两半，炮裂，去皮脐） 麻黄（一两，去根节） 蛜蝌（三分，微炒） 桂心（一两） 乌蛇（二两，酒浸，炙令黄，去皮骨）

右件药，捣罗为末，炼蜜和捣三二百杵，圆如梧桐子大。每服，不计时候，以温酒下十圆。

又方。

麻黄（五两，去根节了秤） 桂心（二两）

右捣细罗为散，以酒二升，慢火煎如饧。每服，不计时候，以热酒调下一茶匙，频服，以汗出为度。

又方。

川乌头（二两，去皮切碎，以大豆同炒，候豆汗出即住） 干蝎（半两，微炒）

右件药，捣罗为末，以酽醋一中盏，熬成膏，可圆，即圆如绿豆大，每服，不计时候，以温酒下七圆。

治风湿痹不仁诸方

夫风湿痹病之状，或皮肤顽厚，或肌肉酸痛，风寒湿三气杂至，聚合而成痹。其风湿气多而寒气少者，为风湿痹也。由血气虚受于风湿而成此病也。

治风湿痹，面如针刺，身体不仁，汗出短气，不能饮食，宜服麻黄散方。

麻黄（三两，去根节） 芎䓖（一两） 莽草（一两，微炙） 当归（一两，锉，微炒） 天雄（一两，炮裂，去皮脐） 桂心（一两） 杏仁（一两，汤浸去皮尖双仁，麸炒微黄） 五加皮（一两） 白术（一两）

右件药，捣粗罗为散。每服四钱，以水一中盏，入生姜半分，煎至六分，去滓，不计时候温服。

治风湿痹，皮肤不仁，手足无力，侧子散方。

侧子（一两，炮裂，去皮脐） 五加皮（一两） 磁石（二两，烧醋淬七遍，细研） 甘菊花（半两） 汉防己（半两） 葛根（半两，锉） 羚羊角屑（一两） 防风（一两，去芦头） 杏仁（一两，汤浸去皮尖双仁，麸炒微黄） 薏苡仁（一两） 赤芍药（半两） 芎䓖（半两） 秦艽（半两，去苗） 麻黄（一两，去根节） 甘草（半两，炙微赤，锉）

右件药，捣粗罗为散。每服四钱，以水一中盏，煎至六分，去滓，不计时候温服。

治风湿痹，四肢不仁，肌肉瞤动，举体无力，宜服狗脊散方。

狗脊（半两，去毛） 附子（三分，炮裂，去皮脐） 薯蓣（三分） 熟干地黄（三分） 天雄（三分，炮裂，去皮脐） 王孙（三分） 桂心（三分） 山茱萸（三分） 秦艽（三分，去苗） 白蔹（三分）⑤

右件药，捣粗罗为散，每服四钱，以水酒各一中盏，煎至一盏，去滓，不计时候，分温二服。

治风湿痹不仁，身体汗出恶风，宜服茵芋散方。

茵芋（一两） 白术（一两半） 汉防己（二两） 桂心（一两） 牛膝（一两，去苗） 丹参（一两） 细辛（半两） 甘草（半两，炙微赤，锉） 五加皮（一两）

右件药，捣粗罗为散，每服四钱，以水一大盏，入生姜半分，煎至七分，去滓，不计时候，分温二服。

治风湿痹，肌肤不仁，宜服麻黄散方。

麻黄（二两，去根节） 天门冬（三两，去心，焙） 汉防己（一

两）　海桐皮（一两，锉）　丹参（一两）　桂心（一两）　侧子（半两，炮裂，去皮脐）　甘草（二两，炙微赤，锉）

右件药，捣粗罗为散。每服四钱，以水一大盏，入生姜半分，煎至七分，去滓，不计时候，分温二服。

治风湿痹，脚弱拘挛，疼痛不能行，趺肿上膝，小腹坚，不能食，宜服石斛散方。

石斛（二两，去根节，锉）　附子（三分，炮裂，去皮脐）　独活（三分）　天门冬（一两半，去心，焙）　桂心（半两）　桔梗（半两，去芦头）　川椒（半两，去目及闭口者，微炒出汗）　细辛（半两）　麻黄（三分，去根节）　山茱萸（半两）　五味子（半两）　前胡（三分，去芦头）　白芷（半两）　秦艽（三分，去苗）　川乌头（半两，炮裂，去皮脐）　人参（半两，去芦头）　天雄（半两，炮裂，去皮脐）　当归（三分，锉，微炒）　防风（三分，去芦头）　莽草（三分，微炙）　白术（半两）　杜仲（三分，去粗皮，炙令微黄，锉）　干姜（半两，炮裂，锉）

右件药，捣细罗为散。每服，不计时候，以温酒调下一钱。未效时，稍加之。

治气血虚，风邪湿痹，皮肤不仁，宜服侧子散方。

侧子（一两，以酒浸过，炮裂，去皮脐）　牛膝（一两，去苗）　白僵蚕（一两，生用）　天南星（一两，生用）　海桐皮（一两，锉）　狼毒（半两，以醋煮半日，细切曝干）　麝香（一分，细研）

右件药，捣细罗为散，入麝香，都研令匀。每服，不计时候，以热豆淋酒调下二钱。

治风湿痹，身体四肢不仁，宜服蚺蛇散方。

蚺蛇（一两，微炒）　侧子（一两，炮裂，去皮脐）　独活（一两）　桑螵蛸（一两，微炒）　踯躅花（半两，醋拌炒令干）　天南星（半两，炮裂）　萆薢（一两，锉）　天麻（一两）　桂心（一两）

右件药，捣细罗为散。每服，不计时候，以温酒调下一钱。

治风湿痹，皮肤不仁，肢节疼痛，宜服白花蛇圆方。

白花蛇（一两，酒浸炙微黄，去皮骨）　干蝎（一两，微炒）　仙灵脾（一两）　茵芋（半两）　川乌头（半两，炮裂，去皮脐）　天南星（半两，炮裂）　天雄（一两，炮裂，去皮脐）　天麻（一两）　桂心（一两）　麻黄（一两，去根节）　鹿角胶（一两，捣碎，炒令黄燥）　萆薢（一两，锉）　桑螵蛸（半两，微炒）　雄黄（一分，细研）　麝香（一分，研入）

右件药，捣罗为散，都研令匀，用天麻三两，捣罗为末，以无灰酒一大碗，慢火熬成膏，用和药末，更捣五七百杵，圆如梧桐子大。每服，不计时候，用薄荷酒下二十圆。

治风湿痹，手足挛急，皮肤不仁，宜服天雄圆方。

天雄（一两，炮裂，去皮脐）　麻黄（一两，去根节）　天麻（一两）　桂心（一两）　天南星（三分，炮裂）　羌活（一两）　雄黄（半两，细研，水飞过）　腻粉（半两）　干蝎（一两，微炒）　麝香（一分，细研）　朱砂（一两，细研，水飞过）　牛黄（一分，细研）　乌蛇（二两，酒浸炙令黄，去皮骨）

右件药，捣罗为末，入研了药令匀，炼蜜和捣三二百杵，圆如梧桐子大。每服，不计时候，以豆淋酒下十圆。

治风湿痹，精神昏沉，四肢缓弱，皮肤不仁，宜服附子圆方。

附子（一两，炮裂，去皮脐）　莽草（半两，微炙）　白花蛇（二两，酒浸炙令黄，去皮骨）　天南星（三分，炮裂）　川乌头（半两，炮裂，去皮脐）　天麻（三分）　干蝎（半两，微炒）　桂心（三分）　防风（半两，去芦头）　薏苡仁（一两）　枫香（一两）　芎䓖（三分）　萆薢（一两）　羌活（三分）　仙灵脾（一两）

右件药，捣罗为末，以糯米粥和捣三二百杵，圆如绿豆大。每服，不计时候，以荆芥汤下十圆，暖酒下亦得。

治风湿痹，脚膝缓弱，宜服天蓼木圆方。

天蓼木（一两）　天麻（半两）　芎䓖（半两）　独活（半两）　细辛（半两）　防风（半两，去芦头）　藁本（半两）　白附子（半两，炮裂）　乌蛇（二两，酒浸炙令黄，去皮骨）　巴戟（半两）　石斛（半两，去根）　附子（半两，炮裂，去皮脐）　蛇床仁（半两）　麝香（一分，细研）　晚蚕蛾（半两，微炒）

右件药，捣罗为末，炼蜜和捣三二百杵，圆如梧桐子大。每服，不计时候，以温酒下二十圆。

治风冷湿痹，五缓六急，宜服坚骨益筋，养血固发，萆薢圆方。

萆薢（八两，锉） 牛膝（三两，去苗） 丹参（二两） 附子（二两，炮裂，去皮脐） 白术（二两） 枳壳（二两，麸炒微黄，去瓤）

右件药，捣罗为末，炼蜜和捣五七百杵，圆如梧桐子大。不计时候，以温酒下三十圆。

治风寒湿痹身体手足不遂诸方

夫风寒湿三气，合而成痹，其气时来，亦有偏多偏少，而风湿之气偏多者，名为风湿痹也。凡人腠理虚者，则风湿气伤之，搏于血气，血气不行，则不得宣通，真邪相击在于肌肉之间，故其肌肤尽痛。然诸阳之经宣通阳气，通于身体，风湿客之于肌肤，合而为痹，若伤其诸阳之经，则阳气行迟缓而机关弛纵，筋脉不收。若风湿痹而复于身体，故手足不得遂也。

治风湿痹䘏曳[⑤]，或手脚不遂，或风入五脏，恍恍惚惚，多语喜忘，又时恐怖，或肢节疼痛，头眩烦闷，或腰脊强直，腹满不食，宜服当归散方。

当归（一两，锉，微炒） 川升麻（半两） 川乌头（半两，炮裂，去皮脐） 天门冬（一两，去心，焙） 五味子（半两） 赤芍药（半两） 远志（半两，去心） 独活（半两） 麻黄（一两，去根节） 防风（半两，去芦头） 芎䓖（半两） 干姜（半两，炮裂，锉） 秦艽（一两，去苗） 桂心（半两） 大豆（一合，炒熟） 石斛（半两，去根锉） 甘草（三分，炙微赤，锉） 人参（半两，去芦头） 白茯苓（二两） 紫菀（半两，洗去苗土） 石膏（一两） 黄芪（半两，锉） 杏仁（半两，汤浸去皮尖双仁，麸炒微黄）

右件药，捣粗罗为散。每服四钱，以水一中盏，煎至五分，去滓，入酒一合，更煎一两沸，不计时候温服。

治风湿痹，及偏风，身体手足不遂，筋脉挛急，宜服防风散方。

防风（一两，去芦头） 白术（一两） 芎䓖（一两） 细辛（一两） 羌活（一两） 茵芋（一两） 牛膝（一两，去苗） 狗脊（一两，去毛） 萆薢（一两） 薏苡仁（二两） 麻黄（四两，去根节） 侧子（一两，炮裂，去皮脐） 杏仁（一两，汤浸去皮尖双仁，麸炒微黄） 赤箭（一两） 桂心（一两）

右件药，捣筛为散。每服四钱，以水一中盏，入生姜半分，煎至六分，去滓，不计时候温服。

治风湿痹，身体顽麻，皮肤瘙痒，筋脉拘急，言语謇涩，手足不遂，宜服天麻散方。

天麻（半两） 白附子（半两，炮裂） 羌活（半两） 防风（半两，去芦头） 牛膝（三分，去苗） 麻黄（一两，去根节） 芎䓖（半两） 萆薢（三分，锉） 独活（半两） 当归（半两，锉，微炒） 桂心（半两） 干蝎（一分，微炒） 白僵蚕（半两，微炒）

右件药，捣细罗为散。每服，不计时候，暖竹沥酒调下二钱。

治风湿痹，肢节疼痛，身体手足不遂，宜服仙灵脾圆方。

仙灵脾（三分） 防风（半两，去芦头） 羌活（三分） 白附子（三分，炮裂） 天麻（一两） 天南星（半两，炮裂） 犀角屑（三分） 木香（半两） 槟榔（半两） 羚羊角屑（三分） 乳香（三分，细研） 虎胫骨（三分，涂酥炙令黄） 桂心（半两） 附子（三分，炮裂，去皮脐） 当归（三分，锉，微炒） 牛膝（三分，去苗） 白僵蚕（半两，微炒） 鹿茸（三分，涂酥炙令黄，去毛） 石斛（三分，去根节） 麝香（一分，细研） 海桐皮（三分，锉） 干蝎（半两，微炒） 乌蛇（二两，酒浸炙令黄，去皮骨）

右件药，捣罗为末，入研了药令匀，炼蜜和捣五七百杵，圆如梧桐子大。每于食前以温酒下三十圆。

治风湿痹，身体手足，收摄不遂，肢节疼痛，言语謇涩，宜服萆薢圆方。

萆薢（一两，锉） 薏苡仁（一两） 芎䓖（半两） 海桐皮（三分） 羌活（三分） 天雄（一两，炮裂，去皮脐） 莽草（半两，微炙） 天麻（半两） 干蝎（一分，微炒） 蝉壳（一分） 天南星（半两，炮裂）　白附子（半两，炮裂）　踯躅花（三分，醋拌炒令干）　当归（半两，锉，微炒）　牛膝（一两，去苗）　川乌头（半两，炮裂，去皮脐）

右件药，捣罗为末，炼蜜和捣三五百杵，圆如梧桐子大。每服，食前以温豆淋酒下二十圆。

又方。

踯躅花（不限多少，以酒拌蒸，一炊久取出晒干）

右捣罗为末，用牛乳一合、酒二合，暖令热，调下一钱。

治风血痹诸方

夫风血痹者，由体虚之人，阴邪入于血经故也。若阴邪入于血经而为痹，故为风血痹也。其状形体如被微风所吹，此由忧乐之人，骨弱肌肤充盛，因疲劳汗出，腠腠易开，为风邪所侵故也。诊其脉自微而涩，在寸口关上小紧者，为风血痹也。

治风血痹，皮肤不仁，宜服防风散方。

防风（二两，去芦头）　甘草（半两，炙微赤，锉）　独活（三分）　当归（一两）　赤茯苓（一两）　秦艽（一两，去苗）　茵芋（半两）　桂心（三分）　杏仁（半两，汤浸去皮尖双仁，麸炒微黄）

右件药，捣筛为散。每服四钱，以酒一中盏，入生姜半分，煎至六分，去滓，不计时候温服。

治风血痹，身体不仁，宜服侧子散方。

侧子（一两，炮裂，去皮脐）　赤芍药（一两）　桂心（一两）　麻黄（一两，去根节）　萆薢（一两）　当归（一两）　丹参（一两）　细辛（半两）　甘草（半两，炙微赤，锉）

右件药，捣筛为散。每服四钱，以水一中盏，入生姜半分，煎至六分，去滓，不计时候温服。

治风血痹，肌肤不仁，四肢缓弱，宜服麻黄散方。

麻黄（三分，去根节）　乌蛇（二两，酒浸炙令黄，去皮骨）　白术

（三分） 茵芋（三分） 防风（三分，去芦头） 蝍蟟（一分，微炒去足） 桂心（三分） 附子（一两，炮裂，去皮脐） 当归（三分，锉，微炒）

右件药，捣细罗为散。每服，不计时候，以豆淋酒调下一钱。

治风血痹，体虚，风邪入血，肌肤顽痹，茵芋散方。

茵芋（一两） 川乌头（半两，炮裂，去皮脐） 天雄（一两，炮裂，去皮脐） 石南（一两） 附子（一两，炮裂，去皮脐） 桂心（一两） 踯躅花（半两，醋拌匀炒干） 秦艽（一两，去苗） 防风（一两，去芦头）

右件药，捣细罗为散。每服，不计时候，以温酒调下一钱。

治血风痹，走无定处及诸风痹，宜服地黄圆方。

生干地黄（一两） 泽泻（一两） 山茱萸（一两） 萆薢（一两，锉） 薯蓣（一两） 牛膝（一两，去苗） 白术（三分） 天雄（三分，炮裂，去皮脐） 蛴螬（三分，炙令微黄） 干漆（三分，捣碎，炒令烟出） 狗脊（三分，去毛） 车前子（三分） 茵芋（三分）

右件药，捣罗为末，炼蜜和捣三五百杵，圆如梧桐子大。每服，不计时候，以温酒下二十圆。

【校注】

① 靡靡：迟缓的样子。

② 含含：静默的样子。

③ 拗：撬，扳。

④ 去：永正抄本作“炙”，义胜。

⑤ 亸（duǒ 朵）曳：筋脉弛缓无力。

卷第二十

治摊缓风[①]诸方

夫风者，分布八方，长养万物，是天地山川之风，温凉寒暑之气也。其不顺四时，贼邪之气伤于人者，则为毒风。故圣人云：避风如避矢。今人触犯不止之气，多中风病者，是不避风邪毒气也。夫摊缓者，此皆肝肾久虚，气血不足，腠理疏泄，风邪易侵。肝主于筋，肾主于骨，肝肾中风，筋骨缓弱，故名摊缓也。其病春夏得之难治，秋冬得之易疗。春夏者，阳气上腾，火力方盛，风火相得而王也。秋冬者，阳气降下，火气渐微，即易疗也。其病手足舒缓，不能收摄，口角垂涎，言语謇涩，皮肤顽痹，步履难是其候也。

治摊缓风手足不遂，肌肉顽痹，筋脉拘急，心神不安，言语謇涩，胸膈痰涎不利，宜服秦艽散方。

秦艽（一两，去苗）　赤箭（一两）　独活（一两）　桂心（一两）　五加皮（一两）　磁石（三两，捣碎，水淘去赤汁）　甘菊花（一两）　汉防己（一两）　羚羊角屑[②]　葛根（一两，锉）　赤芍药（一两）　麻黄（二两，去根节）　薏苡仁（二两）　防风（一两，去芦头）　芎䓖（一两）　侧子（一两，炮裂，去皮脐）　杏仁（一两，汤浸去皮尖双仁，麸炒微黄）　甘草（一两，炙微赤，锉）

右件药，捣筛为散。每服四钱，以水一中盏，入生姜半分，煎至六分，去滓，不计时候温服。

治卒中摊缓风，手足不遂，身体拘急，神思昏沉，宜服防风散方。

防风（三分，去芦头） 当归（三分，锉，微炒） 麻黄（一两，去根节） 泽泻（一两） 天门冬（一两，去心） 附子（一两，炮裂，去皮脐） 生干地黄（一两） 白术（一两） 山茱萸（一两） 黄芩（一两） 甘草（半两，炙微赤，锉） 桂心（一两）

右件药，捣筛为散。每服四钱，以水一中盏，煎至六分，去滓，不计时候稍热服。忌生冷毒滑鱼肉。

治摊缓风，手足不遂，言语謇涩，心神躁闷，宜服生地黄饮子方。

生地黄汁（一中盏） 竹沥（一中盏） 荆沥（一中盏） 防风（半两，去芦头） 附子（半两，炮裂，去皮脐） 羌活（一两）

右件药，细锉，以汁沥等同煎至二中盏，去滓，不计时候，分温三服。

治摊缓风，言语謇涩，手足不遂，宜服侧子散方。

侧子（一两，炮裂，去皮脐） 秦艽（一两，去苗） 干蝎（半两，微炒） 白附子（半两，炮裂） 独活（一两） 当归（一两，微炒） 牛膝（一两，去苗） 羚羊角屑（一两） 天麻（一两） 黄芪（一两，锉） 人参（一两，去芦头） 茵芋（半两） 踯躅花（半两，酒浸炒令干） 白鲜皮（一两） 防风（一两，去芦头） 麻黄（一两半，去根节） 麝香（半两，研入）

右件药，捣细罗为散，入研了药令匀。每服，不计时候，以温酒调下二钱。

治摊缓风，手足垂亸，头痛目旋，涎唾不止，宜服羌活散方。

羌活（一两） 天麻（半两） 胡麻子（半两） 细辛（半两） 麻黄（三分，去根节） 藿香（半两） 附子（一两，炮裂，去皮脐） 牛膝（半两，去苗） 白鲜皮（半两） 芎䓖（半两） 天南星（半两，微煨） 蝉壳（半两） 旋覆花（一两） 白附子（半两，炮裂） 地龙（半两，微炒） 乌蛇肉（一两，酒浸炙令黄） 晚蚕蛾（半两，微炒） 干蝎（一分，微炒） 麝香（一分，细研） 甘草（半两，炙微赤，锉）

右件药，捣细罗为散，入研了药令匀。每服，不计时候，以薄荷温酒调下二钱。

治摊缓风，脚手肿满，骨节疼痛，宜服麻黄煎圆方。

麻黄（五斤，去根节） 白花蛇肉（一斤） 乌蛇肉（一斤） 巴豆

（一两，去皮心，研如膏，与前三味同于釜内，用水三硕[③]，旋旋添水，煮水耗即添热汤，候两复时，熬水及三四斗已来，净漉去麻黄并蛇，将药水以生绢净滤过再入锅内，以慢火渐熬令稀稠得所，盛于净器中，别入后药） 硫黄（一两，滴生甘草水研一复时[④]） 硇砂（浆水化去石于铫子内，熬令干取一两） 干蝎（一两，于瓷合子内炒令褐色） 桂心（一两） 附子（一两，炮裂，去皮脐） 防风（一两，去芦头） 天麻（一两） 沉香（一两） 羌活（一两） 天南星（一两，炮裂） 天雄（一两，炮裂，去皮脐） 羚羊角屑（一两） 槟榔（一两） 白僵蚕（一两，微炒） 当归（一两，锉，微炒） 牛黄（半两，细研） 犀角屑（一两） 白龙脑（半两，细研） 麝香（半两，细研） 白附子（一两，炮裂）

右件药，捣罗为散，入研了药，更研令匀，入麻黄煎内相和，捣千余杵，圆如梧桐子大。每服，不计时候，以豆淋酒嚼下一圆。

治摊缓，并诸风，并宜服黑龙丹方。

朱砂（一两） 硫黄（一两） 水银（一两，与硫黄结为砂子） 雄黄（一两） 硇砂（半两） 紫石英（半两） 金箔（三百片） 银箔（三百片） 曾青（一两）

以上九味，都研入一告车瓶子内，令实，上以定粉一两半，细研，入瓶子内，盖前药上，更用黄丹一两半，又入瓶子内盖之。上以古字钱一文，又盖瓶子口，后掘地作十字坑子，坐瓶子在中心，四面去瓶子四五寸已来，著火二斤，不住火养，二日后其药为汁，住火停冷，打破瓶子，取出细研。

自然铜（一两，细研） 古字钱（二十一文） 硫黄（半两，细研）

以上三味与钱，一重重间布药末，入合子内，以盐泥固济，初以文火，后以武火，烧令通赤，候冷取出，细研，入前药内相和。

麻黄（五斤，去根节） 白花蛇（大者一条，锉）

以上二味，用水一硕，慢火煮蛇并麻黄至二斗已来，有沫用匙旋旋去之，用夹绢滤去滓，别入银器中，又熬成膏。

藿香（三分） 白附子（三分，炮裂） 附子（三分，炮裂，去皮脐） 人参（三分，去芦头） 干蝎（三分，微炒） 天麻（三分） 天南星（三分，炮裂） 虎胫骨（三分，涂酥炙令黄） 败龟（三分，涂酥炙令黄）　木香（三分）　阿胶（三分，捣碎炒令黄燥）　白僵蚕（三分，微炒）　防风（三分，去芦头）　牛黄（半两，细研）　麝香（半两，细研）　龙脑（半两，细研）　酸枣仁（半两，微炒）　琥珀（一两，细研）　腻粉（一两）

右件药，捣罗为末，与金石药更同研令匀，又入麻黄煎和，候硬软得所，捣五七百杵，圆如酸枣大。每服，不计时候，以温酒嚼下一圆。

治摊缓风，肌肉缓弱，手足不遂，言语謇涩，心神不安，宜服天雄圆方。

天雄（一两，半两生用，半两炮裂去皮脐）　天南星（半两，炮裂）　白附子（半两，一半生用，一半炮裂）　半夏（半两，汤洗七遍，去滑）　天麻（半两）　干蝎（半两，生用）　羌活（半两）　白花蛇肉（一两，酒浸炙令黄）　芎䓖（半两）　白僵蚕（半两，生用）　桂心（半两）　防风（半两，去芦头）　白鲜皮（半两）　甘菊花（半两）　木香（半两）　巴豆（一分，生，去皮心研，纸裹压去油）　朱砂（一分，细研）　雄黄（一分，细研）　麝香（一分，细研）

右件药，捣罗为末，入研了药令匀，炼蜜和捣三二百杵，圆如麻子大，不计时候，以温酒下七圆。

治摊缓风，手足不遂，心神烦闷，睡卧不安，宜服踯躅圆方。

踯躅花（一两，酒拌炒令干）　天麻（一两）　羌活（一两）　汉防己（一两）　干蝎（半两，微炒）　白僵蚕（一两，微炒）　天南星（半两，炮裂）　白附子（半两，炮裂）　蝉壳（半两）　蜣螂（半两，去头翅足，微炒）　朱砂（一两，细研，水飞过）　金箔（五十片）　银箔（五十片）

右件药，捣罗为末，入金银箔、朱砂，都研令匀，炼蜜和捣三二百杵，圆如梧桐子大。每服，不计时候，以温酒下十圆。

治中摊缓风，无问老少，手足不遂，及破伤风，并宜服天南星圆方。

天南星（一两，炮裂）　桂心（一两）　独活（一两）　附子（一两，炮裂，去皮脐）　白附子（一两，炮裂）　天麻（一两）　芎䓖（一两）　当归（一两）　麻黄（二两，去根节）　麝香（一分，细研）　香墨（半两）　牛黄（一分，细研）　鹿角胶（一两，捣碎，炒令黄燥）

右件药，捣罗为末，入研了药，都研令匀，炼蜜和捣三二百杵，圆如梧桐子大。每服，不计时候，以豆淋酒下十圆。

治摊缓风，此由营卫气滞，经络涩壅，致手足不遂，宜服乌头圆方。

川乌头（二两，以童子小便浸三宿，去皮脐，薄切倍[5]干入诸药） 白僵蚕（半两，微炒） 蚺蛇（半两，半生，半熟，去足） 白附子（半两，炮裂） 当归（半两） 天麻（半两） 萆薢（半两） 石斛（半两，去根，锉） 桂心（半两） 麻黄（一两，去根节） 天南星（半两，炮裂） 天雄（半两，炮裂，去皮脐） 白头翁（一两） 郁李仁（一两，汤浸，去皮尖，微炒） 羌活（三分） 白蒺藜（一两，微炒去刺） 天蓼实（一两） 防风（三分，去芦头） 仙灵脾（一两）

右件药，捣罗为末，炼蜜和捣三二百杵，圆如梧桐子大。每服，食前以豆淋酒下二十圆。

治摊缓风，手足不遂，皮肤顽痹，口面㖞斜，言语謇涩，宜服牛黄圆方。

牛黄（半两） 赤箭（一两） 独活（一两） 乌犀角屑（一两） 防风（三分，去芦头） 天南星（一两，炮裂） 牛膝（三分，去苗） 萆薢（三分） 茵芋（三分） 汉防己（三分） 麻黄（一两半，去根节） 仙灵脾（一两） 桂心（三分） 蝉壳（半两） 乌蛇肉（一两，酒拌炒令黄） 川乌头（半两，炮裂，去皮脐） 天雄（三分，炮裂，去皮脐） 桑螵蛸（半两，微炒） 晚蚕蛾（半两，微炒） 干蝎（半两，微炒） 铅霜（半两，研入） 腻粉（一分，研入） 朱砂（半两，细研） 麝香（一分，研入）

右件药，捣罗为末，入研了药令匀，炼蜜和捣三二百杵，圆如梧桐子大。每服，不计时候，以温酒下十圆。

治卒中风诸方

夫脏腑久虚，气血衰弱，腠理开泄，阴阳不和，真气散失，营卫虚竭，邪气毒风从外而入，伤于经络，故名卒中风也。

治卒中风，忽倒闷绝，口噤不语，气厥不识人，闭目不开，针灸不知痛处，宜服独活散方。

独活（一两） 防风（一两，去芦头） 桂心（一两） 汉防己（半两）　白术（半两）　麻黄（一两，去根节）　人参（半两，去芦头）　羚羊角屑（半两）　细辛（半两）　茵芋（半两）　附子（一两，炮裂，去皮脐）　秦艽（半两，去苗）　甘草（半两，炙微赤，锉）

右件药，捣粗罗为散。每服四钱，以水一中盏，入生姜半分，煎至五分，去滓，入竹沥一合，更煎三二沸，不计时候温服。

治卒中风，言语謇涩，肢体不仁，宜服杏仁散方。

杏仁（一两，汤浸去皮尖双仁，麸炒微黄）　麻黄（一两，去根节）　芎䓖（一两）　独活（三分）　当归（三分，锉，微炒）　附子（一两，炮裂，去皮脐）　桂心（半两）　秦艽（一两，去苗）　干姜（半两，炮裂，锉）

右件药，捣粗罗为散。每服四钱，以水一中盏，煎至六分，去滓，不计时候温服。

治卒中风，半身不遂，舌强难言，宜服桂心散方。

桂心（一两）　独活（三分）　葛根（一两，锉）　防风（三分，去芦头）　当归（三分，锉，微炒）　赤芍药（三分）　附子（半两，炮裂，去皮脐）　半夏（三分，汤浸七遍去滑）　甘草（三分，炙微赤，锉）

右件药，捣粗罗为散。每服三钱，以水一中盏，入生姜半分，煎至六分，去滓，不计时候温服。

治卒中风仆倒，不识人，口角㖞斜，宜服天麻散方。

天麻（半两）　麒麟竭（半两）　白僵蚕（半两，微炒）　干蝎（半两，微炒）　防风（半两，去芦头）　犀角屑（半两）　麻黄（一两，去根节）　牛黄（一分，细研）　麝香（一分，细研）

右件药，捣罗为散，入研了药令匀。每服，不计时候，以温酒调下一钱。

治因沐浴，卒中风不语，喉中如拽锯声，宜服虎掌圆方。

虎掌（一两，汤洗七遍微炒）　牛黄（半两，细研）　天南星（一两，炮裂）　板蓝根（二两）　川乌头（一两，炮裂，去皮脐）　白僵蚕（一两，微炒）　雄黄（一两，细研）　桂心（一两）　白附子（一两，炮裂）　大豆黄卷（一两，炒熟）　麝香（一分，细研）　龙脑（一分，

细研）

右件药，捣罗为末，入研了药，都研令匀，炼蜜和捣五七百杵，圆如梧桐子大。每服，不计时候，以热酒研下五圆。

治卒中风，四肢麻痹，缓弱不能行，宜服乌头圆方。

川乌头（一两，炮裂，去皮脐） 天麻（三分） 干姜（三分，炮裂，锉） 乳香（三分，细研） 天竹黄（三分，细研） 防风（三分，去芦头） 蝎尾（三分，微炒） 麻黄（一两，去根节） 白鲜皮（三分） 地龙（三分，晒干） 独活（三分） 海桐皮（三分，锉） 自然铜（一两，作一块者，大火中煅令赤，投酽醋中，如此三七遍，细研）

右件药，捣罗为末，入研了药，都研令匀，炼蜜和捣三五百杵，圆如梧桐子大。每服，不计时候，以温酒下二十圆。

治卒中风，语涩多涎，宜服白垩圆方。

白垩（二两） 鹿角霜（二两） 天南星（一两，炮裂） 羌活（一两） 附子（一两，炮裂，去皮脐） 川乌头（一两，炮裂，去皮脐） 天麻（一两） 蛤粉（三两） 白附子（二两，炮裂） 白僵蚕（一两，微炒） 龙脑（一分，细研） 麝香（半两，细研）

右件药，捣罗为末，入研了药，都研令匀，用糯米饭和捣三二百杵，圆如鸡头实大。每服，不计时候，以温酒研下一圆。

治卒中风，心神烦闷，肢节拘急，疼痛，宜服龙脑圆方。

白龙脑（一分，细研） 朱砂（半两，细研） 琥珀（半两，细研） 牛黄（一分，细研） 雄黄（半两，细研） 附子（三分，炮裂，去皮脐） 天麻（一两） 白僵蚕（一两，微炒） 麝香（一分，细研） 安息香（一两，用酒半升煎成膏） 玳瑁（三分，细镑）

右件药，捣罗为末，入研了药，都研令匀，用安息香膏和捣三二百杵，圆如梧桐子大。每服，不计时候，以温酒下七圆。

治卒中风，仆倒不知人事方。

乌鸡粪（一分） 黑豆（一合，炒熟） 马牙消（一分） 龙胆（一分，去芦头）

右件药，先将鸡粪及黑豆同炒令熟，次入龙胆并消，以酒一中盏，煎至六分，去滓，不计时候温服。

治卒中风，昏愦若辞[⑥]，痰涎壅盛，四肢不收方。

右用砒霜，如绿豆大，细研，以新汲水调下，少用热水，投得大吐即愈。如未吐，再服。

治贼风诸方

夫贼风者，谓冬至之日，有疾风从南方来者，名曰虚风，此风能伤害于人，故言曰贼风也。其伤人，但痛，不可按抑[⑦]，不得转动，痛处体平无热，伤风冷则骨解深痛，按之乃骨痛也。但觉身内涩涩冷，欲得热物熨痛处即小宽者，是其候也。

治贼风，身体及心胁疼痛，四肢不利，宜服麻黄散方。

麻黄（一两半，去根节）　当归（一两，锉，微炒）　芎䓖（半两）　茵芋（半两）　桂心（一两）　萆薢（半两，锉）　干姜（半两，炮裂，锉）　黄芩（三分）　甘草（三分，炙微赤，锉）

右件药，捣罗为散。每服三钱，以水六分，煎至三分，次入酒四分，更煎三两沸，去滓，不计时候温服。

治贼风，心腹拘急，四肢疼痛，腹满欲死，宜服桂心散方。

桂心（三分）　防风（三分，去芦头）　芎䓖（三分）　干姜（半两，炮裂，锉）　吴茱萸（半两，汤浸七遍，焙干微炒）　秦艽（一两，去苗）　甘草（三分，炙微赤，锉）　槟榔（三分）　枳壳（半两，麸炒微黄，去瓤）

右件药，捣粗罗为散。每服四钱，以水一中盏，煎至六分，去滓，不计时候温服。

治贼风入腹，腹中拘急，烦乱恍惚，迷惑不知人事，口噤不开，手足缓弱，卧即惊恐，口干，身体沉重，宜服茵芋方。

茵芋（半两）　川乌头（半两，炮裂，去皮脐）　干姜（半两，炮裂，锉）　细辛（半两）　黄芩（半两）　桂心（半两）　天雄（半两，炮裂，去皮脐）　汉防己（三分）　秦艽（一两，去苗）　赤茯苓（三分）　防风（一两，去芦头）　当归（三分，锉，炒）　甘草（三分，炙

微赤，锉）

右件药，捣粗罗为散。每服三钱，以水一中盏，煎至五分，去滓，入竹沥一合，更煎一两沸，不计时候温服。

治贼风，身体拘急，舌强难言，手足不遂，宜服汉防己散方。

汉防己（一两） 麻黄（一两半，去根节） 赤芍药（三分） 芎䓖（三分） 黄芩（一两） 防风（三分，去芦头） 羌活（三分） 附子（三分，炮裂，去皮脐） 当归（三分，锉，微炒） 石膏（一两半） 杏仁（半两，汤浸去皮尖双仁，麸炒微黄） 白术（半两）

右件药，捣粗罗为散。每服三钱，以水一中盏，入生姜半分，煎至六分，去滓，不计时候温服。

治贼风，身体缓弱，手足不遂，言语謇涩，精神恍惚，宜服羚羊角散方。

羚羊角屑（一两） 石膏（二两） 人参（半两，去芦头） 赤芍药（半两） 芎䓖（三分） 汉防己（三分） 桂心（三分） 附子（三分，炮裂，去皮脐） 防风（三分，去芦头） 杏仁（一两，汤浸去皮尖双仁，麸炒微黄） 麻黄[8]

右件药，捣粗罗为散。每服三钱，以水一中盏，煎至六分，去滓，不计时候温服。

治贼风入腹，短气，心下烦热，手足疼痛，四肢不举，口噤不能语，宜服秦艽散方。

秦艽（一两，去苗） 羚羊角屑（三分） 防风（三分，去芦头） 葛根（三分，锉） 当归（半两，锉，微炒） 人参（半两，去芦头） 赤芍药（三分） 汉防己（三分） 附子（三分，炮裂，去皮脐） 甘草（半两，炙微赤，锉） 细辛（三分） 木通（半两，锉） 赤茯苓（三分） 桂心（半两） 白术（半两）

右件药，捣粗罗为散。每服四钱，以水一中盏，煎至五分，去滓，入竹沥一合，更煎一两沸，不计时候温服。

治贼风，毒气攻注，四肢疼痛，发动不可忍，宜服侧子散方。

侧子（一两，炮裂，去皮脐） 当归（一两，锉，微炒） 桂心（一两） 赤芍药（一两） 附子（一两，炮裂，去皮脐） 防风（一两，去芦头） 槟榔（一两） 甘草（一两，炙微赤，锉） 麻黄（二两，去根

节）

右件药，捣粗罗为散。每服四钱，以水一中盏，入生姜半分，煎至六分，去滓，不计时候温服。

治贼风，攻身体及入五脏，言语謇涩，神思冒昧，肩背拘急，转侧不得，大续命汤方。

麻黄（三两，去根节） 石膏（一两半） 桂心（三分） 甘草（三分，炙微赤，锉） 芎䓖（三分） 干姜（三分，炮裂，锉） 当归（三分，锉，微炒） 黄芩（三分） 杏仁（三分，汤浸去皮尖双仁，麸炒微黄）

右件药，捣筛为散。每服四钱，以水一中盏，煎至六分，去滓，不计时候，稍热频服，以汗出为度。

治贼风入脏，身体缓急不遂，及不能语者，宜服小续命汤方。

麻黄（一两半，去根节） 甘草（三分，炙微赤，锉） 人参（三分，去芦头） 赤芍药（三分） 芎䓖（三分） 黄芩（三分） 白术（三分） 汉防己（三分） 防风（三分，去芦头） 桂心（一两） 附子（一两，炮裂，去皮脐）

右件药，捣筛为散。每服四钱，以水一中盏，入生姜半分，煎至六分，去滓，不计时候稍热服，以汗出为度。

治中贼风，口噤昏沉，半身不遂，风毒入脏，口面㖞斜，宜服追风散方。

天南星（一两，炮裂） 白附子（一两，炮裂） 干蝎（三分，微炒） 羌活（三分） 防风（三分，去芦头） 半夏（三分，汤洗七遍去滑） 乌蛇肉（一两，酒浸，炙微黄） 蛇床子（三分） 藁本（三分） 白芷（三分） 天麻（一两） 蔓荆子（三分） 牛黄（半两，微研） 附子（一两，炮裂，去皮脐） 威灵仙（半两） 麝香（一分，细研） 麻黄（一两半，去根节） 白僵蚕（一两，微炒） 犀角屑（三分）

右件药，捣细罗为散，入研了药，都研令匀。每服，不计时候，以温酒调下一钱。

治风入腹拘急切痛诸方

夫风入腹拘急切痛者，是体中受风冷，风冷客于三焦，经于腑脏，寒热交争，故心腹拘急切痛也。

治风气入腹，拘急切痛，烦冤[9]**不可过时，宜服乌头散方。**

川乌头（[illegible]两，炮裂，去皮脐）　黄芩（一两）　干姜（半两，炮裂，锉）　当归（三分，锉，微炒）　细辛（三分）　白术（三分）　人参（半两，去芦头）　汉防己（三分）　天雄（半两，炮裂，去皮脐）　甘草（三两，炙微赤，锉）

右件药，捣粗罗为散。每服三钱，以水一中盏，煎至六分，去滓，不计时候稍热服。

治风入腹，疞痛拘急，宜服桂心散方。

桂心（一两）　吴茱萸（半两，汤浸七遍，焙干微炒）　防风（一两，去芦头）　生干地黄（一两）　赤芍药（一两）　当归（一两，锉，微炒）　细辛（半两）　干姜（半两，炮裂，锉）

右件药，捣粗罗为散。每服三钱，以水一中盏，煎至六分，去滓，不计时候稍热服。

治风入腹，疞痛闷乱不止，宜服干姜散方。

干姜（半两，炮裂，锉）　当归（三分，锉，微炒）　桂心（半两）　生干地黄（一两）　细辛（半两）　赤茯苓（半两）　吴茱萸（一两，汤浸七遍，焙干微炒）　赤芍药（半两）　栀子仁（半两）　甘草（半两，炙微赤，锉）

右件药，捣粗为散。每服三钱，以水一中盏，煎至六分，去滓，不计时候稍热服。

治风入腹，攻五脏，拘急不得转侧，阴缩，手足厥冷，腹中疞痛，宜服赤芍药散方。

赤芍药（一两）　川乌头（二两，炮裂，去皮脐）　桂心（一两）　甘草（一两，炙微赤，锉）　防风（一两，去芦头）　芎䓖（一两）

右件药，捣粗罗为散。每服三钱，以水一中盏，入生姜半分、枣二枚，煎至六分，去滓，不计时候稍热服。

治风入腹，拘急疞痛，宜服茵芋散方。

茵芋（一两）　黄芩（一两）　附子（一两半，炮裂，去皮脐）　人参（一两，去芦头）　芎䓖（三分）　防风（三分，去芦头）　麻黄（一

两半，去根节）　汉防己（三分）　甘草（三分，炙微赤，锉）

右件药，捣粗罗为散。每服三钱，以水一中盏，入生姜半分，煎至六分，去滓，不计时候稍热服。

治风入腹，疞痛无时，发则抢心，胀满拘急，宜服附子散方。

附子（一两，炮裂，去皮脐）　细辛（一两）　甘草（一两，炙微赤，锉）　当归（一两，锉，微炒）　桂心（一两）　赤芍药（一两）　生干地黄（一两）　青橘皮（一两，汤浸去白瓤，微炒）　吴茱萸（半两，汤浸七遍，焙干微炒）

右件药，捣粗罗为散。每服三钱，以水一中盏，入生姜半分，煎至六分，去滓，不计时候稍热服。

治风入腹，脏腑中切痛，心腹拘急，宜服天雄散方。

天雄（一两，炮裂，去皮脐）　当归（一两）　雄黄（半两，细研）　桂心（一两）　独活（三分）　木香（一两）　干蝎（半两，生用）　天南星（半两，微煨）　地龙（半两，微炒）　朱砂（半两，细研）　麝香（一分，细研）

右件药，捣细罗为散，入研了药令匀。每服，不计时候，以生姜温酒调下一钱。

治风邪诸方

夫风邪者，谓风气伤于人也。人以身内血气为正，以身外风气为邪，若居处失宜，饮食不节，致脏腑内损，血气外虚则为风邪所伤也。风邪者，发则不自觉知，狂惑妄言，悲喜无定是也。

治风邪所伤，恍惚悲泣，或狂走不定，如有鬼神所著，或身体强直，或日夜疼痛，水浆不下，面目变色，甚者不识人，宜服菖蒲散方。

菖蒲（半两）　秦艽（半两，去苗）　桂心（半两）　当归（半两，锉，微炒）　禹余粮（一两，烧醋淬三遍）　人参（半两，去芦头）　附子（半两，炮裂，去皮脐）　黄芩（半两）　甘草（半两，炙微赤，锉）

远志（半两，去心） 防风（半两，去芦头） 龙齿（一两） 犀角屑（一两） 赤茯苓（一两） 赤芍药（一两） 芎䓖（一两） 汉防己（一两）

右件药，捣粗罗为散。每服四钱，以东流水一中盏，入黍米一茶匙，煎至六分，去滓，不计时候温服。

治风邪入心，心痛连背，或上或下，腹满闷乱，神思不定，面色青黄，宜服桂心散方。

桂心（一两） 赤芍药（半两） 防风（半两，去芦头） 细辛（半两） 人参（半两，去芦头） 芎䓖（半两） 枳壳（半两，麸炒微黄，去瓤） 附子（三分，炮裂，去皮脐） 木香（半两） 桔梗（三分，去芦头） 麻黄（一两，去根节） 甘草（半两，炙微赤，锉）

右件药，捣粗罗为散。每服三钱，以水一中盏，入生姜半分，煎至六分，去滓，不计时候稍热服。

治风邪入心，神思恍惚，悲愁不乐，喜怒无常，宜服人参散方。

人参（三分，去芦头） 防风（半两，去芦头） 桂心（半两） 细辛（半两） 石菖蒲（半两） 杨上寄生（一两） 附子（半两，炮裂，去皮脐） 干姜（半两，炮裂，锉） 莽草（一两，微炙） 鬼箭（半两） 茯神（三分） 甘草（半两，炙微赤，锉）

右件药，捣粗罗为散。每服三钱，以水一中盏，煎至六分，去滓，不计时候温服。

治风邪所攻，志意不乐，身体拘急，宜服杨上寄生散方。

杨上寄生（一两） 白术（一两） 桂心（半两） 茵芋（半两） 防风（半两，去芦头） 柏子仁（半两） 石菖蒲（半两） 细辛（半两） 附子（半两，炮裂，去皮脐） 干姜（半两，炮裂，锉） 羌活（半两） 甘草（半两，炙微赤，锉）

右件药，捣粗罗为散。每服三钱，以水一中盏，煎至六分，去滓，不计时候稍热服。

治风邪所中，眠卧不安，喜怒无常，志意不定，宜服远志散方。

远志（半两，去心） 龙齿（三分） 杨上寄生（一两） 石菖蒲（半两） 细辛（半两） 人参（三分，去芦头） 防风（半两，去芦

头） 茯神（三分） 生干地黄（三分） 黄芪（三分，锉） 甘草（半两，炙微赤，锉）

右件药，捣粗罗为散。每服三钱，以水一中盏，入生姜半分，煎至六分，去滓，不计时候温服。

治风邪入脏，心神烦乱恍惚，头目眩痛，宜服羚羊角散方。

羚羊角屑（一两） 麻黄（一两半，去根节） 防风（一两，去芦头） 茯神（一两） 羌活（一两） 芎䓖（一两） 石膏（二两） 甘草（一两，炙微赤，锉）

右件药，捣粗罗为散。每服四钱，以水一中盏，入生姜半分，煎至五分，去滓，入竹沥一合，更煎三二沸，不计时候温服。

治风虚邪气所攻，发即腹满急，头旋眼晕欲倒，宜服芎䓖散方。

芎䓖（三分） 独活（三分） 防风（三分，去芦头） 白术（半两） 杏仁（三分，汤浸去皮尖双仁，麸炒微黄） 汉防己（半两） 枳壳（三分，麸炒微黄，去瓤） 茯神（一两） 羚羊角屑（三分） 桂心（半两） 甘草（半两，炙微赤，锉）

右件药，捣粗罗为散。每服三钱，以水一中盏，入生姜半分，煎至六分，去滓，不计时候温服。

治风邪狂乱失心，安神定志金箔圆方。

金箔（五十片，细研） 银箔（五十片，细研） 石膏（一两） 龙齿（一两） 铁粉（一两，细研） 人参（一两，去芦头） 茯神（一两） 远志（一两，去心） 朱砂（一两，细研） 防风（一两，去芦头） 黄芩（一两） 生干地黄（一两） 川升麻（一两） 地骨皮（一两） 玄参（一两） 犀角屑（一两） 虎睛（一对，酒浸一宿，微炙） 牛黄（半两，细研） 麦门冬（一两半，去心，焙） 枳实（半两，麸炒微黄） 甘草（半两，炙微赤，锉）

右件药，捣罗为末，入研了药，都研令匀，炼蜜和捣三五百杵，圆如梧桐子大。每服，不计时候，以薄荷汤下二十圆。

治风邪方。

商陆（三十斤，去皮细切）

右以水八斗，于东向灶煎，减至半，滤去滓，更煎令可圆，即圆如梧桐子大。每服，不计时候，以竹沥汤下十圆。

又方。

蝦蟆[10]烧灰细研，每服一钱，以水调下，日四五服。

又方。

伏龙肝细研，每服一钱，以水调下，日四五服。

治风惊诸方

夫风惊者，由体虚心气不足，为风邪所乘也。心藏神而主血脉，心气不足，则血虚，虚则血乱，乱则气并于血，气血相并，又被风邪所乘，故多惊，心神不安，名曰风惊也。

治风惊，心神不安，恒多恐怖，宜服茯神散方。

茯神（一两）　生干地黄（一两）　人参（一两，去芦头）　石菖蒲（一两）　沙参（一两，去芦头）　天门冬（一两半，去心，焙）　犀角屑（半两）　远志（半两，去心）　甘草（半两，炙微赤，锉）

右件药，捣粗罗为散。每服三钱，以水一中盏，入赤小豆二七粒，煎至六分，去滓，不计时候温服。

治风惊，闷乱恍惚，宜服人参散方。

人参（二两，去芦头）　生干地黄（一两）　麦门冬（一两半，去心，焙）　白茯苓（一两）　龙齿（二两）　犀角屑（一两）　小草（一两）

右件药，捣粗罗为散。每服三钱，以水一中盏，煎至六分，去滓，不计时候温服。

治风惊，手足颤掉，精神错乱，宜服金箔散方。

金箔（五十片，细研）　银箔（五十片，细研）　铁粉（二两，细研）　人参（一两，去芦头）　龙齿（一两半）　琥珀（一两，细研）　犀角屑（一两）　茯神（一两半）　酸枣仁（一两，微炒）　防风（三分，去芦头）　葳蕤（三分）　麦门冬（一两半，去心，焙）　玄参（三分）　露蜂房（三分，炙微黄）　牛黄（半两，细研）

右件药，捣细罗为散，入牛黄、金银箔更研令匀。每服，不计时候，以荷酒调下一钱。

治风惊恍惚，心神不安，茯神圆方。

茯神（一两） 牛黄（一两，细研） 虎睛（一对，酒浸一宿，微炙） 石膏（二两，细研） 川升麻（一两） 麦门冬（一两半，去心，焙） 玄参（一两） 铁粉（二两，细研） 生干地黄（一两） 龙齿（二两） 金箔（五十片，细研） 银箔（五十片，细研）

右件药，捣罗为末，入研了药令匀，炼蜜和捣三二百杵，圆如梧桐子大。每服，不计时候，以人参汤下二十圆。

治风惊，狂言妄语不得睡卧，宜服铁精圆方。

铁精（一两） 龙齿（一两） 犀角屑（一两） 人参（一两，去芦头） 石菖蒲（三分） 远志（三分，去心） 茯神（一两） 防风（一两，去芦头） 麦门冬（一两半，去心，焙） 生干地黄（一两半）

右件药，捣罗为末，炼蜜和捣三二百杵，圆如梧桐子大。每服，不计时候，以粥饮下二十圆。

治风惊恍惚，寝寐不安，宜服菖蒲圆方。

石菖蒲（一两） 远志（一两，去心） 白茯苓（一两半） 人参（一两半，去芦头） 防风（三分，去芦头） 羚羊角屑（三分） 铁粉（一两） 朱砂（一两，细研） 金箔（五十片，研入）

右件药，捣罗为末，入研了药令匀，炼蜜和圆如梧桐子大。每服，不计时候，粥饮下二十圆。

治风，心神惊恐，睡卧不安，四肢烦热，宜服犀角圆方。

犀角屑（半两） 人参（半两，去芦头） 茯神（半两） 川升麻（半两） 槟榔（半两） 龙齿（半两） 朱砂（半两，细研） 金箔（五十片，细研） 银箔（五十片，细研）

右件药，捣罗为末，入研了药令匀，炼蜜和捣五七百杵，圆如梧桐子大。每服，不计时候，以人参竹叶汤下二十圆。

治五脏风虚，六腑邪热，风热相搏，令人寐即惊恐忧恚，寤即恍惚怔忪[11]，忽悲忽喜，恒怖如狂，宜服雄黄圆方。

雄黄（三分，细研） 人参（一两，去芦头） 安息香（一分） 川椒

（一分，去目及闭口者，微炒出汗）　川大黄（三分，锉，微炒）　铁粉（半两，细研）　沉香（三分）　防风（半两，去芦头）　薯蓣（三分）　附子（半两，炮裂，去皮脐）　白茯苓（半两）　朱砂（二分，细研）

右件药，捣罗为末，入研了药令匀，炼蜜和捣五七百杵，圆如梧桐子大。每服，不计时候，以人参茯苓汤下二十圆。

治风虚心惊不定，龙齿圆方。

龙齿（一两）　人参（一两，去芦头）　远志（三分，去心）　茯神（一两）　铁粉（一分，细研）　金箔（五十片，细研）　防风（三分，去芦头）　甘草（半两，炙微赤，锉）　银箔（五十片，细研）

右件药，捣罗为末，入研了药令匀，炼蜜和捣三二百杵，圆如梧桐子大。每服，不计时候，以粥饮下十五圆。

治风惊，心神不安，宜服铁粉散方。

铁粉（一两）　光明砂（一两）　天竹黄（一两）　铅霜（一两）

右件药，都细研如面。每服，不计时候，以竹沥调下半钱。

治风惊悸诸方

夫风惊悸者，由体虚心气不足故也。心之经为风邪所乘，则恐惧忧迫，令心惊不得自安。惊若不已，则悸动不定，其状目睛不转，而不能言，诊其脉动而弱者，惊悸也。动则为惊，弱则为悸也。

治风惊悸，心神不安，宜服犀角散方。

犀角屑（半两）　防风（三分，去芦头）　枳壳（三分，麸炒微黄，去瓤）　独活（三分）　茯神（一两）　黄连（三分，去须）　白鲜皮（半两）　麦门冬（一两半，去心，焙）　甘草（半两，炙微赤，锉）

右件药，捣粗罗为散。每服三钱，以水一中盏，煎至六分，去滓，不计时候温服。

治风惊悸，言语错误，恍恍愦愦，心中烦闷，宜服远志散方。

远志（一两，去心）　白茯苓（一两）　独活（三分）　白芍药（三分）　当归（三分）　麦门冬（三分，去心）　人参（三分，去芦头）

羚羊角屑（三分）　黄芪（三分，锉）　桂心（三分）　甘草（半两，炙微赤，锉）

右件药，捣筛为散。每服四钱，以水一中盏，入生姜半分，煎至六分，去滓，不计时候温服。

治风经五脏，恍惚惊悸，神思不安，宜服茯神散方。

茯神（一两）　人参（一两，去芦头）　防风（半两，去芦头）　远志（半两，去心）　天麻（一两）　羚羊角屑（三分）　白鲜皮（半两）　龙骨（一两）　酸枣仁（一两，微炒）　桂心（一两）　独活（一两）　甘草（半两，炙微赤，锉）

右件药，捣筛为散。每服三钱，以水一中盏，入生姜半分，煎至六分，去滓，不计时候温服。

治风虚，心气不足，惊悸汗出，烦闷短气，悲喜恚怒，不自觉知，咽喉痛，口唇黑，呕吐，舌本强，水浆不通，宜服紫石英散方。

紫石英（二两，细研）　麦门冬（一两半，去心，焙）　射干（三分）　人参（一两，去芦头）　龙骨（一两）　远志（三分，去心）　茯神（一两）　当归（一两）　防风（三分，去芦头）　甘草（半两，炙微赤，锉）　川升麻（三分）　沉香（一两）

右件药，捣粗罗为散。每服三钱，以水一中盏，入赤小豆二十一粒，煎至六分，去滓，不计时候温服。

治风经五脏，恍惚惊悸，安神定志，宜服犀角散方。

犀角屑（一两）　人参（一两，去芦头）　远志（三分，去心）　甘草（半两，炙微赤，锉）　桂心（三分）　独活（三分）　酸枣仁（一两，微炒）　生干地黄（一两）

右件药，捣粗罗为散。每服三钱，以水一中盏，入生姜半分、薄荷二七叶，煎至六分，去滓，不计时候温服。

治风惊悸，心气不足，其病苦满，汗出烦闷，喜怒不自觉知，咽喉干痛，时时吐血，五心常热，宜服麦门冬散方。

麦门冬（一两半，去心，焙）　紫石英（一两，细研）　紫菀（一两，洗去苗土）　白茯苓（一两）　人参（一两，去芦头）　桂心（半两）　甘草（半两，炙微赤，锉）

右件药，捣粗罗为散。每服三钱，以水一中盏，入生姜半分、赤小豆三十粒，煎至六分，去滓，不计时候温服。

治风虚惊悸，心神烦闷，睡卧不安，宜服丹砂圆方。

丹砂（一两，细研，水飞） 铁粉（一两，细研） 金箔（五十片，细研） 银箔（五十片，细研） 人参（一两半，去芦头） 茯神（二两） 秦艽（一两，去苗） 川升麻（一两） 子芩（一两） 白鲜皮（一两） 麦门冬（二两半，去心，焙） 龙齿（一两） 木香（一两） 枳实（一两，麸炒微黄） 甘草（半两，炙微赤，锉）

右件药，捣罗为末，入研了药，更研令匀，炼蜜和捣五七百杵，圆如梧桐子大。每服，不计时候，以荆芥汤下二十圆。忌生血等。

治风热惊悸，心风狂乱，宜服牛黄圆方。

牛黄（一分，细研） 朱砂（三分，细研） 天竹黄（半两，细研） 龙脑（一钱，细研） 木香（一分） 白附子（一分，炮裂） 犀角屑（半两） 天南星（一分，炮裂） 蚺蛇（半分，微炒，去足） 铅霜（一分，细研） 人参（三分，去芦头） 茯神（三分） 天麻（半两） 防风（半两，去芦头）

右件药，捣罗为末，入研了药，都研令匀，炼蜜和捣三二百杵，圆如绿豆大。每服，不计时候，以荆芥汤下二十圆。忌生血。

治风狂诸方

夫风狂病者，由风邪入并于阳所为也。风邪入血，使人阴阳二气虚实不调，若一实一虚，则令血气相并，气并于阳则为狂，发时欲走，或自高贤智称神圣是也。又肝藏魂，悲哀动中则伤魂，魂伤则狂忘不精而筋挛，两胁骨不举，毛瘁色夭者死，此皆由血气虚受风邪，致令阴阳气相并而有此疾，故名曰风狂也。

治风狂，发即多啼泣，或即歌笑，或自说贤智，或狂走不避水火，宜服远志散方。

远志（一两，去心） 防风（半两，去芦头） 桂心（半两） 茯神

（一两）　甘草（半两，炙微赤，锉）　独活（一两）　犀角屑（一两）　人参（一两，去芦头）　石膏（二两）　秦艽（一两，去苗）　黄芩（三分）　麦门冬（一两半，去心，焙）

右件药，捣粗罗为散。每服三钱，以水一中盏，煎至六分，去滓，不计时候温服。

治风狂妄有所见，恍惚不定，发即欲走，宜服犀角散方。

犀角屑（一两）　白鲜皮（一两）　桑上寄生（一两）　人参（一两，去芦头）　麦门冬（一两半，去心，焙）　防风（三分，去芦头）　茯神（一两）　甘草（半两，炙微赤，锉）

右件药，捣粗罗为散。每服三钱，以水一中盏，煎至六分，去滓，不计时候温服。

治风狂，发作无常，不避水火，宜服虎睛散方。

虎睛（一对，酒浸一宿，微炙）　白茯苓（一两）　桂心（三分）　防风（三分，去芦头）　独活（半两）　甘草（半两，炙微赤，锉）　人参（一两，去芦头）　天雄（三分，炮裂，去皮脐）　鸱枭头（半两，烧灰）　露蜂房（三分，微炒）　石长生（一两半）　枫树寄生枝（三分）

右件药，捣细罗为散。每服，不计时候，以温水调下一钱。

治风狂乱语，心热狂走，宜服真珠散方。

真珠（半两，细研）　牛粪（半两，细研）　天竹黄（三分，细研）　黄芩（一两）　龙齿（三分）　朱砂（半两，细研）　防风（半两，去芦头）　人参（三分，去芦头）　茯神（三分）　麦门冬（一两，去心，焙）　远志（半两，去心）　白鲜皮（半两）　金箔（五十片，细研）　银箔（五十片，细研）　麝香（一钱，细研）　犀角屑（半两）　羚羊角屑（半两）　甘草（三分，炙微赤，锉）　胡黄连（三分）　甘菊花（三分）　铁粉（三分）　白附子（三分，炮裂）

右件药，捣细罗为散，入研了药，都研令匀。每服，不计时候，以薄荷温水或消梨汁调下一钱。忌生血。

治风狂，喜怒不恒，或欲狂走，不自觉知，宜服牛黄圆方。

牛黄（一分，细研）　远志（一两，去心）　白龙骨（一两）　铁粉（一两，细研）　龙脑（一钱，细研）　甘草（半两，炙微赤，锉）　茯神（一两） 人参（一两，去芦头） 黄连（一两，去须） 铅霜（一两，细研） 犀角屑（一两） 防风（一两，去芦头） 麦门冬（一两半，去心，焙） 朱砂（一两，细研，水飞过）

右件药，捣罗为末，入研了药，都研令匀，炼蜜和捣三二百杵，圆如梧桐子大，不计时候，以温水下二十圆。忌生血。

治风狂乱走，不可禁止方。

生铁（二十斤，以水二斗煮取一斗，去汁） 玄参（一两） 防风（一两半，去芦头） 白茯苓（一两半） 龙齿（一两半） 石膏（三两） 秦艽（一两，去苗） 竹沥（一升）

右件药，捣筛为散，入铁汁中煮取五升，去滓，内竹沥和匀，不计时候，温服二合。

治风热气盛，烦躁如狂，宜服此方。

熟黄瓜（一枚，水五合，捩取汁） 竹沥（二合） 川朴硝（二两，细研） 蜜（一合）

右件药，相和令匀，不计时候，温服二合。

治风恍惚诸方

夫五脏处于内，而气行于外，脏气实者，邪不能伤，虚则外气不足，风邪乘之。然五脏者，心为神，肝为魂，肺为魄，脾为意，肾为志，若风气经之，是邪干于正，故令人恍惚。

治风恍惚，心神烦乱，志意不安，或卧惊恐，宜服茯神散方。

茯神（一两） 麦门冬（一两半，去心，焙） 龙齿（二两） 黄芪（一两，锉） 甘草（半两，炙微赤，锉） 石菖蒲（一两） 人参（一两，去芦头） 防风（三分，去芦头） 远志（半两，去心） 熟干地黄（一两） 石膏（二两） 羚羊角屑（一两）

右件药，捣粗罗为散。每服四钱，以水一中盏，入生姜半分、枣三枚，煎至六分，去滓，不计时候温服。

治风虚恍惚，多痰晕闷，不欲饮食，宜服防风散方。

防风（半两，去芦头）　茯神（一两）　羚羊角屑（半两）　芎䓖（半两）　人参（三分，去芦头）　细辛（半两）　桂心（半两）　枳实（半两，麸炒微黄）　半夏（半两，汤洗七遍去滑）　山茱萸（三分）　天麻（三分）　龙齿（一两）　甘菊花（半两）　甘草（半两，炙微赤，锉）

右件药，捣粗罗为散。每服三钱，以水一中盏，入生姜半分，煎至六分，去滓，不计时候温服。忌羊肉、饴糖。

治风恍惚，妄语多言，夜不得寐，宜服羚羊角散方。

羚羊角屑（三分）　黄芪（三分）　熟干地黄（一两）　酸枣仁（一两，微炒）　茯神（一两）　铁粉（一两）　防风（半两，去芦头）　黄连（三分，去须）　麦门冬（一两，去心，焙）　黄芩（半两）　远志（半两，去心）　甘草（半两，炙微赤，锉）

右件药，捣粗罗为散。每服三钱，以水一中盏，煎至六分，去滓，不计时候温服。

治风恍惚，惊悸狂乱，宜服牛黄散方。

牛黄（一分，细研）　防风（三分，去芦头）　白僵蚕（半两，微炒）　朱砂（三分，细研）　远志（半两，去心）　黄连（三分，去须）　玄参（三分）　川升麻（三分）　天门冬（一两，去心，焙）　犀角屑（三分）　天竹黄（半两，细研）　白龙脑（一钱，细研）

右件药，捣细罗为散，入研了药，都研令匀。每服，不计时候，煎竹叶温水，调下一钱。忌生血、猪肉、鲤鱼等。

治风邪经五脏，令人恍惚，坐卧不安，宜服铁粉圆方。

铁粉（一两，细研）　茯神（一两）　远志（半两，去心）　人参（一两，去芦头）　防风（三分，去芦头）　麦门冬（一两半，去心，焙）　羚羊角屑（二分）　桑螵蛸（三分，微炒）　龙齿（一两）　熟干地黄（一两）　朱砂（一两，细研，水飞过）

右件药，捣罗为末，入研了药，都研令匀，炼蜜和捣三五百杵，圆如梧桐子大。每服，不计时候，以清粥饮下二十圆。忌生血。

治风，心烦恍惚，腹中痛，或时闷绝而复苏，宜服此方。

伏龙肝（五两）

右捣碎，以水二大盏，浸取清汁。每服，不计时候，温服二合。

又方。

羖羊角屑（微炒）

右捣细罗为散，不计时候，以温酒调下一钱。

又方。

右以荆沥，每服一小盏，宜频服。

治心虚风邪，精神恍惚健忘方。

右用经使铧铁四斤，于炭火内，烧令通赤，投于醋中，如此七遍，即堪，打碎如棋子大，以水二斗浸，经二七日，每于食后服一小盏。

治风头痛诸方

夫风头痛者，凡人体虚，外伤风邪，流入阳经，行于六腑，或腠理开张，风毒攻注于风府，故心膈烦热，头面虚汗，上焦壅滞，故令头重疼痛也。

治风头痛，心烦体热，宜服石膏散方。

石膏（二两） 枳壳（三分，麸炒微黄，去瓤） 荠苨（半两） 防风（半两，去芦头） 甘菊花（半两） 独活（半两） 芎䓖（半两） 黄芩（三分） 甘草（半两，炙微赤，锉）

右件药，捣粗罗为散。每服三钱，以水一中盏，入生姜半分，煎至六分，去滓，不计时候温服。忌炙煿热面。

治风头痛，或时旋转，宜服芎䓖散方。

芎䓖（一两） 防风（一两，去芦头） 葛根（一两，锉） 旋覆花（半两） 白蒺藜（一[12]两，微炒去刺） 枳壳（一两，麸炒微黄，去瓤） 石膏（二两） 甘菊花（半两） 甘草（半两，炙微赤，锉）

右件药，捣筛为散。每服三钱，以水一中盏，煎至六分，去滓，不计时候温服。

治风头痛掣动，宜服防风散方。

防风（一两，去芦头） 川升麻（一两） 黄芩（一两） 赤芍药

（一两） 蔓荆子（一两） 石膏（二两） 葛根（一两，锉） 甘草（半两，炙微赤，锉）

右件药，捣粗罗为散。每服四钱，以水一中盏，煎至六分，去滓，入淡竹沥半合，更煎一二沸，不计时候温服。

治风头痛，目眩心闷，时复发甚，宜服山茱萸散方。

山茱萸（半两） 当归（半两，锉，微炒） 防风（一两，去芦头） 柴胡（一两，去苗） 薯蓣（一两） 旋覆花（半两） 石膏（一两）

右件药，捣粗罗为散。每服三钱，以水一中盏，煎至五分，去滓，不计时候，调鸡子清一枚服之。

治风头痛，胸膈多痰，时复晕闷，宜服木乳散方。

木乳（一两，酥炙） 旋覆花（半两） 枳壳（三分，麸炒微黄，去瓤） 石膏（一两） 甘菊花（半两） 防风（半两，去芦头） 芎䓖（半两） 甘草（半两，炙微赤，锉） 荆芥（三分）

右件药，捣粗罗为散。每服三钱，以水一中盏，入生姜半分，煎至六分，去滓，不计时候稍热服之。

治风头痛，语涩健忘，宜服乌金煎方。

黑豆（一升，净淘） 独活（一两） 荆芥（一两） 石膏（三两） 黄芩（一两）

右件药，细锉，以水五大盏，煎至一大盏，入无灰酒一升，搅滤去滓，再煎如稀膏，盛于瓷盒中。每服，食后用温酒调下一茶匙。

治风头痛沐头方。

甘菊花（二两） 独活（二两） 莽草（一两） 皂荚（一两） 桂心（一两） 杜衡（半两） 防风（一两） 细辛（一两） 川椒（一两） 茵芋（一两） 白芷（一两） 石膏（四两）

右件药，捣筛为散，每用四两，以水一斗二升，煎取八升，去滓，于暖室中，稍热淋头，热擦之，如有汗出，切宜避风。

治风头痛或头旋目眩，四肢烦疼，坐卧不安，宜用此沐头方。

蔓荆实（一两） 玄参（一两） 芎䓖（一两） 石膏（半斤） 葛根（三两，锉） 甘菊花（三两）

右件药，捣筛，分为三度用。每度，以米泔汁一斗二升，煮取八升，去滓，于暖室中，稍热沐头，如汗出，宜避风。

治风头痛及偏头疼，宜用吹鼻散方。

瓜蒂末（一钱） 地龙末（一钱） 苦瓠末（一钱） 硝石末（一钱） 麝香末（半钱）

右件药末，都研令匀，先含水满口，后搐药末半字，深入鼻中，当取下恶物，神效。

治风头痛，或偏攻一边痛不可忍，宜用此方。

苦参（一分，锉） 半夏（一分） 桂心（一分）

右件药，捣细罗为散，以米醋调如糊，涂故帛上，当痛处贴之，神效。

治风头痛及脑角牵痛，日夜不可忍者，宜用摩膏方。

牛蒡根（净洗，切捣碎，绞取汁半升）

右将汁入无灰酒一小盏，盐花半匙，慢火煎如稠膏，少少用热摩痛处，宜避风。

治风头痛，百医不差，枕头方。

食菜茱萸[13]

右件药，细锉，洒酒拌匀，以绢袋盛之，于甑上蒸熟，乘热分两包子，更换枕之，取差为度。

治风头痛涂方。

川乌头（一两）

右捣细罗，以醋调如膏，涂于顶上、脑角、太阳穴、风府之上，须臾痛止。

治风头痛，每欲天阴风先发者方。

桂心（一两，末）

右以酒调如膏，用敷顶上并额角。

又方。

甘菊花（一两） 芎䓖（一两）

右件药，捣细罗为散。每服，不计时候，以温酒调下二钱。

又方。

苦葫芦子

右捣细罗，吹半字于鼻中，其痛立止，随左右用之。

治风头痛，眼瞤鼻塞，眼暗冷泪方。

杏仁（半升）

右捣碎，以水一斗，煮三二十沸，看冷热洗头。如汗出，避风，洗三度差。

又方。

右熟煮大豆，内饭瓮中作浆，日日温洗头良。

又方。

右捣葶苈子末半升，以汤淋取汁，洗头良。

治风痰诸方

夫风痰者，是血脉壅塞，饮水积聚而不消散，故成痰也。其候，或冷或热，或结实，食不消化，胸膈痞满，短气好眠，头眩目暗，常欲呕逆者是也。

治风痰，心胸壅闷，头目不利，神思昏浊，少欲饮食，宜服前胡散方。

前胡（一两，去芦头） 羌活（三分） 羚羊角屑（三分） 人参（半两，去芦头） 甘菊花（半两） 沙参（半两，去芦头） 芎䓖（半两） 白术（半两） 黄芪（半两，锉） 半夏（半两，汤洗七遍去滑） 防风（半两，去芦头） 枳壳（半两，麸炒微黄，去瓤） 蔓荆子（半两） 甘草（半两，炙微赤，锉）

右件药，捣粗罗为散。每服三钱，以水一中盏，入生姜半分、枣三枚，煎至六分，去滓，不计时候温服。

治风痰气壅，不下饮食，头目昏闷，四肢烦疼，宜服旋覆花散方。

旋覆花（半两） 半夏（半两，汤洗七遍去滑） 白附子（半两，炮裂） 防风（三分，去芦头） 羚羊角屑（三分） 前胡（一两，去芦头） 枳壳（三分，麸炒微黄，去瓤） 枇杷叶（三分，拭去毛，炙微黄） 甘草（半两，炙微赤，锉） 川大黄（三分，锉碎，微炒） 赤茯苓（三分）

右件药，捣粗罗为散。每服三钱，以水一中盏，入生姜半分，煎至六分，去滓，不计时候温服。

治风痰气壅，发即头旋呕吐，不下饮食，宜服此方。

前胡（一两，去芦头） 半夏（半两，汤洗七遍去滑） 枳壳（三分，麸炒微黄，去瓤） 芎䓖（半两） 槟榔（一两） 旋覆花（半两） 防风（半两，去芦头） 枇杷叶（半两，拭去毛，炙微黄） 陈橘皮（半两，汤浸去白瓤，焙） 白术（半两） 赤茯苓（一两） 甘草（半两，炙微赤，锉）

右件药，捣粗罗为散。每服三钱，以水一中盏，入生姜半分，煎至六分，去滓，不计时候温服。

治风痰气壅，心胸不利，头目烦疼，少思饮食，宜服羚羊角散方。

羚羊角屑（三分） 防风（半两，去芦头） 麦门冬（一两，去心，焙） 川升麻（三分） 赤茯苓（一分） 前胡（一两，去芦头） 半夏（半两，汤洗七遍去滑） 枇杷叶（三分，拭去毛，炙微黄） 荆芥（半两） 细辛（半两） 枳壳（半两，麸炒微黄，去瓤） 甘草（半两，炙微赤，锉）

右件药，捣粗罗为散。每服三钱，以水一中盏，入生姜半分、淡竹叶二七片，煎至六分，去滓，不计时候温服。

治风痰，头目昏闷，四肢烦疼，宜服防风散方。

防风（半两，去芦头） 枳壳（半两，麸炒微黄，去瓤） 赤芍药（三分） 半夏（半两，汤浸七遍去滑） 甘菊花（半两） 芎䓖（半两） 石膏（二两） 甘草（半两，炙微赤，锉） 前胡（一两，去芦头）

右件药，捣筛为散。每服三钱，以水一中盏，入生姜半分，煎至六分，去滓，不计时候温服。

治风痰气逆，不能食，宜服枇杷叶散方。

枇杷叶（一两，拭去毛，炙微黄） 枳壳（一两，麸炒微黄，去瓤） 人参（三分，去芦头） 桂心（三分） 半夏（半两，汤浸七遍去滑） 诃黎勒皮（半两） 甘草（半两，炙微赤，锉） 赤茯苓（一两）

右件药，捣筛为散。每服三钱，以水一中盏，入生姜半分，煎至六分，去滓，不计时候温服。

治风痰气逆，发即呕吐，欠呿，昏闷，神思不爽，宜服细辛散方。

细辛（三分） 枇杷叶（一两，拭去毛，炙微黄） 人参（一两，去芦头） 半夏（半两，汤洗七遍去滑） 赤茯苓（三分） 前胡（一两，去芦头） 陈橘皮（半两，汤洗去白瓤，焙） 白术（半两） 芎䓖（三分） 甘草（半两，炙微赤，锉） 桂心（半两）

右件药，捣筛为散。每服三钱，以水一中盏，入生姜半分，煎至六分，去滓，不计时候温服。

治风痰呕逆，汤饮不下，起则旋倒，宜服半夏散方。

半夏（半两，汤洗七遍去滑） 芎䓖（三分） 甘草（半两，炙微赤，锉） 汉防己（半两） 干姜（半两，炮裂，锉） 附子（三分，去芦头） 桂心（半两） 川椒（五十枚，去目及闭口者，微炒去汗） 附子（三分，炮裂，去皮脐）

右件药，捣筛为散。每服三钱，以水一中盏，煎至六分，去滓，不计时候温服。

治风痰积聚，胃中冷气，令人呕吐，不纳饮食，四肢无力，宜服白术圆方。

白术（一两） 人参（一两，去芦头） 细辛（半两） 陈橘皮（一两，汤浸去白瓤，焙） 厚朴（一两，去粗皮，涂生姜汁，炙令香熟） 桂心（三分） 防风（半两，去芦头） 诃黎勒皮（三分） 甘草（半两，炙微赤，锉） 五味子（半两） 干姜（半两，炮裂，锉） 半夏（一两，汤洗七遍去滑） 白茯苓（一两） 旋覆花（半两）

右件药，捣罗为末，炼蜜合捣三二百杵，圆如梧桐子大。每服，不计时候，以生姜汤下二十圆。

治风坠痰疏利脏腑，皂荚煎圆方。

皂荚（一斤，肥好不蚛者，以水洗去其尘，用河水五升，煮令软，滤取汁入银锅内熬成膏） 威灵仙（暖水浸过，削取其背不用其根，冷水淘三五度令净，暴干捣细罗取末四两） 薄荷（干杵细罗，取末一两）

右二味药末相合，入皂荚煎，和捣三二百杵，圆如梧桐子大。每服，不计时候，以荆芥汤下二十圆。

治风痰，头目旋晕，肢节拘急，宜服天南星圆方。

天南星（半两，炮裂） 细辛（半两） 附子（半两，炮裂，去皮脐）　防风（半两，去芦头）　天麻（一两）　半夏（半两，汤洗七遍去滑）　白附子（半两，炮裂）　旋覆花（半两）　芎䓖（半两）

右件药，捣罗为末，炼蜜和捣三二百杵，圆如绿豆大。每服，不计时候，以荆芥薄荷汤下十圆。

治风痰，心胸壅闷，头目不利，宜服皂荚圆方。

皂荚（五梃，以热汤二升浸，候软，滤取汁熬成膏）　旋覆花（一两）　枳壳（一两，麸炒微黄，去瓤）　防风（一两，去芦头）　半夏（一两，汤洗七遍去滑）

右件药，捣罗为末，入膏中和捣百余杵，圆如梧桐子大。每服，不计时候，以荆芥薄荷汤下十圆。

治风痰脾胃冷气，吐逆不止，食饮不下，宜服半夏圆方。

半夏（一两，汤浸七遍去滑，微炒）　白矾（二两，烧令汁尽）　干姜（半两，炮裂，锉）

右件药，捣罗为末，都研令匀，用蒸饼和圆如梧桐子大。每服，不计时候，煎生姜汤下十圆。

治风痰心昏，恍惚不能言语，痰涎流溢，宜服秦艽散方。

秦艽（一两，去苗）　恒山（一两半）　人参（一两，不去芦头）　羚羊角屑（一两）　甘草（一两半）

右件药，捣筛为散。每服三钱，以水一中盏，入大麻子五十粒，煎至七分，去滓，空心温服。良久当吐，未吐再服。

又方。

荠苨（半两）　防风（半两，去芦头）

右以水一大盏，煎至七分，去滓，入生姜汁半合，空心分温二服。服之良久当吐，未吐再服。

治风冷失声诸方

夫风冷失声者，由风冷之气，客于会厌，伤于悬壅之所为也。声气通发，事因关户，会厌是音声之户，悬壅是音声之关，风冷客于关户之间，所以失声也。

治风冷入肺，咳逆短气，语无音声，舌干而渴，宜服五味子散方。

五味子（一两） 白石英（一两） 钟乳（一两） 款冬花（半两） 陈橘皮（三分，汤浸去白瓤，焙） 桂心（一两） 赤茯苓（一两） 麦门冬（半两，去心） 紫菀（半两，洗去苗土） 紫苏子（一两，微炒） 杏仁（一两，汤浸去皮尖双仁，麸炒微黄） 人参（一两，去芦头）

右件药，捣筛为散。每服三钱，以水一中盏，入生姜半分、枣三枚，煎至六分，去滓，不计时候稍热服。

治风冷失声，肺寒少气，宜服人参散方。

人参（一两，去芦头） 五味子（半两） 桂心（三分） 杏仁（半两，汤浸去皮尖双仁，麸炒微黄） 石菖蒲（三分） 附子（三分，炮裂，去皮脐） 诃黎勒皮（半两） 细辛（三分） 甘草（一分，炙微赤，锉）

右件药，捣筛为散。每服三钱，以水一中盏，入生姜半分、枣三枚，煎至六分，去滓，不计时候稍热服。

治风冷伤肺，失声，咽喉不利，宜服石菖蒲散方。

石菖蒲（半两） 钟乳粉（半两） 五味子（半两） 桂心（一两） 细辛（半两） 诃黎勒皮（一两） 杏仁（一两，汤浸去皮尖双仁，麸炒微黄） 陈橘皮（半两，汤浸去白瓤，焙） 干姜（半两，炮裂，锉）

右件药，捣细罗为散，入钟乳粉，都研令匀。每服，不计时候，以温酒调下一钱。

治风冷失声，语音不出，宜服杏仁煎方。

杏仁（二两，汤浸去皮尖双仁，研如膏） 紫菀（一两，洗去苗土） 五味子（一两） 贝母（一两，煨令微黄） 细辛（一两） 桂心（二两）

右件药，捣细罗为散，以水一大盏，入生姜汁一合、饴糖二两、蜜二合，下杏仁膏，慢火熬成煎。每服一茶匙，不计时候以热酒调服。

治风冷失声，声噎不出，宜服木通圆方。

木通（一两，锉） 附子（一两，炮裂，去皮脐） 干姜（一两，炮裂，锉） 赤茯苓（一两） 防风（一两，去芦头） 桂心（二两） 细

辛（一两） 麻黄（一两半，去根节） 杏仁（一两，汤浸去皮尖双仁，麸炒微黄）

右件药，捣罗为末，炼蜜和捣三二百杵，圆如小豆大。每服，不计时候，以温酒下二十圆。

治风冷失声，咽喉不利，宜服此方。

杏仁（一两，汤浸去皮尖双仁，研如膏） 生姜汁（一合） 桂心末（二两） 蜜（五两）

右件药，都合一处，入于银器中，慢火熬成膏。每服，不计时候，以温酒调下一茶匙。

又方。

蘘荷根（二两，研绞取汁） 酒（一大盏）

右二味，相和令匀，不计时候，温服半盏。

【校注】

① 缓风：为瘫痪之轻证。

② 屑：其下永正抄本有"一两"二字，此处脱文。

③ 硕（shí 石）：同"石"。容量单位。

④ 一复时：地支相重之时。古人以十二地支计时，每一支为二小时。一复时即一昼夜，今为二十四小时。

⑤ 倍：永正抄本作"培"，义长可从。

⑥ 辞：永正抄本作"醉"，义长可从。

⑦ 柳：永正抄本作"抑"，义长可从。

⑧ 黄：其下永正抄本有"一两去根节"五字，此处脱文。

⑨ 烦冤：烦躁愤懑。

⑩ 蝦蟆：即"蛤蟆"。

⑪ 怔忪：惊恐不安。

⑫ 一：永正抄本作"二"。

⑬ 食菜茱萸：永正抄本作"食茱萸叶"。